KB124973

치매

걱정 없이 100세 살기

치매
걱정 없이 100세 살기

양기화(병리학 전문의, 의학박사) 지음

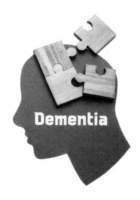

중앙생활사

일찍이 치매의 병리학을 공부하면서 치매의 본질을 사람들에게 알리려 노력하였습니다. 그런데 사주팔자에 역마살이라도 끼었는지 치매의 병리학 공부에 매진하지 못했습니다. 하지만 다양한 분야에서 일하면서도 치매 정책에 대한 관심을 놓지 않았던 까닭에 뇌은행 사업, 치매 진단을 제대로 할 수 있도록 하는 평가 사업 등, 치매를 정복할 수 있는 다양한 정책을 수립하는 데 일조해왔다고 생각합니다.

필자는 1996년 8월 동아일보사에서《치매 바로 알면 잡는다》를 세상에 내놓으면서, 치매가 우리나라에서도 심각한 사회적 문제가 될 것이므로 적극적인 대책이 필요하다고 촉구한 바 있습니다.《치매 바로 알면 잡는다》를 출간할 무렵만 해도 치매에 대한 연구 성과가 미미했고 치료제도 개발되지 않은 상황이었습니다. 그렇기 때문에 치매를 일으키는 다양한 질환을 설명하고, 말기 치매 환자를 어떻게 돌볼 것인지, 그리고 치매를 예방하는 방법 등을 중심으로 책을 엮었습니다.

그런데 그 책을 꼼꼼하게 읽어보신 선친께서 "그런데 치료제에 대한 이야기가 없구나"라고 지적하셨습니다. 해결 방안이 없으니 사람들의 관심을 끌 수 없겠다는 말씀이셨습니다. 그래도 책을 출간한 뒤에는 방송과 대중 강연으로 치매의 속성을 제대로 알리기 위해 다각적으로 노력을 기울였습니다.

그 무렵, 화투놀이를 하면 치매를 예방할 수 있다거나, 의료 현장에는 치매 예방약이 있다는 근거 없는 말로 사람들을 현혹시키는 일이 많았습니다. 지금도 치매를 예방할 수 있다는 연구 결과가 뉴스로 전해지곤 합니다. 그런가 하면 이런 연구 결과를 부정하는 연구는 제대로 다루어지지 않는 경향이 있습니다. 세상 사람들의 관심을 끌지 못하기 때문이겠지요. 그래서 필자는 이 책을 통하여 치매를 예방하거나 치료할 수 있다는 비방을 과학적 연구 성과를 바탕으로 검증해보려 합니다.

치매는 질병이 아니라 관련 증상을 포괄적으로 아우르는 명칭입니다. 대한치매학회의 자료에 따르면 치매 증상을 일으키는 질병이 70여 가지나 된다고 합니다. 치매 증상을 나타내는 질병 가운데 알츠하이머병이 가장 흔하고, 혈관성 치매가 그다음입니다. 치매 증상을 보이는 원인질환과 예방 및 치료 가능성 등을 고려하여, 필자는 치매 원인질환을 세 무리로 나누었습니다.

우선, 알츠하이머병을 비롯하여 전두측두엽치매, 루이소체치매 등 신경계의 퇴행성 변화에 따라 생기는 퇴행성 치매가 있습니다. 대부분 원인이 분명하게 밝혀지지 않아서 완치할 수 있는 치료법도 아직 개발되지 않은 질병입니다.

두 번째로는 일단 치매가 생기면 정상으로 되돌리기는 어렵지만, 적어도 예방이 가능한 치매가 있습니다. 혈관성 치매가 대표적입니다. 뇌졸중을 비롯하여 고혈압, 당뇨 등과 같은 기질적 질환으로 뇌혈관에 변화가 일어나 뇌가 손상을 입어 생기는 치매입니다. 따라서 원인질환을 적절하게 치료하면 치매를 예방할수 있는 셈입니다.

마지막으로 대사성 질환, 영양 부족이나 매독 등과 같이 원인질환을 치료하면 치매 증상이 사라지는 치료 가능한 치매가 있습니다. 우리나라에서는 치매로 죽은 환자의 부검을 일상적으로 시행하지 않기 때문에 치매 환자의 분류가 임상 소견을 중심으로 이루어지고 있어서 정확하다고 볼 수는 없습니다.

흔히 치매는 나이가 들어서 생기는 병으로 알고 있지만, 최근에는 젊은 나이에도 치매가 생기는 경우가 늘고 있습니다. 사실 치매는 중추신경계에 있는 신경세포가 손상을 받아 나타나는 증상입니다. 최근에는 장년기부터 치매를 예방하는 적극적인 노력이 필요하다는 주장이 나오기 시작했습니다. 하지만 필자가 생각하기에는 청년기부터 치매를 유발할 만한 행동을 하지 말아야 합니다. 즉, 치매 예방은 젊어서부터 시작해야 하고, 치매를 일찍 발견하여 적절한 치료를 받는 적극적인 자세가 필요하다는 것입니다. 그래서 치매 예방과 치료의 전략을 잘 세워야 한다는 결론을 내렸습니다.

지금까지 나이 든 사람만의 근심거리였던 치매를 장년층, 나아가 청년들도 관심을 가지고 준비하는 계기가 되었으면 하는 바람으로 이 책을 세상에 내놓게 되었습니다. 만시지탄(晩時之歎)이라 해야 할지, 사즉유비(思則有備)함을 다행이라 여겨야 할지 모르겠습니다. 《춘추좌씨전(春秋左氏傳)》에 나오는 "居安思危 思則有備 有備無患 敢以此規(거안사위 사즉유비 유비무환 감이차규)"라는 대목을 생각해봅니다. '편안할 때 위태로움을 생각하고, 생각하면 대비하게 되고, 대비하면 근심이 없으니 이것으로 모범을 삼는다'라는 뜻입니다.

다양한 분야에서 많은 사람들이 치매를 극복하려고 노력하고 있습니다. 하지만 세상을 넓고 사람들의 생각도 다양하기 때문에, 세상 사람들에게 알려지는 사실들이 과학적인 근거가 분명하지 않은 경우도 적지 않습니다. 치매를 예방한다는 비법을 검증할 필요가 있는 것은 이런 이유에서입니다. 세상에 내놓는 이 책에서 다루지 못한 내용이 많을 것입니다. 사실 확인이 필요한 내용은 앞으로도 꾸준하게 살펴볼 요량입니다. 기대에 미흡한 부분은 앞으로도 보완해나갈 것을 약속드립니다.

양기화

| 차례 |

치매 예방법 사실 확인: 제3수준

치매 예방법 사실 확인: 제4수준

제2장 ─────────────────────────

사실 확인: 치매 위험 질환

치매 위험 질환: 제1수준(치매 위험이 큰 편)

제3장 ————————————

사실 확인: 완치 가능한 치매

제4장 ————————————

치매 진단, 대충 하면 큰일 나요

제6장

치매 환자로 살아가는 전략

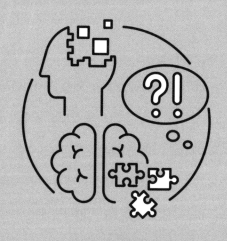

제1장

사실 확인:
치매 예방법을 상세히 알아봅시다

1991년에 신경병리학을 공부하러 미국 중북부에 있는 미네소타 대학병원을 찾았을 때, 처음 눈에 들어온 것은 검사실에 쌓여 있는 치매 환자의 뇌였습니다. 2년 가까이 치매 환자의 부검 뇌를 검사하면서, 실험실에서 한 800여 건의 치매 환자 부검 뇌를 다시금 살펴볼 기회가 있었습니다.

그 무렵, 우리나라에서도 치매 환자에 얽힌 가슴 아픈 사연이 신문과 방송을 통해 소개되거나 연속극의 소재로 화제가 되곤 했습니다. 집안에 치매를 앓다 돌아가신 어른이 계셨기에 치매라는 끔찍한 질환에 관심이 갈 수밖에 없었습니다.

치매에 관련된 많은 자료들을 수집하고 정리해서 귀국한 뒤, 이를 정리해서 1996년에 《치매 바로 알면 잡는다》를 동아일보 출판국에서 출간하였습니다. 그런 인연으로 1997년에는 KBS2TV의 〈목요 리포트〉에서 다룬 치매 특집 프로그램을 전반적으로 지원하기도 했습니다.

1990년대만 해도 치매는 대책이 없는 끔찍한 질병으로 알려져 있었습니다. 뚜렷한 치매 치료제도 없었습니다. 그래서 《치매 바로 알면 잡는다》에서는 사회적으로 관심이 쏠리던 말기 치매 환자들을 어떻게 이해하고 돌볼 것인가에 중점을 둘 수밖에 없었습니다. 세월이 흐른 뒤에 《치매 바로 알면 잡는다》를 보완해서 내놓은 《치매 나도 고칠 수 있다》에서는 그동안의 연구에 힘입어 치매 치료제에 관한 정보를 담을 수 있었습니다. 물론 치매 치료제라고는 하지만 정상으로 되돌리는 약이 아니라 치매 병증을 완화시켜 천천히 진행되도록 하는 수준에 머물고 있습니다.

치매에 걸리지 않도록 하는 예방법에 대한 관심은 꾸준히 높아지고 있습니다. 이렇게 나온 치매 예방법들은 개략적으로 치매가 생기는 원인을 감안하여 추정한 것이 많습니다. 구체적인 예방법도 제시되고 있지만, 이런 예방법 가운데는 의학적 근거가 분명치 않은 것들도 있습니다. 그래서 치매를 예방한다고 하는 주장이 과학적으로 얼마나 근거가 있는지 따져보기로 했습니다. 믿을 만한 예방법을 꾸준하게 따른다면 치매로 고생할 가능성을 줄일 수 있을 것입니다.

그래서 제1장에서는 필자가 수집한 치매 예방법 18가지에 대한 논문을 찾아서 비교한 끝에 신뢰할 만한 정도에 따라 4개 수준으로 구분해보았습니다.

치매 예방법 사실 확인: 제1수준

...

| ① | 절주 | ❯ |

치매를 예방하기 위해 절주할 필요가 있다고 권하는 경우가 많습니다. 치매 예방을 위해 담배를 끊어야 한다며 '금연'을 권고하지만, 술은 적당하게 마시라는 '절주'를 권하는 점이 다릅니다.

미국 시카고에 있는 러시 대학병원의 클로디안 다나Klodian Dhana 교수 연구진은 실험 참가자 2,725명을 대상으로 신체 운동, 금연, 건강한 식습관, 절주, 두뇌 운동 등 5가지 생활습관을 바탕으로 알츠하이머병 발병 위험을 비교했습니다. 0~1가지를 지키는 사람을 기준으로 하면, 2~3가지를 지키는 사람은 알츠하이머병의 위험이 37%, 4~5가지를 지키는 사람은 60% 낮은 것으로 나타났습니다.

술과 뇌졸중이 연관이 있다는 연구도 적지 않습니다. 과음하면 뇌졸중의 위험이 높아지지만, 적절한 음주는 뇌졸중의 발병 위험을 감소시킨다는 것입니다. 즉, 음주량과 뇌졸중의 위험은 J자 모형 곡선으로 나타납니다. 과음하는 경우에 뇌졸중의 위험이 높아지는 것은 흔히 고혈압이나 고지질혈증이 동반되기 때문입니다. 그리고 발작성 심방세동이 생길 수 있습니다. 심방세동이 일어나면 심장판막 등에 붙어 있던 찌꺼기들이 떨어져 나와 동맥을 타고 전신으로 흩어집니다. 불행히도 뇌동맥으로 흘러들어가 동맥이 막히면 허혈성 뇌졸중이 생깁니다. 그런가 하면 알코올이 혈중 고밀도 지질단백질을 높이는 효과가 있다고도 합니다. 하지만 술의 종류에 따라 차이가 있습니다.

한편 음주량과 인지기능의 손상 정도를 비교해보면, 술과 뇌졸중의 위험처럼 J자 모형 곡선으로 나타난다고 합니다. 마찬가지로 적절한 양(하루 52g 미만)의 음주는 전혀 마시지 않는 경우에 비해 다양한 인지기능 영역에서 효과를 보입니다. (참고로, 우리나라에서 주로 소비되는 소주의 경우 360cc 2홉들이 한 병에 들어 있는 알코올량은 약 72g이고, 맥주 355cc 1캔에 들어 있는 알코올량은 약 16g입니다.) 다만 흡연과 APOE ε4유전자가 음주와 인지기능의 관계에 개입될 수 있습니다. 또한 술을 전혀 마시지 않는 사람이나 자주 마시는 사람은 가끔 마시는 사람에 비해 경증의 인지장애가 생길 위험이 2배 높다고 합니다. 그리고 적절한 양의 술을 마시는 경우, 모든 치매의 위험을 38% 낮출 수 있습니다. 적절한 양의 술을 정의하기는 어렵지만, 적포도주를 기준으로 여성은 하루 1잔, 남성은 1~2잔 정도입니다.

적절한 음주가 나이 든 사람의 인지기능의 저하를 막거나 치매로 발전하는 것을 어떻게 예방하는지는 분명치 않습니다. 다만 적절한 양의 음주가 정신 운동의 속도, 일화적 기억과 실행 기능에 영향을 미칠 수는 있습니다. 또한 적절한 음주는 대뇌 백질에 병소가 생기는 것과도 연관이 있는데, 대뇌 백질에 작은 경색이 생기면 혈관성 치매가 올 수 있습니다. 과음하는 경우 해마에서 아세틸콜린의 분비를 촉진시켜 기억과 주의 집중에 문제가 생길 수 있습니다. 과음하고 나서 일어난 일을 기억하지 못하는 이유도 이 때문입니다.

와인을 즐겨 마시는 사람에게는 좋은 소식인데, 와인은 알코올에 의한 신경세포의 보호 효과에 와인에 들어 있는 폴리페놀polyphenol의 항산화 효과가 더해져서 치매를 예방하는 효과가 다른 주류보다 높다고 합니다. 그리고 적포도주에 들어 있는 성분에는 혈관을 강화하는 효과가 있습니다. 혈관내피세포에서 산화질소nitric oxide의 분비를 촉진시켜 죽상동맥경화증을 감소시키는 것입니다. 즉, 혈관성 치매의 위험을 감소시키는 효과가 있습니다. 또한 적포도주에 들어 있는 시르투인sirtuin이라는 폴리페놀 성분이 알츠하이머병을 예방하는 효과가 있다고 해서 주목받고 있습니다.

심혈관질환과 관련하여 와인의 효용 가치가 알려진 것은 '프랑스인의 역설French paradox' 덕분입니다. 포화지방산과 콜레스테롤이 많이 포함된 음식을 먹는 나라에서는 관상동맥질환이 많이 발생합니다. 그런데 유독 프랑스에서는 다른 나라보다 관상동맥질환이 적게 발생합니다. 적포도주에 많이 포함된 항산화물질과 혈소판 응집 억제물질의 영향 때문이었습니다.

술이 약한 사람이 알츠하이머병에 걸릴 위험성이 높다는 통계도 있지만, 왜 그런지는 설명되지 않았습니다. 알코올 탈수소효소의 활성이 낮은 사람은 높은 사람에 비해 뇌경색에 걸릴 확률이 2배 이상 높다는 연구 결과도 있습니다. 우리 몸속의 알코올 탈수소효소와 아세트알데히드 탈수소효소는 술에 든 알코올을 아세트알데히드로, 그리고 아세트알데히드를 물과 초산으로 변환시킵니다. 그런데 아세트알데히드 탈수소효소 2형 가운데 활성형인 N형, 비활성형인 D형 가운데 NN조합인 경우에 아세트알데히드의 분해가 빨리 일어나기 때문에 술이 세다고 합니다.

알코올이 뇌에 미치는 영향 중에는 신경세포에 손상을 입히는 것도 있습니다. 과음하면 그만큼 많은 신경세포가 손상을 입게 됩니다. 언젠가 들은 우스갯소리가 있습니다. 평소 같이 술 마시던 친구가 금주를 선언했는데, 그 이유가 '태어날 때 부여받은, 평생 마실 수 있는 술의 양을 모두 채웠기 때문'이라고 했답니다. 그때는 우스갯소리로 들었지만, 술을 마시면 신경세포가 죽는다고 하니 평생 마셔도 되는 술의 양이 정해져 있는 것은 아닐까 싶습니다.

한편 신경세포가 죽으면 뇌도 점차 위축됩니다. 평생 마신 알코올의 양과 전두엽의 위축 정도가 비례한다는 연구 결과도 있습니다. 신경세포가 얼마나 줄어들면 인지기능이 떨어지는가는 정해지지 않았는데, 신경세포의 연락망이 얼마나 많이 형성되어 있는가에 따라 사라진 신경세포의 기능을 다른 신경세포가 대신할 수도 있기 때문입니다.

알츠하이머병을 비롯하여 대뇌의 퇴행성 변화로 생기는 치매는 대체로 나이 든 어르신에게서 많이 발생합니다. 그래서 치매가 노인 질환이라고 여겨왔습니다. 그런데 최근에는 젊은 나이에 치매 증상을 보이는 환자가 늘고 있습니다. 알코올성 치매 때문입니다.

최근에는 알코올성 치매가 전체 치매 환자의 10%를 차지합니다. 알코올성 치매는 과음에 의해 뇌의 신경세포가 손상을 입고 죽는 것으로, 치매의 원인 범주에 포함됩니다. 알코올이 대뇌는 물론 소뇌 등에도 영향을 미쳐 뇌를 위축시키고, 인지기능이 떨어질 뿐 아니라 운동장애도 나타날 수 있습니다.

알코올성 치매 초기에는 뇌의 기능에 변화가 오지만, 뇌의 구조는 변하지 않습니다. 하지만 치매 증상이 나타나면 뇌 구조도 위축되며 변화가 나타납니다. 알코올성 치매의 대표적인 증상은 취한 뒤에 일어난 일을 기억하지 못하는 현상이 반복해서 나타나는 것입니다. 그리고 감정을 억제하는 전두엽이 손상되어 폭력적으로 변합니다. 평소에 순하지만 술만 마시면 폭력을 휘두르는 '주폭'은 알코올성 치매일 가능성이 높다고 하겠습니다. 또한 최근의 일을 기억하지 못하는 기억장애가 나타납니다. 문제는 알코올성 치매는 진행 속도가 아주 빠르다는 것입니다. 다행스럽게도 술을 끊고 신체적 운동과 뇌 운동을 병행하면 손상된 인지기능은 상당 부분 개선될 수 있습니다.

술을 마시지 않는 것이 최선이겠지만, 알코올이 가지는 긍정적 효과도 있으므로 건강하게 술을 마셔야겠습니다. 뇌에 부담을 주지 않는 최선의 음주법은 천천히 마시면서, 대화를 많이 해서 날숨으로 알코올 성분이 빠져나가도록 하는 것도 좋습니다. 독한 술을 마실 때는 물이나 탄산수를 같이 마시도록 합니다.

필자도 젊었을 때는 술을 마실 때 안주를 별로 챙기지 않았습니다. 안주 없이 독한 술을 마시다 보면 알코올 의존증이 생길 위험이 높습니다. 이런 환자 가운데 베르니케 코르사코프Wernicke-Korsakoff 증후군이 발병하기도 합니다. 이는 비타민B$_1$의 결핍으로 생기는 병입니다. 베르니케 증후군은 안구진탕과 운동실조를, 코르사코프 증후군은 진행성 및 역행성 기억상실, 환각, 작화증 등이 특징입니다. 코르사코프 증후군의 증상은 치매와 비슷한 점이 있지만, 급성기에 티아민을 공급해주면 증상이 완화됩니다.

중증 코르사코프 증후군 환자에 관한 기록은 올리버 색스가 명성을 얻게 한 책 《아내를 모자로 착각한 남자》에서 볼 수 있습니다. 1부 '상실'의 두 번째 이야기 '길 잃은 뱃사람'에 등장하는 지미는 '가망성 없음, 치매, 착란, 정체성 장애 증상 보임'이라는 소견으로 색스에게 의뢰되었습니다. 그는 제2차 세계대전 당시 통신사로 잠수함에서 근무했으며, 색스의 요양병원에 이송된 것은 1975년이었는데 1945년까지만 기억할 뿐이었습니다. 게다가 해군 시절의 일을 이야기할 때는 현재형으로 이야기했습니다. 색스는 "신경학적 검사 결과 완벽하게 정상이었다. 지금까지 받은 인상에 입각해서 말한다면 아마 코르사코프 증후군, 즉 알코올로 인해 일어난 유두체 변성이라고 여겨진다"라고 적었습니다.

알코올 섭취로 인한 인지기능의 이상은 1887년 러시아의 정신과의사 세르게이 코르사코프Сергéй Сергéевич Кóрсаков가 처음 기

24

술했습니다. 코르사코프는 이런 환자의 특징을 다음과 같이 언급했습니다. "최근에 일어난 일의 기억은 지독하게 혼란스럽다. 근래에 일어난 일부터 가장 먼저 잊어버리고 만다. 반면에 예전의 일은 별문제 없이 기억할 수 있다. 환자의 지성이나 두뇌 기능, 능력 등에는 거의 영향을 받지 않는다."

지미는 1965년까지 해군에 복무했습니다. 대단히 유능한 군인으로 평가받던 그는 제대한 후로 건강상의 문제가 드러나기 시작했습니다. 전역으로 무기력해진 그는 술에 의존하다가 폭음으로 치달았고, 결국 기억장애가 왔습니다. 처음에는 심하지 않았지만, 폭음하면서 점차 심해졌습니다. 정신분석을 해보았지만 히스테리성 기억상실의 가능성이 배제되면서 코르사코프 증후군으로 기울었습니다. 알코올 중독자에게서도 코르사코프 증후군은 드물게 볼 수 있습니다.

이처럼 과도한 음주는 신경세포에 직접 영향을 미쳐 치매 증상이 나타나게 할 수도 있고, 심뇌혈관을 손상시켜 허혈성 뇌졸중을 일으킬 수 있으며 허혈성 뇌졸중으로 사망하는 경우도 많습니다. 다행히 죽음을 면한 경우에도 혈관성 치매가 생기는 경우도 많습니다. 따라서 과도한 음주를 삼가는 것이 치매를 예방하는 데 아주 중요합니다.

　　추어탕이 치매 예방에 좋다는 이야기를 들은 적이 있습니다. 흔히 먹거리를 두고 몸의 어느 부위에 좋다는 이야기를 많이 합니다. 하지만 왜 좋은지 설명하는 경우는 거의 없습니다. 아마도 어떤 먹거리에 많이 들어 있다고 알려진 성분이 긴강에 미치는 효과로 미루어 짐작하는 것 같습니다. 추어탕이 치매 예방에 좋은 이유는 미꾸라지에 들어 있는 불포화지방산의 주성분인 DHA이기 때문이라고도 하고, 추어탕에 많이 들어가는 들깨가 도움이 된다고 설명하기도 합니다.

　　그렇다면 치매에 좋다는 DHA가 미꾸라지에 얼마나 많이 들어 있는지, 다른 어류보다 많고 우수한지 따져보겠습니다. 사실 불포화지방산의 대표격인 EPA, DHA는 생선, 크릴새우, 해조류와 같은 해양생물에 많은데, 특히 멸치, 청어, 연어, 정어리, 광어, 날개다랑어 등에 많이 함유되어 있습니다. 생선 가운데 먹이사슬의 위쪽을 차지하는 커다란 생선의 경우 EPA, DHA의 함량이 많더라도 중금속 등 위해 물질이 쌓여 있을 가능성도 높습니다. 따라서 멸치, 크릴새우와 같이 작은 어류나 갑각류를 먹는 편이 나을 수도 있습니다. 건강식품은 건강을 유지하고 증진시키는 데 효과가 있는 식품입니다. 당연히 의학적인 근거를 바탕으로 하는 것이므로 효능을 분명하게 알고 먹는 것이 좋겠습니다.

건강에 별 관심이 없던 사람들도 나이가 들면 치매에 대한 걱정이 커집니다. 그러다 보니 치매 예방에 좋은 먹거리에 관심이 많아집니다. 지금까지 알려진 예방 혹은 지연 효과를 가진 식사 방법으로는 유일하게 지중해 식사법이 주목받고 있습니다.

지중해 식사법은 남유럽 지중해 연안에 사는 주민들이 즐기는 섭식 생활을 말하는데, 좋은 건강 상태와 삶의 질을 유지하는 데 기여한다고 알려졌습니다. 1950~1960년대에 걸쳐 지중해 식사 법이 심혈관 질환이나 만성 퇴행성 질환에 긍정적 효과가 있다 는 연구가 이어졌습니다.

비교적 최근까지도 지중해 식단에 포함된 식품이 인지기능 개선과 무관하거나 오히려 인지장애를 일으키는 요소일 수도 있다 는 연구 결과가 나오고는 있습니다. 하지만 지중해 식사법이 인 지장애나 치매를 예방하는 효과가 있다는 결과가 훨씬 더 많습 니다.

미국 미네소타주에 있는 메이요 의과대학의 로스버드 로버츠 Rosebud Roberts 교수 연구진은 지중해 식사를 즐기는 사람들은 그 렇지 않은 사람에 비해 가벼운 인지기능 장애나 알츠하이머병의 위험이 33% 정도 낮았다는 연구 결과를 발표했습니다.

지중해식 식사는 식단뿐 아니라 식사 방식이나 일상생활에 이르기까지 다양한 요소로 구성됩니다. 식단의 구성 요소를 살펴보면, 1. 신선한 생선, 카놀라유, 콩기름을 비롯하여 다즙 식물, 아몬드와 호두와 같은 견과류 등의 오메가-3 지방산, 2. 곡물, 채소, 과일을 비롯하여 적포도주, 차, 초콜릿, 커피 등의 음료에 들어 있는 플라보노이드를 포함한 폴리페놀, 3. 생균으로 발효한 요거트 등의 유제품, 4. 섬유질, 식물성 스베롤, 엽산, 항산화제 등 식품에 들어 있는 영양소와 생물 활성 복합 성분 등이 있습니다.

이탈리아 팔레르모 대학교의 내과의인 리자 도밍게스Ligia J. Dominguez와 마리오 바르바갈로Mario Barbagallo 교수는 지중해 식사법을 다음처럼 상세하게 설명합니다.

1 지방의 주공급원은 올리브유

2 신선한 과일과 채소, 콩류, 견과류, 씨앗류 섭취

3 빵을 비롯하여 파스타, 쌀 등의 통곡물 섭취

4 음식 맛을 좋게 하고 소금 사용을 줄여주는 엽채류와 향신료

5 지역에서 생산된 신선한 식재료로 최소한으로 가공된 것

6 일주일에 2~3회는 생선과 해산물을 먹는다

7 요거트 위주의 유제품은 매일 먹고, 소량의 치즈를 그보다 적게 먹는다

8 붉은 고기는 많이 먹지 않으며, 가급적 찌개 등 다른 요리에 섞어서 월 1~2회 정도 먹는다

9 계란은 고품질의 단백질 공급원

10 후식으로는 신선한 과일을 매일 먹는다. 달콤한 후식이나, 양과자, 유제품 등은 소량을 가끔 먹는다

11 물을 충분히 마신다

12 적당한 양의 포도주를 식사에 곁들인다

13 식사량은 많지 않게 한다

14 운동은 매일 적당하게 한다

15 식사는 다른 사람과 같이 즐긴다

지중해 식사법은 몸에 좋은 여러 요소를 묶은 것임을 알 수 있습니다. 지중해 식단이 알츠하이머병이나 뇌졸중을 비롯한 혈관성 치매를 어떻게 예방할 수 있는지 살펴보겠습니다. 지중해 식단의 틀은 생선, 올리브유, 유제품, 적당한 양의 술, 신선한 과일과 채소입니다.

불포화지방산은 신경세포의 세포막을 보호하고, 알츠하이머병의 원인 물질인 베타아밀로이드의 생산을 억제합니다. 다중 불포화지방산을 비롯한 유제품, 신선한 채소 등에 들어 있는 항산화 물질은 뇌에서 일어나는 산화 반응에 의한 손상을 막아줍니다. 유제품은 혈압과 인슐린 민감성을 조절하고 체중을 유지하게 하며 혈관의 구조와 기능을 유지해서 뇌졸중과 혈관성 치매를 예

방해줍니다. 지중해 식단을 구성하는 다양한 요소가 다양한 경로를 통해 뇌의 손상을 차단함으로써 알츠하이머병과 혈관성 치매를 예방하는 것입니다.

지중해 식단이 몸에 좋다고 해도, 지중해 연안에 살아보지 않는 한 이해하기 어려울 수도 있습니다. 생각해보면 옛날 우리네 먹거리도 지중해 식단과 비슷한 점이 있습니다. 필사는 항구도시에서 살았던 탓에 철따라 다양한 생선을 먹었고, 소고기나 돼지고기는 자주 먹지 않았습니다. 주로 김장 김치를 먹는 겨울철을 제외하면 신선한 야채를 많이 먹었고, 참기름으로 무친 나물도 많이 먹었습니다. 그러고 보면 포도주를 제외하고는 지중해 식단과 비슷한 점이 많은 것 같습니다.

지중해 식단에 관심이 있다면《삼성서울병원 누리집》을 참고하면 좋습니다.《삼성서울병원 누리집》에 있는 건강 이야기 '심장질환 없애고 다이어트 효과, 우울증까지 잡는 지중해식 식단, 직접 짜보기'라는 글에 지중해 식단의 예를 들어놓았습니다.

1. 곡류는 흰쌀밥 대신 섬유소가 풍부한 잡곡밥이나 통밀빵으로 하고, 2. 어육류는 지방이 적은 생선을 주 2회 이상, 껍질을 제외한 가금류를 주 3회 이내로 섭취하며, 3. 채소류는 신선하고 항산화 물질이 풍부한 채소 반찬을 매끼 2~3종류씩, 4. 간식은 지방이 적은 우유 및 유제품, 항산화 물질이 풍부한 과일과 좋은 지

방을 함유한 견과류 등으로 구성한다는 원칙을 제시합니다.

구체적인 식단의 사례는 다음과 같습니다.

1 아침은 호밀 식빵 2개, 연어구이, 카프레제 샐러드와 오이피클, 치즈

2 점심은 콩밥에 아욱국, 닭가슴살 샐러드(허브 드레싱), 채소(닭가슴살 샐러드)와 브로콜리 아몬드 볶음, 귤 1개와 호상 요구르트 1개

3 저녁은 현미밥, 무채국, 허브 레몬 삼치구이, 참나물 생채, 쑥갓 두부 무침, 포도 주스 ½잔 등

사람들은 대개 어렸을 때 먹었던 음식을 즐겨 먹는 경향이 있습니다. 그러므로 치매 예방에 도움이 되도록 하려면 지중해 식단은 지금 바로 시작하는 것이 좋습니다. 어렸을 적부터 지중해식으로 식사하면 좋겠지만, 언제 시작해도 도움이 될 것으로 기대하기 때문입니다.

치매 예방법 사실 확인: 제2수준

1 산책 〉

　　최근에 동경대학 부속병원 제2내과에서 근무하면서 건강관리학을 전문으로 하는 구리타 마사히로(栗田昌裕) 박사가 쓴 《산책의 즐거움》을 읽었습니다. 저자는 의학과 약학 분야의 박사학위뿐 아니라 좌선, 요가, 기공, 동양의학 등 다양한 분야에 대한 관심도 많습니다.

　　《산책의 즐거움》은 능력 계발을 위해 쓴 책입니다. 자기계발에 큰 관심은 없지만, '치매 예방에 탁월한 효과'가 있다는 제목이 눈길을 끌었습니다. "정년퇴직 등으로 갑자기 일손을 놓고 대인관계가 줄어들면 치매에 잘 걸린다"는 대목에서는 눈길이 떨어지지 않았습니다. 필자 역시 정년퇴직할 나이를 넘기고 있기 때문입니다. 또한 "산책으로 적당히 움직이면서 여러 대상에 관심을 기울이고 보고 들은 내용을 복습하면 치매를 예방할 수 있다"라는 결론을 어떻게 이해할 것인지, 생각에 빠지고 말았습니다.

필자도 오랫동안 '걷기'를 즐겨왔습니다. 걷는다는 것은 그저 단순한 행동만은 아닙니다. 처음에는 갑자기 늘어난 체중을 줄이기 위해 매일 양재천 산책로를 걸었습니다. 젊어서는 10km 되는 거리를 1시간 40분 정도에 걸었고, 그 1년 뒤에는 체중을 약 20kg 정도 줄이는 데 성공했습니다. 운동에 가까운 방식의 걷기라고 하겠습니다.

체중 줄이기에 성공한 다음에도 체중을 유지하기 위해 양재천 산책을 계속했습니다. 체중을 유지하는 걷기를 할 때는 걷기만 하는 것이 아니라 양재천 산책길이 어떻게 생겼는지, 계절에 따라 어떻게 달라지는지 많이 느껴보려고 노력했습니다. 그 무렵, 양재천에 너구리가 산다고 해서 너구리를 촬영하러 출동한 예능 프로그램도 있었습니다. 너구리는 야생성이라서 쉽게 눈에 띄지 않지만, 요즘에는 개체수가 늘어서 영역을 지키느라 여념이 없는 것 같습니다.

너구리는 물론 양재천에 사는 물고기와 이를 잡아먹으려는 중대백로, 까치, 비둘기, 참새 등에도 관심을 가지게 되었습니다. 처음 양재천을 걷기 시작했을 때에 비하면 개체 수는 물론 종류도 엄청 다양해졌습니다. 양재천을 둘러싼 환경의 변화에만 관심을 두는 것이 아니라, 함께 걷는 아내와 이런저런 이야기를 나누는 재미도 쏠쏠합니다. 가끔은 청탁받은 원고를 어떻게 쓸 것인지 고민하면서 걷기도 하는데, 의외로 집중이 잘되어서 산책을 마칠 무렵이면 글의 윤곽을 정할 수 있습니다.

이렇게 시작한 산책은 한때 서울과 근교에 있는 좋은 산책로를 섭렵하는 단계에 이르렀습니다. 물론 매일 나가는 양재천 산책이라고 해도 계절 따라 다르고 어제와 오늘이 다르기 마련입니다. 하지만 서울과 근교의 산책로를 찾아가면서 생각할 거리가 더 많아졌습니다. 먼저 교통편을 어떻게 할 것인지, 지도에 나와 있는 산책로를 찾아가는 방법도 미리 챙겨야 합니다. 산책로를 따라가다가 잠시 한눈을 팔아서 길을 놓쳐 헤맨 적도 있습니다. 산책하다가 좋은 풍경을 만나면 잠시 멈춰서 지켜보는 여유도 누렸습니다.

산책으로 치매를 예방할 수 있다는 구리타 박사의 주장에 대하여 여러 가지 가능성을 생각해보았습니다. 빠르게 걷기가 신체적 운동이라고 한다면, 산책은 정신적 운동이라고 하겠습니다. 대표적으로 치매를 일으키는 알츠하이머병에 걸린 환자의 뇌를 검사해보면, 신체의 운동 영역을 담당하는 대뇌 부분에서는 병이 상당히 진행되었을 때까지도 병변이 심하지 않습니다. 즉, 운동과 관련된 대뇌 세포는 늦게까지도 손상을 입지 않습니다. 그렇다면 운동으로 대뇌의 운동 영역에 있는 신경세포들을 자극한다고 해서 치매 예방에 별다른 효과는 없을 것 같습니다. 그렇지만 운동이 치매 예방에 효과가 있다는 연구가 있습니다. 운동과 치매 예방과의 관계는 따로 다룰 예정입니다.

구리타 박사가 제안하는 치매 예방을 위한 산책은 다음과 같습니다. "온몸의 감각을 열고 신체를 활용하여 산책의 세계를 더 종합적으로 넓혀나가라. 산책은 당신의 삶을 기쁨으로 승화시킬 것이다." 하지만 구리타 박사가 권하는 15분의 산책으로 이런 목적을 달성할 수 있을지는 의문입니다.

산책하는 동안 오감을 넘어 육감까지 작동시켜 주변에서 일어나는 모든 변화를 받아들인다면, 이런 정보는 초기 기억을 형성하는 해마에 일단 저장됩니다. 그러다가 자극이 반복되면 기억을 영구 보관하기 위해 대뇌의 전두엽으로 이동합니다. 대뇌의 전두엽은 외부로부터 들어오는 정보들을 취합하여 분석하고 이들을 유기적으로 연계하여 판단합니다. 대뇌 가운데 해마가 들어 있는 측두엽과 전두엽에서는 알츠하이머병의 변화가 먼저 나타나고 빨리 진행되는 것을 볼 수 있습니다. 따라서 아무 생각 없이 슬렁슬렁 걷기만 하는 것은 치매 예방에 별로 도움이 되지 않을 수도 있습니다.

걷는 운동을 지시하는 대뇌의 운동 영역 역시 전두엽에서 총괄해서 조정하는 만큼 많이 느끼고 생각하는 산책은 분명 치매를 예방하는 데 큰 도움이 될 것으로 생각합니다.

② 운동 〉

필자가 근무했던 건강보험심사평가원(이하 심평원)의 누리사랑방에 있는 '원치 않는 치매, 예방과 똑똑한 대처법'을 보면 2015년 38만 6,607명이던 치매 환자 수가 2019년에는 55만 1,845명으로 늘어났습니다. 4년 사이에 42.7%나 늘어난 것입니다. 우리 사회가 빠르게 노화되고 있다는 뜻입니다. 그 밖에도 고혈압, 당뇨와 같은 생활습관병을 앓는 환자가 늘어나는 것도 한 몫한다고 생각합니다.

물론 치매 증상을 보이는 원인질환이 많기 때문에, 치매가 생기지 않도록 예방하는 것도 쉬운 일이 아닙니다. 그래서 심평원은 '진인사대천명'이라는 옛말을 인용해서 치매 예방 수칙을 만들었습니다.

진: 진땀나게 운동합니다

인: 인정사정없이 담배를 끊습니다

샤: 사회활동과 긍정적인 사고를 많이 합니다

대: 대뇌 활동을 적극적으로 합니다

천: 천박하게 술을 마시지 않습니다

명: 명을 연장시키는 식사를 합니다

심평원이 제시한 치매 예방 수칙도 앞으로 근거가 있는지 확인해볼 생각입니다. 그런데 그 첫 번째 '진땀나게 운동합니다'라는 대목에서는 웃음이 터졌습니다.

《대한치매학회 누리집》의 '99가지 치매 이야기'의 '운동을 하면 치매 예방에 도움이 되나요?'라는 글도 참고하면 좋습니다. 운동하면 비만, 고혈압, 당뇨, 고지혈증과 같은 생활습관병을 치료하거나 완화시킬 수 있습니다. 이와 같은 생활습관병은 뇌졸중을 일으킬 수 있고, 뇌졸중이 생기면 혈관성 치매가 올 가능성이 높아집니다. 뇌졸중이 생기지 않더라도 뇌혈관이 변성을 일으켜 대뇌에 산소와 영양분을 제대로 공급하지 못하면 신경세포가 손상을 입습니다. 결국은 혈관성 치매로 넘어가는 것입니다. 그러므로 생활습관병을 고치는 것은 아주 중요한 치매 예방법입니다.

'운동'이라면 몸을 쓰는 것만 떠올리기가 쉬운데, 운동을 하려면 일정을 잡고 날씨도 챙기는 등 계획을 세워야 합니다. 즉, 머리를 활발하게 써야 합니다. 대뇌 활동이 증가하면 신경세포들 사이의 연락이 왕성하게 일어납니다. 뿐만 아니라 같이 운동하는 사람들과 교류하면서 감정과 사고가 풍부해질 수 있습니다. 또한 혼자서 하는 운동이라도 운동 후에 얻는 만족감 혹은 행복감이 정신건강에 긍정적인 영향을 미칠 수 있습니다. 나아가 심장 활동이 강화되면서 뇌에 공급되는 혈액이 많아지면 신경세포를 건강하게 할 수 있습니다. 이런 효과로 치매를 일으키는 가장 흔한 질환인 알츠하이머병을 예방하거나 진행을 늦출 수 있습니다.

그 밖에도 야외 활동을 통해 햇볕에 노출되면 비타민D가 만들어지기 때문에 골다공증을 예방하는 효과도 덤으로 얻게 됩니다. 적당한 운동으로 인한 피로감은 밤에 쉽게 잠들게 하는 수면제 역할을 합니다. 불면증은 대뇌의 신경세포를 피로하게 만드는 주범입니다. 밤잠을 설친 다음 날 머릿속이 개운하지 않고 안개가 낀 것 같은 기분을 경험해보았다면 잘 알 것입니다.

치매학회에서는 적당한 걷기와 달리기 같은 유산소운동을 30분 이상 꾸준하게 하는 것이 중요하다고 주장합니다. 나이가 많은 노인의 경우 30분에서 1시간 정도로 무리하지 않는 것이 좋습니다. 또 근력운동도 같이 할 것을 권하는데, 젊어서부터 운동을 꾸준히 해서 근력을 유지하는 것이 중요합니다. 그래서인지 젊어서 근력운동을 하지 않았던 필자는 나이가 들어가면서 근육이 빠지는 것 같아서 걱정입니다.

운동에 관한 치매학회의 정보를 입증하는 실험이 있습니다. 미국 샌프란시스코에 있는 캘리포니아 대학교UCSF의 데보라 반스 박사 연구진이 정신 활동과 운동을 병행하는 실험을 했습니다. 그 결과, 인지기능에 장애가 있는 노인들의 경우 12주간의 실험이 끝난 뒤 인지기능이 현저하게 개선되었습니다. 정신 활동으로는 컴퓨터를 이용하여 주 3회, 60분씩 읽고 쓰기를 12주간 하거나, 예술, 역사 혹은 과학을 주제로 한 교육 내용이 담긴 DVD를 활용하여 같은 방식으로 시행하였습니다.

운동 역시 두 가지를 시행하였습니다. 하나는 10분간 가볍게 준비운동을 하고 30분간 춤으로 구성된 표준 유산소운동을 한 다음, 5분간 정리운동, 10분간 근력운동, 5분간 기지개 켜기로 마무리하는 방식이었습니다. 다른 하나는 10분간 가벼운 준비운동 뒤에 30분간 기지개 켜기를 하고 10분간 근력운동, 10분간 마무리운동을 하는 방식입니다. 두 종류의 정신 활동과 두 종류의 운동을 어떤 식으로 연결해도 효과에는 차이가 없었다고 합니다.

그렇다면 운동이 인지기능 강화에 어떤 원리로 도움이 될까요? 운동은 신경전달물질을 활발하게 생성하여 작용하게 만들뿐만 아니라 혈액의 흐름을 원활하게 하며, 혈관을 많이 만들어 혈액 공급이 늘어나는 효과를 냅니다. 염증 반응을 개선하고, 인지기능을 담당하는 대뇌 부위의 후천적 변화를 유도하는 효과도 있다는 실험 결과도 있습니다.

이처럼 운동은 다양한 원인으로 발생할 수 있는 치매를 예방하고, 치매로 인해 생긴 인지기능을 회복시키거나 악화 속도를 더디게 하는 효과가 있습니다. 다만 운동과 인지기능의 관계를 살펴보는 실험은 대조군을 두고 비교한 결과가 아니라서 한계를 보이는 경우가 많습니다.

③ 금연 〉

필자는 살아오면서 가장 잘한 일 가운데 하나로 금연을 꼽습니다. 초등학생 때 호기심 때문에 두어 차례 담배를 피웠다가 쏟아지는 기침에 기겁했던 적이 있습니다. 고등학교를 졸업하고 재수하던 시절, 답답한 심정을 달래기 위해 친구의 담배를 얻어 피운 것이 시작이었습니다. 의과대학 졸업반 때, 특히 시험 기간에는 하루 2갑씩 피우기에 이르렀습니다. 그렇게 피우던 담배를 약혼을 앞두고 끊었습니다. 하계 봉사활동을 갔다가 과로한 탓인지 심실세동이 생겼던 것입니다. 심실세동은 일시적이었지만 술,

담배, 커피를 끊는 것이 좋겠다고 심장내과 선생님이 권했습니다. 결국 술과 커피는 끊지 못했지만, 담배만큼은 끊을 수 있습니다. 참 다행스러운 일이 아닐 수 없습니다. 담배를 피운 기간은 12년이 조금 넘었는데, 금연에 성공한 뒤로는 지금까지 36년간 담배를 다시 피운 적은 없습니다.

잘 알려진 것처럼 흡연은 심혈관 질환을 비롯하여 뇌졸중 등으로 사망할 위험을 높인다고 합니다. 그 밖에도 다양한 만성질환의 원인으로 지목됩니다. 특히 파킨슨병과 같은 신경계의 퇴행성 질환에 대해 낮은 수준이지만 위험 요인으로 알려졌습니다. 반면 치매의 가장 많은 원인인 알츠하이머병과의 연관성에 관해서는 논란이 있습니다. 특히 흡연이 인지기능의 손상을 줄여준다는 연구 결과도 있습니다. 알츠하이머병에 대한 흡연의 위험성은 나이가 많은 사람들을 대상으로 2~7년 동안 추적 관찰한 결과를 토대로 판단했기 때문에 이런 결과가 나왔을 수도 있겠습니다.

미국 오클랜드 카이저 퍼머넌트 연구소의 레이철 휘트머Rachel A. Whitmer 박사 연구진은 1978~1985년에 50~60대 2만 1,123명의 다민족 인구 집단을 연구 대상으로 구성하였습니다. 1994~2008년까지 평균 23년간 추적한 결과 5,367명의 환자에서 알츠하이머병이, 416명의 환자에서 혈관성 치매가 생긴 것을 확인하였습니다. 연구 대상을 흡연군과 비흡연군으로 나누어 비교하였더니 하루에 2갑 이상씩 피우는 골초는 알츠하이머병이 생길 위험이 비흡연군에 비해 95% 신뢰 구간에서 2.14(1.65~2.78)배 높았습니다. 그리고 혈관성 치매가 생길 위험은 95% 신뢰 구간에서 2.72(1.20~6.18)배 높았습니다. 즉, 중년에 하루 2갑 이상의 담배를 계속 피운 흡연자의 경우 20년 뒤에 알츠하이머병이나 혈관성 치매가 올 위험이 비흡연사에 비해 2배 넘게 높았던 것입니다.

사실 흡연자는 비흡연자에 비해 뇌졸중이 발생할 위험이 높습니다. 자연스레 혈관성 치매의 위험도 높아진다고 생각할 수 있습니다. 하지만 알츠하이머병의 위험이 높아지는 기전을 밝히는 것은 쉽지 않습니다. 앞으로 이에 대한 연구 성과가 있을 것으로 기대하고 있습니다. 흡연으로 인한 산화적 스트레스나 염증이 알츠하이머병을 유발하는 중요한 기전으로 작용하지 않는가 짐작됩니다. 뿐만 아니라 흡연이 뇌혈관에 영향을 미치거나 신경세포의 퇴행성 변화를 가속화시키는 효과가 있을 가능성도 고려되고 있습니다.

어쨌든 흡연이 인지기능의 손상을 감소시킨다는 연구의 결과에 기대어 담배를 피우겠다고 고집을 피울 이유는 없어 보입니다. 흡연으로 인한 심뇌혈관 질환으로 인한 사망 위험이 높아질 뿐만 아니라 다른 만성질환에도 영향을 미치기 때문입니다. 뿐만 아니라 오랜 흡연은 알츠하이머병이나 혈관성 치매의 위험성을 높인다는 역학 조사의 결과가 분명하다는 점에서, 금연은 빠를수록 좋다는 결론에 도달하게 됩니다.

4 독서 〉

기억력 감퇴와 인지기능의 저하가 대표적인 치매 증상입니다. "인지기능이란 기억력을 포함하여, 시공간을 파악하는 능력, 주의 집중력, 판단력 및 추상적인 사고 능력 등 다양한 지적 능력을 말한다"라고 《대한치매학회 누리집》에 설명되어 있습니다.

쉽게 설명하면, 인지cognition란 '생각, 경험 및 감각을 통해 지식을 얻고 이해하는 정신 행동 혹은 과정'입니다. 즉, '오감을 통해 외부에서 받아들인 정보들을 사고를 통해 통합하여 앎을 넓혀가는 정신 활동'이라고 설명할 수 있습니다.

우리말로 인지(認知)라고 번역되는 cognition은 '생각과 인식'을 의미하는데, 15세기 무렵에 '시험, 학습, 앎'을 의미하던 라틴어 명사 cognitio에서 유래했습니다. '함께'를 의미하는 부사 'con'과 '알다'를 의미하는 'gnōscō'가 합쳐진 단어입니다. 라틴어 'gnōscō'는 '안다' 혹은 '~로 생각하다'라는 의미의 그리스어

γι(γ)νώσκω, gi(g)nósko에서 유래했습니다. 단어는 15세기에 만들어졌지만, 사실 인식 과정에 대한 관심은 기원전 4세기 무렵부터 시작되었습니다. 아리스토텔레스를 비롯한 그리스 철학자들이 마음의 내면 작용에 관심을 가지기 시작했던 것입니다.

치매, 특히 알츠하이머병을 예방하기 위하여 인지기능을 유지하거나 증진하는 활동을 많이 하라고 이야기합니다. 하지만 그 이유는 분명하게 설명되지 않고 있습니다. 대뇌 신경세포의 숫자는 해마 등 특별한 장소를 제외하고는 태어난 이후로 늘어나지 않으며 여러 가지 이유로 꾸준하게 줄어들기 시작합니다.

그럼에도 불구하고 일생 동안 인지 활동의 결과가 늘어나는 것은 대뇌에 있는 신경세포들을 연결하는 신경망이 늘어나기 때문입니다. 치매는 신경세포 혹은 신경망이 여러 가지 이유로 파괴되면서 나타나는 증상입니다. 만약 신경망이 복잡하게 되어 있다면 일부 신경망이 파괴되더라도 우회로를 통해 기능을 유지할 수 있습니다.

외부에서 많은 정보를 받아들이고 이를 바탕으로 생각하는 과정을 통해 앎이 늘어나는데, 외부에서 정보를 받아들일 때 직접 경험이 가장 효과적이고 오랫동안 기억에 남습니다. 하지만 세상의 모든 일을 직접 경험할 수는 없는 노릇입니다. 태어나서 살아가는 과정, 즉 삶이 직접 경험으로 구성된다면, 독서는 다른 사람

44

이 경험하고 생각한 것을 읽어서 자기 것으로 만드는 간접 경험이라고 할 수 있습니다. 그래서 '독서는 제2의 인생'이라고 하는 사람도 있습니다.

삼성 서울병원 신경과의 나덕렬 교수는 독서나 글쓰기를 생활화한 사람에 비해 이런 활동을 하지 않는 사람이 치매에 걸릴 확률이 4배가량 높다고 하였습니다. 그런데 책이나 신문과 같은 다양한 인쇄물을 읽는 독서가 치매를 예방하는 데 얼마나 기여하는지 과학적으로 연구된 결과물은 많지 않습니다. 아마도 연구방법을 설계하고 결과를 검증하는 것이 쉽지 않기 때문인 듯합니다.

그중에 클리블랜드 앤드 케이스 웨스턴 리저브Cleveland and Case Western Reserve 대학병원 신경과의 화이트하우스Peter J. Whitehouse 박사 연구진의 알츠하이머병 협력 연구Alzheimer Disease Cooperative Study가 관심을 끕니다. 실험에 참여한 211명을 대상으로 1년에 2권의 책을 읽는 집단과 그렇지 않은 집단을 비교해보았습니다. 그 결과, 책을 읽는 집단은 그렇지 않은 집단에 비해 통계적으로 의미 있는 수준만큼 인지기능이 저하되지 않았습니다.

피츠버그 의과대학 정신의학과의 티파니 휴즈Tiffany F. Hughes 교수 연구진은 MoVIESMonongahela Valley Independent Elders Survey 과제에 등록된 942명을 대상으로 독서 및 인지능력과 연관된 취미 활동과 치매와의 연관성을 조사하였습니다. 인지능력을 향상시키는 취미 활동으로는 책을 비롯하여 신문 잡지 읽기, 보드게임, 낱말풀이 그림 조각 맞추기, 악기 연주, 공예품 만들기, 브리지 등 카드놀이를 포함합니다. 결론적으로 인지능력을 고양시키는 취미 활동을 매일 1시간 이상 하는 집단에서는 알츠하이머병을 비롯한 치매 증상이 발현할 위험이 낮아지는 것으로 추정되었습니다.

미국 뉴욕에 있는 앨버트 아인슈타인 의과대학 신경과의 조 버기스Joe Verghes 교수팀이 브롱크스 가령 연구Bronx Aging Study에 등록된 75세 이상 노인 469명을 5.1년간 추적한 자료를 분석하였습니다. 그 가운데 124명이 치매 증상을 보였는데, 알츠하이머병이 61명, 혈관성 치매가 30명, 혼합형 치매가 25명, 기타 상병에 의한 치매가 8명이었습니다. 여가 활동과 치매와의 연관성을 조사하였는데, 독서, 보드 경기, 악기 연주, 춤 등의 여가 활동이 치매의 위험을 줄인다는 결과를 얻었습니다.

인지능력을 높이는 활동이 치매의 발생과 어떤 연관이 있는지 확인하기 위한 연구에서 독서의 효과만 따로 떼어놓고 보는 것은 불가능합니다. 치매 증상이 나타나는 데 관여하는 요인들이 엄청 많기 때문에 이런 요소들을 모두 배제하고 결과를 얻는 것이 사실상 쉽지 않기 때문입니다. 그럼에도 불구하고 버기스 교수 연구진을 비롯한 치매 전문가들은 책 읽기와 쓰기가 치매를 예방할 수 있는 대표적인 인지 활동이라고 합니다.

젊어서는 책 읽을 시간을 낼 수 없으니 나중에 나이가 들면 책을 읽겠다는 사람도 있지만, 나이가 들면 무슨 일이든 새로 시작하는 것이 쉽지 않습니다. 따라서 책 읽기도 젊을 때 시작해야 쉽게 몸에 익는다고 생각합니다. 젊어서는 세상을 살아가는 지혜를 얻기 위해서라도 책을 읽어야 하고, 나이가 들어서는 치매를 예방하기 위해서 열심히 읽으면 좋겠습니다.

5 커피 ＞

아침에 출근하면 일단 커피를 마셔야 일이 손에 잡힌다는 사람이 적지 않습니다. 저 역시 그중 하나입니다. 특히 젊은 사람들은 유명 프랜차이즈 커피점 혹은 개성 있는 카페에서 각자 입맛에 맞는 커피를 사서 출근하기도 합니다.

필자가 커피를 처음 마신 것은 고등학교를 졸업한 후였습니다. 요즘은 구경하기 힘든 다방에서 원두커피를 마실 수 있었는데, 아침에 다방에 가면 모닝커피를 마실 수 있었습니다. 요즘으로 치면 카페라떼에 달걀노른자를 넣은 커피 샬레골드가 그것입니다. 그 무렵 입석 시내버스 승차비가 10원, 좌석버스 승차비가 20원일 때였는데, 모닝커피 한 잔에 50원이었으니 만만치 않은 가격이었습니다. 다방에서는 원두커피에 크림 한 수저, 설탕 두 수저를 넣어 달면서도 씁쓸한 맛을 즐겼습니다. 그 후에는 블랙커피를 마시다가, 미국에서 공부할 때는 홍차에 설탕 두 수저를 넣은 달콤한 차를 즐겼습니다. 최근에는 출근 후 봉지 커피를 마시고, 커피점에 가서는 뜨거운 아메리카노를 마십니다. 이처럼 차 혹은 커피에 개인적인 취향은 특별히 없습니다.

그런데 오후에 커피를 마시면 밤에 잠이 들지 않아 고생한다는 사람도 있습니다. 하루에 커피를 몇 잔씩 마시는데, 커피 중독이 아닌지 모르겠다는 사람도 있습니다. 이 글을 준비하면서 커피 중독을 언급한 자료를 보았습니다. 식품의약품안전처가 정한 한국인 카페인 1일 최대 섭취량은 카페인으로 환산하여 400mg입니다. 아메리카노로 환산하면 두 잔, 캔 커피는 4개, 믹스 커피 기준으로는 6개 반 정도입니다.

이보다 커피를 많이 마시는 경우 카페인 중독을 걱정해야 한다고 합니다. 불안하고 예민해지거나, 잠을 설치는 일이 많아지고, 얼굴이 붉어지고 심장이 두근거리며, 소변을 자주 보는 등의 증상을 보이면 카페인 중독을 의심해볼 필요가 있습니다. 사실 카페인은 커피는 물론이고 녹차 등의 차, 코코아 등에도 들어 있습니다. 10가지 증상 가운데 5가지 이상이면 카페인 중독을 의심하고, 이를 대신할 건강 음료를 마시는 것이 좋습니다.

특정 기호품에 대한 문제가 제기되면서 대체할 만한 것이 제시되면 신중하게 생각해볼 필요가 있습니다. 즉, 상업적인 의도로 문제를 제기하는 것은 아닌지 살펴야 한다는 말입니다. 공연히 스스로 환자가 될 필요는 없습니다. 필자는 아침과 점심에 식사 후 커피 한 잔은 기본으로 마시고, 회의를 하면서 한 잔 정도를 더 마시는 날이 있는 만큼 커피를 즐기는 편입니다.

그런데 커피가 치매를 예방할 수 있을까요? 2020년 1월, 한림대학교 의과대학 정신건강의학과 김지욱 교수와 서울대병원 정신건강의학과 이동영 교수 등의 연구진이 커피를 두 잔 이상 마신 사람들에게서 알츠하이머병의 위험이 3분의 1 정도 낮아지더라는 연구 결과를 발표하였습니다. 연구는 55~90세인 남녀 411명을 대상으로 하여 양전자방출단층촬영PET 검사를 통해 알츠하이머병을 일으키는 이상 단백질로 알려진 베타아밀로이드Aβ가 뇌에 쌓여 있는지 조사한 것입니다.

카페인과 치매 혹은 알츠하이머병과의 관련성을 조사한 연구도 찾아보았습니다. 우선 역학 조사를 수행한 연구들을 조사해보았는데, 커피 혹은 카페인과 치매 예방은 관련성이 없어 보인다는 연구가 적지 않습니다. 그런가 하면 커피는 아니고 녹차만 치매 예방 효과가 있는 것 같다는 연구도 있습니다. 반면 커피가 치매를 예방하는 것 같다거나 카페인이 치매 혹은 인지기능의 감퇴를 막는 데 기여하는 것 같다는 연구는 상당히 많습니다.

특히 중국 인민해방군 종합병원의 레이 우 연구진이 9개의 동일 집단 연구를 종합해보았더니, 커피를 마시는 것과 인지장애의 유병률은 J자 형태의 연관성을 보인다고 했습니다. 또한 하루 1~2잔의 커피는 인지장애의 위험을 낮출 수 있을 것이라고도 했습니다. 핀란드의 쿠오피오 대학 신경과의 미아 키비펠토Miia Kivipelto 교수 연구진은 하루에 커피를 3~5잔 마신 사람에서는 알츠하이머병과 치매의 유병률이 65%나 낮더라는 연구 결과를 내놓았습니다. 하지만 카페인이 치매 혹은 알츠하이머병의 발병 위험이 있다는 결론을 내는 연구는 없었습니다.

카페인이 알츠하이머병과 연관되어 보이는 동물 실험 결과도 있습니다. 프랑스 릴노르드Lille-Nord 대학교의 시릴 로랑Cyril Laurent 연구진은 알츠하이머병의 소인을 가진 유전자 변형 생쥐에게 카페인을 음용수에 0.3g/L의 농도로 섞어 10달 동안 마시게 했습니다. 그 결과, 수중 미로 시험에서 공간 지각 능력이 개선되었습니다. 또한 해마에서 타우 단백질의 인산화가 줄어들었습니다.

미국 남플로리다 대학의 아렌대시Arendash 교수 연구진 역시 사람으로 치면 하루 5컵의 커피에 해당하는 1.5mg의 카페인을 음용수에 섞어 알츠하이머병의 소인을 가진 유전자 변형 생쥐에게

6주간 먹었습니다. 그 결과 해마에 쌓인 베타아밀로이드의 양이 줄어들고, 기억 손상 역시 감소했습니다. 이와 같은 동물 실험의 결과는 앞서 말씀드린 김지욱, 이동영 교수님의 임상 연구의 결과에 부합되는 소견입니다.

정리해보면, 카페인은 메틸크산틴 계열의 알칼로이드로 뇌혈관 장벽Brain-Blood Barrier, BBB을 쉽게 통과하여 중추신경계에 각성제로 작용합니다. 향정신성 약물이라고 할 수 있겠지만, 다양한 종류의 식품에 들어 있다는 이유로 규제되지 않습니다. 각성 상태로 기분이 들뜨는 느낌이 들고, 중독으로 인한 증상을 나타낼 수 있습니다. 사실 카페인 중독이 상당히 위험한 것처럼 이야기했는데, 카페인 섭취를 중단하였을 때 금단 증상을 보일 수도 있지만 이 또한 개인차가 심하기 때문에 정의하기가 쉽지 않습니다.

따라서 카페인으로 인한 증상을 잘 고려하여 무리가 가지 않는 범위에서 즐기면 되겠습니다. 한편 알츠하이머병을 예방하는 효과가 있을 가능성이 충분한 것으로 보이므로 커피 혹은 녹차, 홍차와 같이 카페인이 들어 있는 음료를 적당하게 즐기는 것도 좋겠습니다.

사회적 연결망이 촘촘한 사람이 그렇지 않은 사람보다 치매의 위험이 낮다고 합니다. 사회적 연결망은 나로부터 가정을 거쳐 사회로 확산됩니다.《대학(大學)》의 8조목에서 유래한 '수신제가치국평천하(修身齊家治國平天下)'라는 이치가 치매 예방에도 적용되는 것 같습니다. '수신'은 신체 및 정신 활동을 꾸준히 하는 것이고, '제가'는 가족 사이에 소통을 활발히 하는 것이며, '치국'은 다양한 사회활동에 참여하면서 사회적 연결망을 촘촘하게 하는 것입니다.

1960년에는 합계출산율이 6.16명으로 산아 제한 정책을 펼치기도 했습니다. 그때만 해도 할아버지부터 손자까지 3대가 같이 사는 경우도 많았고, 당연히 가족 사이에 다양한 연결망이 형성되었던 것입니다. 그러다 보니 자녀의 친구 부모와도 소통이 이루어지고, 아이들 역시 형제의 친구들과 연결되어 친하게 지내는 경우가 많았습니다. 심지어 친구의 형제와 결혼하는 경우도 많았습니다.

그런데 1960년대 후반에 4명대로 떨어졌던 합계출산율은 1970년대에 들어 2~3명으로 줄었고, 다양한 사회적 여건과 개인주의적 성향이 확산되면서 대가족의 핵가족화가 가속되었습니다. 1984년에는 합계출산율이 2명 미만이 되었고, 21세기부터는 육아와 교육의 여건이 취약한 사회가 되다 보니 출산율마저 급감하면서 최근 2019년에는 합계출산율이 0.98명으로 떨어졌습니다. 이제는 대한민국의 인구가 줄어들다 못해 사라질 수도 있다는 위기의식을 가져야 하는 상황입니다.

통계청 자료에 따르면, 2020년 우리나라 사람들의 총 혼인 건수는 21만 4,000건이었으며, 인구 1,000명당 혼인 건수인 조혼인율은 4.2‰이었습니다. 남녀 모두 초혼인 부부는 78.2%, 남녀 모두 재혼은 11.8%였습니다. 평균 초혼 연령은 남자 33.2세, 여자 30.8세였습니다. 2010년의 총 혼인 건수 32만 6,100명에 비하여 26.6%가 감소했고, 2010년 6.5‰였던 조혼인율도 35.4‰ 감소했습니다.

우리나라 사람들의 혼인 건수는 2012년 이후 지속적으로 감소하는 추세에 있습니다. 30대 초반의 인구가 감소하고 있는 것과 혼인에 대한 인식이 변한 것이 가장 큰 이유입니다. 13세 이상 여성에게 결혼에 대한 생각을 물었더니, 2012년에는 '해야 한다' 혹은 '하는 게 좋다'라고 답한 사람이 62.7%였다가 2018년에는 48.1%로 15.4% 감소했습니다. 특히 미혼인 여성 중에는 2012년에는 43.3%였던 것이 2018년에는 22.4%로 줄었습니다.

반면 2019년 이혼 건수는 10만 7,000건으로 전년 대비 3.9%

감소했습니다. 인구 1,000명당 이혼 건수인 조이혼율은 2.1‰로 전년 대비 0.1‰ 감소하였습니다. 남자는 40대 후반이 1,000명당 8.0건으로 가장 높았고, 여자는 40대 초반이 8.6건으로 가장 높았습니다. 중년에 이혼하는 경우가 가장 많은 것입니다.

이와 같은 사회현상에 경종을 울릴 만한 연구 결과가 있습니다. 바로 배우자 유무와 치매 위험과의 관계에 관한 연구입니다. 사실은 이런 연구는 설계가 쉽지 않아서 많이 이뤄지지는 않습니다. 싱가포르 국립대학 통계학과의 제핀 엥Tze-Pin Ng 교수 연구진에 따르면 중국인 남성 중에 미혼이거나 사별한 경우는 배우자가 있는 경우와 비교하였을 때 인지기능 장애가 생길 위험이 높았습니다. 프랑스에서 1988년부터 조성된 인구 기반 동일 집단 연구에서는 3,675명을 대상으로 혼인 상태와 알츠하이머병의 위험을 조사하였는데, 평생 결혼을 해본 적이 없는 65세 이상의 노인에게서 치매와 알츠하이머병의 위험이 높았다는 연구도 있습니다.

스웨덴 카롤린스카 연구소의 로라 플라티글리오니Laura Fratiglioni 박사 연구진은 지역사회에 기반한 연구에서 1,203명의 치매가 없는 스웨덴 사람들을 대상으로 사회적 연결 상태와 치매의 관계를 추적 관찰하였습니다. 혼인 상태, 자녀 여부, 동거인 여부, 친구와 친척 유무와 치매 발병의 위험과의 관계를 확인한 것입니다. 연구 결과는 미혼이거나 혼자 사는 경우가 그렇지 않은 경우와 비교하였을 때, 치매가 발병할 위험이 2배 가까이 되었습니다.

네덜란드의 국립보건환경연구소의 보우케 마리아 반 겔더 Boukje Maria van Gelder 연구진은 1990년에 70~89세 1,042명의 핀란드, 이탈리아, 네덜란드 남성을 대상으로 혼인 상태와 인지기능 저하의 관계를 조사하였습니다. 미혼이거나, 배우자와 사별하거나, 혼자 살기 시작한 지 5년이 지난 남성의 경우 배우자 혹은 누군가와 함께 사는 남성과 비교하였을 때 인지기능 저하가 일어날 위험이 적어도 2배는 높았다고 합니다.

스웨덴 우메오 Umeå 대학 정신의학과의 안나 순드스트롬 Anna Sundström 교수 연구진은 스웨덴 국가 환자 등록과 사망 원인 등록 자료를 토대로, 1997년 12월 31일까지 등록된 50~74세(1923~1947년에 출생한 사람) 사람들에 대하여 2006년 12월 31일까지의 자료를 분석하였습니다. 총 228만 8,489명이 분석 대상이었고, 이 가운데 3만 1,572명의 치매 환자가 확인되었습니다. 다변량을 순차적으로 보정한 콕스 비례 위험 모형 Cox proportional hazards model 을 적용하여 분석하였습니다. 분석 결과에 따르면 미혼인 상태로 혼자 사는 사람은 조기 발병 치매와 후기 발병 치매 모두 기혼자보다 위험도가 높았습니다.

핀란드 쿠오피오 대학 신경과의 미아 키비펠토 교수 연구진은 1972년부터 진행해온 코호트 연구의 실험 참가자들 가운데 1,499명의 자원자를 대상으로 중년의 혼인 상태와 노년의 인지 기능과의 관계를 조사하였습니다. 연령은 65~79세로 1998년에 검사를 다시 받았습니다. 중년에 사별하거나, 이혼하거나, 미혼인 사람은 중년에 배우자와 함께 사는 사람들보다 인지기능이 떨어질 위험이 3배 높았습니다. 특히 혼인한 적이 없는 사람들이 치매 위험성이 높았습니다. 그리고 중년에 사별하고 노년기까지 혼자 사는 사람 가운데 특히 아포리포단백E의 ε4유전자형을 가지는 경우에는 알츠하이머병이 발병할 위험이 7배나 되었습니다.

1990년대에는 교육 수준, 직업, 결혼 상태 혹은 생활 여건 등과 알츠하이머병의 연관성이 분명치 않다는 연구 결과가 발표되기도 했습니다. 하지만 최근에는 이런 요소들이 알츠하이머병의 위험과 연관이 있다는 연구 결과가 많이 나오고 있습니다. 이런 연관성은 뇌 예비 가설brain reserve hypothesis로 설명합니다.

뇌 예비 가설은 뇌의 손상이 어느 수준에 이를 때까지는 인지 기능이 제대로 작동되는 현상을 설명하는 것입니다. 이 가설은 1988년에 〈신경학 연보Annal of Neurology〉에 발표된 연구 결과에서 출발하였습니다. 137명의 노인의 사후에 부검을 실시하여 뇌를 조사했더니, 뇌에서 관찰되는 알츠하이머병의 병리 소견이 임상 소견과 일치하지 않았던 것입니다. 뇌 예비 가설은 일종의 뇌의 탄력성에서 기인한다는 것으로, 뇌의 탄력성은 두뇌의 크기, 신경세포를 연결하는 신경섬유가 접속하는 시냅스 수, 그리고 쌍둥이에게서 확인된 유전적 요소 등의 차이에 의하여 나타나는 것입니다. 교육과 직업 그리고 삶의 양식 등은 인지 활동과 연관이 있으며, 결국은 시냅스 수의 차이로 나타나게 되는 것입니다.

앞서 말씀드린 것처럼 혼인 관계는 사회 연결망의 출발입니다. 제가 결혼할 무렵에는 "결혼은 해도 후회하고 안 해도 후회한다는데, 그렇다면 밑져야 본전이니 해보기로 한다"라는 농담이 있었습니다. 그런데 평균수명이 늘어나고 치매에 걸리는 사람이 많아지는 것을 보니, 치매에 걸리지 않는다면 결혼해서 후회할 일은 없을 것 같습니다.

우리나라에서도 중년에 이혼하는 경우가 제일 많은데 이혼 사유를 성격의 차이라고 대답하는 사람들이 제일 많습니다. 어쩌면 서로를 이해하는 방법이나 참고 사는 방법을 배우지 못했기 때문일 것 같습니다. 검은 머리 파뿌리 될 때까지 함께하겠다는 약속이 깨지는 이유가 어느 한쪽에만 있다고 하기는 어렵겠지만, 소크라테스와 그의 아내 크산티페의 이야기를 새겨보면 좋을 것 같습니다.

어느 날, 학문을 한답시고 밖으로만 나도는 소크라테스가 집에 돌아오자 크산티페가 욕을 퍼붓다가 물을 한 바가지 퍼부었습니다. 그러자 소크라테스는 "천둥이 친 다음에는 비가 내리는 법이지"라고 했답니다. 크산티페가 수천 년에 걸쳐 악처의 대명사가 된 유명한 일화입니다. 아들이 셋이나 되는데도 살림에는 관심이 없던 소크라테스가 곱게 보일 리 없었던 크산티페의 속사정도 이해해야 하지 않을까 싶습니다.

장년의 시기에 배우자가 있는 것이 치매를 예방하는 데 일조하는데, 부부가 화목하고 소통을 잘하면 치매 예방 효과가 뛰어날 것입니다. 그런가 하면 소크라테스와 크산티페처럼 아옹다옹하는 사이도 치매 예방에는 나쁘지 않을 것 같습니다. 배우자와 갈등을 빚어도 인지 활동이 자극을 받을 것이기 때문입니다. 오히려 소 닭 보듯 하는 부부관계라면 혼자 사는 것과 크게 다르지 않습니다. 어떻든 혼자서 늙어가다가 치매로 고통받기보다는 악처와 같은 배우자라도 있는 편이 나을 것입니다.

⑦ 인지기능 훈련 〉

치매란 인지기능이 떨어지면서 나타나는 증상인데, 인지기능이 무엇인지 모르는 사람이 많습니다. 인지기능이란 기억력, 언어능력, 시공간을 파악하는 능력, 주의 집중력, 판단력 및 추상적 사고력 등 다양한 지적 능력을 아우르는 개념으로, 타고나거나 교육을 통해 얻는 정도가 사람마다 다를 수 있습니다. 그러므로 인지기능이 떨어져 치매 증상이 나타난다면 개인의 인지기능이 과거와 비교하여 얼마나 나빠졌는지 따져봐야 할 것입니다.

치매를 예방하는 방법이 많이 소개되는데, 대부분의 방법은 효과가 있다는 연구도 있지만 별관계가 없다는 연구도 있습니다. 인지기능 훈련이 무엇을 말하는지 쉽게 와 닿지 않을 것입니다. 인지기능이 뇌의 활동으로 나타난다고 생각한다면, 인지기능 훈련은 뇌 훈련 아니면 뇌 운동입니다. 신체의 활동 가운데 일정한 틀에 따라 규칙적으로 하는 것을 '훈련' 혹은 '운동'이라고 설명할 수 있습니다. 정신 활동 역시 일정한 틀에 따라 규칙적으로 한다면 '정신 훈련' 혹은 '정신 운동'이라고 할 수 있겠습니다. 정신은 형체가 없고 개념적인 것이므로 '뇌 훈련' 혹은 '뇌 운동'이라고 부르는 편이 맞겠습니다.

필자가 1996년에 발표한 《치매 바로 알면 잡는다》에서도 옛날 기억을 자꾸 일깨우는 회상 요법을 쓰면 치매를 예방할 수도 있다고 소개했습니다. 이 방법은 1960년대에 미국의 정신과 의사가 고안한 것으로, 어렸을 적 놀이를 하거나 젊어서 겪은 일을 이야기하다 보면 자존감도 높이고 치매를 예방하는 효과가 있다는 것입니다.

우리나라보다 일찍 인구 고령화가 시작된 탓인지, 일본에서는 아예 지자체 단위에서 회상 요법을 적용하는 경우도 있습니다. 일본 효고현의 가토에서는 2012년 12월 산업전시관에 회상법 체험방을 설치하고, 1964년 도쿄올림픽, 1970년 오사카 만국박람회에 관한 자료를 비롯하여 인기를 끌었던 옛날 영화들을 상영했습니다. 우리나라에서도 2009년에 종로에 있는 허리우드극장이 노인 전용 극장으로 재개관하여 〈벤허〉(1949), 〈바람과 함께 사라지다〉(1940) 같은 추억의 명화를 볼 수 있습니다.

《치매 바로 알면 잡는다》를 쓸 무렵, 치매를 예방하려면 고스톱을 치라는 이야기가 있었습니다. 하지만 필자는 그리 권장할 일은 아니라고 생각했습니다. 놀이로 시작한 화투에 몰입하면 승부욕도 생기고, 그것이 지나치면 불상사가 일어날 수 있기 때문입니다. 요즘에는 다양한 놀이와 교재가 개발되어 치매 예방 목적으로 권장됩니다.

치매예방센터나 보건소 등에서도 다양한 뇌 운동 요법을 개발하여 노인에게 권하고 있습니다. 2010년에 동국대학교 간호학과의 한영란 교수 등이 〈대한간호학회지〉에 발표한 논문을 살펴보면, '집단인지기능향상 프로그램'에서 제시한 인지기능을 향상시키기 위한 과제로는 달력 만들기, 표적 맞히기, 고리 던지기, 양초 꾸미기, 깡통 볼링, 점토 그릇 만들기와 니스 칠하기, 풍선 배드

민턴, 풍선 배구, 탁구공 옮기기, 색 보고 기억하기, 그림 보고 기억했다 이야기하기 등이 있습니다. 이런 과제들은 일정한 장소에 모여 진행자의 도움을 받아 즐길 수 있습니다.

그 외에도 책 읽기, 낱말 맞히기, 초성 맞히기, 스도쿠, 틀린 그림 찾기, 옛날 사진 꺼내 보기 등 다양한 방법을 통하여 뇌가 활발하게 움직이도록 할 수 있습니다. 스스로 방법을 찾아내는 것도 좋겠습니다.

치매 예방법 사실 확인: 제3수준

① 오메가-3: 치매 예방과 연관성 약함 ＞

　　예전에 밀가루 음식이 치매에 걸릴 위험을 높인다는 주장을 검토한 적이 있습니다. 신경과 의사이며 미국 영양학회 회원이라는 데이비드 펄머터David Perlmutter는 밀가루에 들어 있는 글루텐 성분이 제대로 소화되지 않은 채 장에서 흡수되면 신경계통에 염증을 일으켜 치매, 다발성 경화증, 자폐증, 우울증과 같은 신경계 질환에 걸릴 위험이 높다고 했습니다. 그래서 밀가루 등 글루텐이 많이 들어 있는 밀 종류를 제외한 곡물과 지방을 중심으로 한 식단을 권장했습니다.

　　데이비드 펄머터가 쓴 《그레인 브레인》을 읽다 보니 최적의 뇌를 위한 식습관으로 단식, 지방, 필수 보충제를 꼽았습니다. 필수 보충제로는 도코사헥사엔산docosahexaenoic acid, DHA, 레스베라트롤 resveratrol, 강황, 프로바이오틱스, 코코넛오일, 알파리포산, 비타민 D 등을 들었습니다. DHA는 뇌에 있는 오메가-3 지방의 90%를 차지할 정도로 절대적 비중을 가진 지방산인데, 신경세포의 원형 질막 무게의 50%를 차지합니다.

또한 오메가-3 지방산이 많은 생선의 섭취와 치매의 연관성을 조사한 연구에서 4년 동안 생선을 전혀 섭취하지 않은 사람은 치매와 알츠하이머병에 걸릴 위험이 37%나 증가했고, 매일 생선을 섭취한 사람은 오히려 44%나 감소했다는 연구 결과를 인용했습니다. 올리브오일, 아마씨유, 호두유처럼 오메가-3가 풍부한 기름을 정기적으로 섭취한 사람이 그렇지 않은 사람보다 치매로 발전할 가능성이 60%나 낮았다는 연구도 인용하고 있습니다.

생선에 풍부한 오메가-3 지방산, 특히 DHA가 알츠하이머병의 진행을 늦춘다는 신문 기사도 있습니다. 그런가 하면 오메가-3 지방산, 콩, 은행나무 추출물, 비타민B, 비타민D, 베타카로틴, 종합영양제 등의 효과를 종합적으로 검토해보았더니 인지기능의 저하, 경도 인지장애, 치매의 증상을 지연시킨다는 증거가 없다는 기사도 있어서 헷갈리게 만드는 것 같습니다.

오메가-3 지방산은 다불포화지방산입니다. 자연에 널리 분포하고 있으며, 동물의 지질대사에서 중요한 성분입니다. 사람에게는 식물 기름에 들어 있는 알파리놀렌산Alpha linolenic acid, ALA과 해양생물의 기름에 들어 있는 에이코사펜타엔산eicosapentaenoic acid, 도코사헥사엔산 등 3종의 오메가-3 지방산이 중요합니다.

알파리놀렌산은 호두, 식용 종자, 아마인유, 사치인치 기름, 에키움 기름, 삼씨 기름 등과 같은 식물성 기름에 풍부하고, 에이코사펜타엔산과 도코헥사엔산은 생선, 생선 기름, 오징어 기름, 크릴 기름 등에 풍부합니다. 포유류는 ALA를 합성할 수 없기 때문에 음식물을 통해서만 얻을 수 있습니다.

오메가-3 지방산이 사람의 건강에 미치는 영향을 정리해보면, 오메가-3 지방산의 섭취가 유방암을 제외하고는 암 발생의 위험을 낮춘다는 증거가 빈약합니다. 또한 심근경색이나 심정지와 같은 심혈관계 질환이나 뇌졸중을 예방하는 효과도 분명치 않습니다. 오메가-3 지방산을 매일 1g 이상 1년 넘게 섭취하는 경우에는 심장질환을 막아주는 효과는 있지만, 뇌졸중의 경우는 그렇지 않습니다. 고혈압 환자나 정상 혈압인 경우 혈압을 낮추는 효과가 있다고 하며, 염증을 가라앉히는 효과도 있습니다. 소아 발달 장애에 대한 치료 효과 역시 분명치 않지만, 광범위하게 처방되고 있다고 합니다. 정신질환으로는 양극성 장애와 관련된 우울증을 치료하는 데 유용할 수도 있습니다. 아토피와 천식을 예방하는 효과도 분명치 않다고 합니다.

결정적으로, 역학 연구 결과에 따르면 오메가-3 지방산이 알츠하이머병이 생기는 기전에 미치는 영향에 대해 결론을 내릴 수 없습니다. 가벼운 인지적 문제에 대한 효과는 예비적인 증거는 있지만, 건강한 사람이나 치매 환자에게는 영향을 미치지 않는다는 것입니다.

영국 런던에 있는 런던 위생 열대의학 대학원London School of Hygiene and Tropical Medicine의 엠마 시덴함Emma Sydenham 박사 팀은 오메가-3 지방산이 인지기능의 저하와 치매를 예방하는 효과가 있는지 메타 분석을 실시했습니다. 1,710건의 기록에 대하여 적절성을 검토하여 최종적으로 3건의 논문을 검토하였습니다. 결론은 오메가-3 지방산이 치매의 발생에 영향을 미친다는 직접적인 증거가 부족했습니다. 인지기능이 정상인 노인들에게 오메가-3 지방산을 섭취하도록 했을 때 인지기능에 특별하게 도움이 되는 현상을 볼 수 없었습니다. 오메가-3 지방산을 섭취하는 동안 가벼운 위장장애를 나타낼 수 있지만, 대부분 견뎌냈다고 합니다.

그런가 하면 미국 AHRQAgency for Healthcare Research and Quality의 매클린Maclean 등은 생선 섭취와 정상적인 가령 과정에서의 인지기능의 보존 여부, 알츠하이머병을 포함하는 치매 발생과의 관계, 알츠하이머병을 포함하는 치매 치료에 대한 오메가-3의 효과 등을 조사한 5,865건의 연구들을 메타 분석하였습니다. 그 결과, 인지기능이 떨어질 위험이 줄어든다는 연구 결과를 담은 논문이 한 편 있었고, 3편의 논문에서 생선의 소비와 치매의 발생 위험이 관련성이 있다고 했습니다. 한 편의 논문만이 오메가-3 지방산이 치매 치료에 효과가 있는지 검토하였는데, DHA가 치매 평가 검사 결과를 약간 개선시켰습니다.

질환 예방을 위해 등 푸른 생선에 많이 들어 있는 오메가-3 지방산을 충분히 섭취하려면 매주 생선을 먹어야 합니다. 그런데 이런 생선은 바다의 생태계에서 상위층에 속한다는 것이 문제입니다. 바다 생태계의 상위층에 있는 생선은 수은 등의 중금속을 비롯하여 독성물질을 많이 포함할 수 있습니다. 그런 위험을 감수하고 오메가-3 지방산을 섭취하기 위하여 생선을 자주 먹을 이유는 없을 것 같습니다.

② 은행잎 추출물: 치매 예방, 근거 보완 필요 ›

인터넷을 찾아다니다 보면 은행잎 추출물이 건강에 좋다는 글을 많이 볼 수 있습니다. 효능, 부작용, 권장량에 이르는 내용을 보면 만병통치약을 방불케 합니다. 효능을 보면, 인지기

능 개선과 알츠하이머병 예방, 시력 회복, 월경 전 증후군, 항암
작용, 성기능장애 개선 등부터, 혈액순환 개선, 염증 감소, 피부
노화 방지, 항산화 작용, 혈소판 생성 및 순환 촉진, 혈관 건강 향
상, 치질 증상 감소, 녹내장 예방, 황반변성 예방, 수면 장애 개선,
죽상동맥 경화증 예방, 불안 장애 개선, ADHD(주의력 결핍 과다 행동
장애) 예방, 편두통 완화, 우울증 감소, 관절염 완화, 뇌졸중 예방,
천식 완화 등입니다.

  그리고 소개되는 제품들을 보면 대부분 외국에서 수입한 식이
보충제입니다. 우리나라 식품의약품안전처에서 인증하는 건강기
능식품 기준에 미치지 못하는 것들입니다. 식품의약품안전처가
인증하는 건강기능식품은 일상적인 식사를 통하여 채울 수 없는
영양소나 인체에 유용한 기능을 가진 원료나 성분을 사용하여
제조한 식품으로, 건강을 유지하는 데 도움이 됩니다. 식품의약
품안전처가 동물 실험이나 인체 적용 시험 등 과학적 근거를 통
하여 기능성을 인정하는 것으로, 이런 제품에는 건강기능식품의
영양 기능 정보가 표시되어 있고, 건강기능식품이라는 표지가 붙
어 있습니다.

  다만 건강기능식품도 건강 증진 효과는 나타낼 수 있지만 질병
치료에 관한 효능은 표시할 수 없습니다. 질병 치료의 효능은 약
제에 한하여 표시할 수 있는 것입니다. 은행잎 추출물이라고 해

도 약제로 승인된 제품은 치료 효과를 표시할 수 있고, 건강기능식품은 영양기능 정보까지만 표시할 수 있습니다. 그리고 식이보조제의 경우는 그마저도 할 수 없습니다.

은행잎에서 혈액순환 촉진제를 처음 추출해낸 것은 1960년대 초 독일의 제약회사 슈바베입니다. 테보닌이라는 상품명으로 연간 50억 달러 규모의 세계 시장을 독점하다시피 했습니다. 우리나라에서는 동방제약이 1980년에 알코올을 이용해서 은행잎으로부터 유효 성분을 추출하는 데 성공하여 시장에 제품을 선보였습니다. 10여 년간 국내 시장을 독점하다가 선경인더스트리(선경제약으로 이름이 바뀌었다가 지금은 SK케미컬로 바뀌었습니다)에서 1991년에 개발한 기넥신에 시장을 내주었습니다. 1991년 우리나라의 은행잎 추출물 시장은 150억 원 규모였다고 하는데, 30년이 지난 2020년까지 매출 5천억 원을 달성했다고 합니다.

그 효능은 혈액 점도 저하, 혈관 확장, 혈류 개선 등 3대 혈액순환 작용을 통해 말초동맥 혈액순환을 개선시키는 효과가 있다고 합니다. 다만 이명(귀울림), 두통, 기억력 감퇴, 집중력 장애, 어지러움 등의 치매 증상을 수반하는 기질적 뇌기능장애의 치료에도 효능 및 효과가 있다고 되어 있습니다. 또한 은행잎 추출물의 혈행 개선 기능은 혈소판의 기능 억제에 의한 것이며, 기억력 개선은 플라보놀 등의 항산화 작용과 뇌혈류 개선에 의한 것으로 알려졌습니다. 하지만 그 작용기전은 여전히 밝혀지지 않았습니다.

미국 버지니아 의과대학의 스티븐 데코스키Steven T. DeKosky 교수 연구진은 2000~2008년 미국 6개 대학병원을 중심으로 72~96세의 지역 거주민 3,069명에게 은행잎 추출물의 효능에 대한 이중맹검시험을 시행하였습니다. 하루 2차례 120mg 은행잎 추출물을 투여받은 1,545명과 위약을 투여받은 1,524명에 대하여 수정된 최소 신경 검사Modified Mini-Mental Status Examination, 3MSE를 시행하여 비교하였습니다. 결과는 은행잎 추출물을 투여받은 정상인이나 경도의 인지장애가 있는 사람의 경우 인지기능의 감퇴를 줄이는 효과가 없었습니다.

옥스퍼드 대학 의학통계센터의 존 그림리 에반스John Grimley Evans 교수 연구진은 2002년에 코크란 데이터를 이용하여 은행잎 추출물EGb 761의 효능과 안전성에 관한 임상 실험을 분석한 결과, 인지기능과 일상생활의 활력을 증진하는 효과가 있다고 발표했습니다. 이어서 2009년에는 36건의 임상실험 결과로 확대하여 분석하였더니 다른 결과가 나왔습니다. 그 결과, 은행잎 추출물이 치매나 인지기능 장애가 있는 사람들에게서 임상적으로도 유효하다는 근거는 일관성이 없고 그 근거마저 불충분했습니다. 다만 은행잎 추출물은 심각한 부작용이 많지 않아 안전하다고 하였습니다.

최근에는 홍콩에 있는 중화대학교 중의과대학의 치우주 유안 Qiuju Yuan 교수 연구진은 치매 환자에게 은행잎 추출물을 하루 200mg 이상 5개월 넘게 투약하는 경우 의미 있는 효과를 나타 낼 것이라고 주장하였습니다. 그 밖에도 여러 학자들이 은행잎 추출물이 치매 혹은 인지기능 장애를 예방하거나 치료하는 데 효과가 있다는 수상을 이어오고 있습니다. 은행잎 추출물이 치매 에 효능을 보이는 기전은 혈관의 내피세포를 보호하는 작용으로 설명하고 있습니다. 은행잎 추출물의 치매 예방 혹은 치료 효과 에 대한 정교한 실험이 필요할 것으로 보입니다.

③ 인삼: 치매 예방과 치료에 유용할 수 있음 〉

최근 홍삼이 치매 환자에게 기억력을 개선하는 효과가 있다는 임상실험 결과가 발표되었습니다. 서울의료원 신경과 허 재혁 연구진은 알츠하이머병 환자에게 홍삼을 투여하였더니 기 억력이 좋아지는 효과가 있었다고 합니다. 연구진은 14명의 알 츠하이머병 환자에게 12주에 걸쳐 매일 4.5g의 홍삼을 투여하 였습니다. 투약 전후에 각각 한국판 간이 정신상태 검사K-MMSE, Korean Mini-Mental State Examination와 전두엽 기능 검사FAB, Frontal

Assessment Battery를 통하여 인지능력을 측정하였고, 뇌파를 측정하여 뇌파의 종류를 정량적으로 측정하였습니다.

실험 결과, 전두엽 기능검사 점수는 홍삼 투약 전에 평균 9.07점이던 것이 투약 후에는 10.5점으로 높아졌고, 우측 측두엽, 두정엽, 후두엽에서 측정한 뇌파 가운데 알파파의 양이 유의미하게 증가하였습니다. 알파파는 기억과 사고와 관련한 뇌의 활동을 나타냅니다. 이런 결과로 보아 알츠하이머병 환자에게 홍삼을 지속적으로 투여하면 기억력을 개선하는 효과가 기대된다고 하였습니다. 그러나 이 실험은 무작위 이중맹검시험이 아니어서 알츠하이머병에 대해 홍삼의 기억력 개선 효과를 객관적으로 입증할 수 있는 근거라기에는 제한이 있습니다.

허재혁 연구진은 알츠하이머병 환자에게서 홍삼의 치료 효과를 살펴본 한편, 경희대학교 한의과대학의 김가나 및 조성훈 등은 국내외 학술지에 발표된 연구 논문들을 검색하여 혈관성 치매의 치료에 홍삼이 효과가 있다고 하였습니다.

우리나라를 비롯한 동아시아 국가에서는 홍삼, 특히 한국산 홍삼을 만병통치약처럼 귀하게 여겼습니다. 산에서 자라던 산삼의 씨를 받아 일정 기간 경작하여 수확하는 것을 인삼이라고 합니다. 인삼은 날것 그대로 먹는 수삼, 수삼을 말린 백삼이 있고, 수삼을 증기로 쪄서 말린 것을 홍삼이라고 합니다. 홍삼의 역사는

1,000년이 넘었다는데, 고려 인종 원년(서기 1123년)에 발간된《고려도경(高旅圖經)》에 산삼을 증숙(蒸熟)한 것과 날것(백삼을 가리킴)이 있다고 기록되어 있는 것으로부터 유래합니다. 하지만 인삼은 2,000년 이상 사용되었을 것으로 짐작하고 있습니다.

삼(蔘)의 학명은 파낙스 긴생Panax ginseng입니다. 파낙스Panax라는 라틴어는 '모든 것을 치유하다'라는 의미의 그리스어 파낙스 Πάναξ에서 유래하였습니다.

현대 의학의 방법으로 연구한 바에 따르면 백삼이든 홍삼이든, 모두 암의 발병 확률을 낮추는 효과가 있습니다. 그 밖에도 숙취 제거, 노화 방지, 혈액순환 개선, 면역기능 증진, 골다공증 예방, 빈혈, 남성 불임, 고혈압 및 당뇨 치료에도 효과가 있습니다. 학명 그대로 만병통치약이 아닐 수 없습니다.

한편 인삼이 치매를 예방하거나 치료하는 효과가 있다는 연구는 우리나라와 중국에서 주로 발표되고 있습니다. 특히 우리나라의 경우 고종 32년(1895년) 포삼(包蔘: 홍삼)법이 공포된 것을 계기로 1899년에는 대한제국 궁내부가 주관하여 인삼 국가사업이 시작되었으며, 일제를 거쳐 1948년에는 대한민국 재무부 전매에서 홍삼의 전매권을 관리하다가 1996년 전매제가 폐지되었습니다.

이런 배경으로 정부가 주도하는 연구 사업 등을 통해 인삼의 효능이 꾸준히 연구되었습니다. 기억장애를 유도한 흰쥐에게 백삼 분말을 먹여 기억력 개선 효과를 관찰한 농촌진흥청 국립원예특작과학원 인삼특작부의 이승은 등의 동물 실험이 대표적입니다. 연구진은 트리메틸틴TMT, Trimethyltin 8mg/kg을 흰쥐의 복강에 주사하여 기억을 손상시켜 실험에 이용하였습니다.

대조군에는 생리식염수를, 실험군에는 백삼 분말 100mg/kg과 300mg/kg을 생리식염수에 현탁시켜 매일 1회씩, 3주간 먹였습니다. 그리고 수중 미로 시험을 통해 공간 학습 능력을 측정하였습니다. 실험이 종료된 후에는 실험동물을 부검하여 뇌에서 아세틸콜린성 신경세포의 활성, CREBcAMP responsive element binding protein의 활성, 뇌 유래 향신경 요소BDNF, Brain derived neurotrophic factor의 활성 등을 관찰하였습니다. 실험 결과, 백삼 투여군이 대조군에 비해 기억 증진과 신경 보호 효과를 보였습니다.

이런 결과를 보면 인삼이 신경조직의 손상을 보호하는 효과가 있는 것으로 보입니다. 이는 인삼의 주성분이 가지는 항염증 효과, 항세포사 효과, 항산화 효과 등으로 인한 것으로 보입니다. 대체로 혈관성 치매에 대해 증상을 개선시키는 효과는 이러한 요소들로 설명할 수 있습니다.

그 밖에도 홍삼은 신경세포들을 연결하는 시냅스를 생성하는 효과를 비롯하여 기억을 생성하는 해마에 있는 신경세포를 증식시키는 효과, 알츠하이머병의 원인이 되는 이상 단백질인 베타아밀로이드의 손상에서 신경세포를 보호하는 효과 등이 있다고 합니다. 이러한 효능은 앞서 홍삼을 투여받은 알츠하이머병 환자가 기억력이 개선되는 결과를 설명하는 데 도움이 될 것입니다.

지금까지의 연구 성과를 보면 홍삼이 치매 환자를 치료하고 치매를 예방하는 데 유용하게 쓰일 수도 있겠습니다. 다만 지금까지의 연구는 알려진 연구 대상 물질의 효과를 판정하는 공개 표지open label 형식의 실험이거나 단일맹검실험이 대부분입니다. 물론 이중맹검시험이 없는 것은 아니지만 제한된 방법으로 시행되었는데, 신약의 효능을 검증하는 규모가 큰 이중맹검시험에는 막대한 비용이 들기에 어려움이 있습니다.

하지만 지금까지의 연구 성과를 고려하면 알츠하이머병은 물론 혈관성 치매의 치료에 인삼이 일정한 효과가 있을 것으로 짐작됩니다. 앞으로의 연구가 기대됩니다.

4 폐경 후 호르몬 치료 〉

여성은 임신 및 출산과 관련하여 남성과는 달리 매우 동적인 내분비체계를 가지고 있습니다. 특히 여성호르몬은 난소에서 성숙되는 난자를 지원하여 임신과 출산이 원활하게 이루어지도록 정교하게 짜여 있습니다. 난소가 난자를 만들어내지 못하는 시점이 되면 여성호르몬의 분비가 줄어들고 이에 따라 달거리도 멈추는데, 이런 현상을 폐경이라고 합니다.

초경 이후로 균형을 이루던 신체의 조화 역시 폐경에 이르면 변화가 일어나는데, 그 변화의 폭도 사람에 따라 다를 수 있습니다. 폐경을 앞둔 시기를 갱년기라고 하는데, 이 시기에 다양한 신체적 불편함, 즉 갱년기 증상을 호소하기도 합니다. 흔히 나타나는 갱년기 증상으로는 얼굴, 목, 머리, 가슴의 피부가 갑자기 붉어지며 화끈거리고 식은땀이 나는 경우가 있습니다. 신경이 예민해지고 집중력이 저하되며 우울감이 들고 의욕이 떨어질 수도 있습니다. 불면증이 동반되기도 하고, 비뇨기계의 증상으로는 배뇨 습관에 변화가 오고 요실금이 생길 수도 있습니다. 생식기관의 증상으로는 질 건조감이 생기는데, 이로 인해 성관계를 가질 때 통증을 느끼게 됩니다.

이런 증상이 심하게 나타나는 여성은 폐경으로 인해 부족해진 여성호르몬(에스트로겐과 프로게스테론)을 보충해줌으로써 증상이 좋아지는 효과를 볼 수 있습니다. 이를 호르몬 대체요법이라고 합니다. 다음의 경우에는 호르몬 대체요법을 적극적으로 검토합니다. 1. 조기 폐경이 된 여성, 2. 갱년기 증상이 심한 여성, 3. 골다공증이나 심뇌혈관질환의 예방을 원하는 여성 등입니다. 호르몬 대체요법은 폐경 전후에 시작하는 것이 좋습니다.

호르몬 대체요법으로 긍정적 효과를 얻는 대신 부정적 효과도 있습니다. 예를 들면 담낭질환이나 혈정정맥염, 간질환을 앓는 경우에는 호르몬 대체요법이 질병을 악화시킬 수 있습니다. 자궁출혈, 자궁내막증식 등도 악화될 수 있으며, 자궁내막암이나 유방암의 발생과도 연관이 있습니다. 에스트로겐을 단독으로 투여하는 경우에는 자궁내막암의 위험이 높아지지만, 프로게스테론을 함께 사용하면 그 위험을 없앨 수 있으므로 문제가 되지 않습니다. 호르몬 대체요법과 유방암의 발병 위험에 관해서는 논란이 많지만, 호르몬 대체요법을 하는 여성은 면밀한 유방암 선별검사를 통해 조기에 발견하여 치료한다는 장점이 있을 수 있습니다.

한편 갱년기의 신체적 증상과 우울증과 같은 정신 증상도 좋아질 수 있습니다. 그리고 골반 근육의 탄력을 회복시켜 비뇨, 생식기계의 증상도 좋아집니다. 그 밖에도 에스트로겐은 뼈에서 칼슘이 빠져나가는 것을 억제하고, 장과 콩팥에서 칼슘 흡수를 도와주기 때문에 골다공증을 예방하는 효과가 있습니다. 그리고 혈중 지질대사를 개선시켜 동맥경화증의 위험을 감소시켜 뇌졸중이나 심근경색의 발병 가능성을 줄여줍니다.

2000년 이전에는 호르몬 대체요법으로 자궁암이나 유방암의 발생 위험이 증가하지만 골다공증과 심뇌혈관질환은 예방할 수 있다는 연구가 발표되었습니다. 하지만 21세기 초반에 미국 여성건강의 새로운 계획Women's Health Initiative, WHI이 주도한 연구에서 호르몬 대체요법을 받은 폐경기 여성은 받지 않은 여성보다 비사망성 심근경색증이 28% 높게 나타났고, 전체 심혈관질환의 위험도는 1.5배 증가하였다는 결과를 얻었습니다. 반면 유방암은 26% 높았고, 정맥혈전증은 2배 이상 증가하였습니다. 젊어서 호르몬 대체요법을 시작할수록 뇌졸중이 더 많이 발생하였습니다.

치매와 인지장애를 다룬 부속 연구에서는 대체요법을 받은 사람들에서 2.5배 이상 치매와 인지장애가 발생하였습니다. 이 연구에서 긍정적인 부분은 대체요법을 받은 사람들은 골다공증으로 인한 골절과 대장암 발생이 줄었다는 것뿐이었습니다. 하지만 WGI 연구는 이전에 발표된 많은 기초 연구와 역학조사를 통해 호르몬 대체요법이 심혈관계 질환을 예방하는 효과가 있다는 연구 성과를 반영하지 않았다는 점을 비롯하여 몇 가지 제한점이 지적되었습니다.

이 무렵부터 호르몬 대체요법이 건강한 폐경 여성의 인지기능을 증가시키는지 분명치 않다거나, 치매 예방이나 뇌졸중의 위험을 감소시키는 데 기여하는 바가 없다는 연구 결과도 쏟아져나왔습니다.

에스트로겐은 실험실 연구나 동물 실험에서는 인지기능을 개선시킬 것으로 기대되는 결과를 보였습니다. 그리고 기억력과 주의력을 비롯하여 정신운동 등 인지기능을 호전시킨다는 연구도 있습니다. 그렇지만 예방적으로 사용된, 65세 이상인 정상 여성에게서는 오히려 치매 발병의 위험을 높인다는 연구 결과도 있습니다. 심지어 서호주 대학의 왕립 퍼스 병원의 오스발도 알메이다Asvaldo P. Almeida와 레온 플리커Leon Flicker 교수는 "호르몬 대체요법은 치매를 예방하기 위하여 안전하고 효과적인 전략으로 추천할 수 없다"라고 했습니다.

최근에는 1990년대에 나왔던 호르몬 대체요법으로 폐경 후 여성이 특히 언어기억을 비롯한 다양한 인지기능이 좋아졌다는 연구 결과에 주목해야 한다는 주장이 있습니다. 호르몬 대체요법은 알츠하이머병의 위험을 줄이는 것과 연관이 있는데, 10년 이상 치료가 이어져야 한다는 주장도 있습니다. 미국 뉴욕에 있는 컬럼비아 대학 산부인과의 로저 로보Roger A. Lobo 교수는 마이클 J. 폭스Michael J. Fox가 주연한 영화 〈백투더퓨처〉의 제목을 인용한 논문을 발표했습니다. 생각과 의식 등이 과거로 돌아가므로 '미래로 돌아가자'라는 의미를 담았다고 합니다.

호르몬 대체요법에 관해 지금까지 나온 연구 성과들을 종합해보면 결국 호르몬 대체요법의 효과와 위험은 '시간timing'에 있다는 가설이 가능합니다. 젊을수록 호르몬 대체효과의 효과는 크고 위험은 낮습니다. 따라서 호르몬 대체요법은 폐경이 시작된 여성에게서 다양한 질병을 예방하기 위한 전략의 하나로 고려해야겠습니다.

치매 예방법 사실 확인: 제4수준

1 　**치매 예방주사: 치매 예방 효과 없음**　　　⟩

　　필자가 1996년에 동아일보사 출판국에서 《치매 바로 알면 잡는다》를 내고 치매에 대해 바르게 알리기 위해 다양한 활동을 할 무렵, 시골의 어느 병원에서 치매 예방주사를 비싼 값에 놓아준다는 말을 들었습니다. 이제는 많이 알려져 있지만 치매라는 병은 없습니다.

　　치매는 기억력, 셈, 상황의 판단과 같은 고차원적인 인지기능이 떨어지는 증상을 가리키며, 치매 증상을 일으키는 질환은 아주 많습니다. 그중에 알츠하이머병이 가장 많고, 뇌졸중 등의 후유증으로 오는 혈관성 치매가 그 뒤를 잇고 있습니다. 원인이 다양한 만큼 치매를 예방하기 위한 주사는 없는 셈입니다.

예방주사는 주로 전염성 질환을 일으키는 병원체를 다양한 방법으로 가공하여 사람에게 투여해서 면역 능력을 높임으로써 전염성 병원체가 우리 몸에 들어오더라도 면역체계가 제대로 작동하게 하여 효과적으로 물리치게 하는 것입니다. 그런데 치매 증상을 보일 수 있는 원인질환이 너무 많은 데다가 치매를 일으키는 원인이 제대로 밝혀지지 않아서 주사로 치매를 예방할 수 있는 방법은 아직 개발되지 않았습니다.

다만 치매 증상을 일으키는 가장 많은 원인질환인 알츠하이머병의 경우 베타아밀로이드라는 이상 단백질이 신경세포와 뇌조직에 침착하여 신경세포를 죽이고 뇌기능을 떨어트린다고 알려지면서 베타아밀로이드가 뇌에 쌓이지 않게 하는 주사제를 개발하려는 노력이 이어지고 있습니다.

1999년에 합성 아밀로이드와 QS-21이라는 보조제를 섞은 AN-1792를 실험동물에게 주사하였더니 알츠하이머병 환자의 뇌에서 흔히 발견되는 노인반의 생성이 억제된다는 사실을 발견했습니다. 물론 알츠하이머병 환자의 뇌에서 볼 수 있는 중요한 소견으로 뇌실질에서 노인반을, 그리고 신경세포에서는 신경섬유 농축체가 있기 때문에, 노인반 생성을 억제하는 것만으로 알츠하이머병이 생기지 않는다고는 분명하게 말할 수 없을 것입니다. 다만 AN-1792 주사를 맞은 실험 쥐들이 미로 실험에서 좋은 성적을 얻은 것으로 보아 희망이 보였습니다.

이와 같은 전임상시험을 바탕으로 사람에 대한 임상시험이 진행되었습니다. 376명의 알츠하이머병 환자에게 AN-1792 주사를 투여하였는데, 4명의 환자에게서 뇌수막염이 발생하여 투약이 중단되었습니다. 전체적으로 6%의 환자가 치료 부작용으로 사망하였기 때문에 AN-1792를 알츠하이머병의 예방약으로 개발하려는 시도는 중단되었습니다. 1상 시험에서는 8명의 환자가 뇌에서 아밀로이드가 제거되었는데도 말기 알츠하이머병으로 발전하여 사망하였습니다.

그럼에도 불구하고 알츠하이머병을 예방하는 약제를 개발하려는 노력은 여전히 계속되고 있습니다. 아직 시판 단계에 이른 약제는 없는데, 그렇다면 시중에서 여전히 비싼 값에 팔리는 치매 예방주사는 무엇일까요? 일주일에 2회씩, 4주간 맞아야 한다는 치매 예방주사는 1회에 15만 원을 호가하고 10회를 끊으면 120만 원까지 깎아준다는 상술도 등장했습니다.

치매를 예방해주는 명약이라는 이런 주사는 체중 조절 목적으로 사용하는 L-카르니틴이나, 뇌혈류를 개선시킨다는 은행잎 추출물, 심지어는 비타민 제제 등도 있습니다. L-카르니틴의 경우 혈압을 낮추고 염증을 개선하는 효과가 있어서 심뇌혈관의 건강에 기여할 수도 있으며, 은행잎 추출물 역시 뇌혈류를 개선하는 효과가 있어 혈관성 치매 예방을 기대할 수도 있겠지만, 그 근거는 분명치 않습니다.

결론적으로 치매 예방주사는 의학적 타당성이 분명치 않으며, 치매에 대한 막연한 불안감을 이용한 상술이라고 하겠습니다.

> ## ② 밀가루 음식: 치매와 무관 〉

최근에 본 자료 가운데 밀가루 음식이 치매와 연관이 있다는 설명이 있었습니다. 최근의 연구 결과에 따르면 밀가루의 글루텐 성분이 기억을 담당하는 세포와 비슷해서, 면역체계에서 몸에 좋지 않은 글루텐 성분만 죽이면 되는데 착각하여 기억을 담당하는 뇌세포를 죽인다고 합니다. 그래서 기억력이 나빠지거나 치매에 걸릴 수 있으니 음식도 잘 알고 먹는 것이 좋다는 내용이었습니다.

글루텐은 밀가루에 들어 있는 단백질로, 밀가루로 반죽을 만들었을 때 쫄깃한 느낌이 들도록 하는 성분입니다. 단백질인 글루텐을 신경세포와 비슷하다고 설명한 것은 일단 옳지 않습니다. 글루텐 성분을 무엇이 죽인다는 것인지도 분명하지가 않습니다.

글루텐 성분이 치매와 관련이 있다는 주장을 찾아보았습니다.

데이비드 펄머터의 《그레인 브레인》은 2015년에 번역되어 우리나라에 소개되었는데, 소화되지 않은 글루텐이 장에서 흡수되면 치매, 다발성 경화증, 자폐증, 우울증과 같은 신경계 질환을 일으킬 수 있다고 주장했습니다. 특히 글루텐에 대해 과민반응을 보이는 셀리악병Celiac disease이나 글루텐 불내증gluten intolerance을 보이는 경우에 문제가 된다는 것입니다. 미국 사람들 중 15%가 이런 문제를 가지고 있고, 글루텐이 없는 음식을 처방하여 문제를 일으키지 않도록 한다고 합니다.

셀리악병 환자나 글루텐에 민감한 사람에게서 보행장애나 말초신경병증은 물론 인지기능의 손상이 나타날 수 있다는 연구 결과가 나오고 있습니다. 글루텐이 인지기능에 나쁜 영향을 미치는 기전은 아직 밝혀지지 않았습니다. 영양결핍, 전신 염증으로 인하여 혈중에 사이토카인이 많아지거나, 뇌에서 세로토닌의 수준이 떨어지기 때문일 수도 있습니다. 문제는 글루텐이 들어 있지 않은 음식을 오랫동안 먹은 환자에게서도 인지기능의 손상은 나아지지 않습니다. 그렇다면 글루텐이 인지기능의 손상과 연관이 있다고 보기 어려울 수도 있습니다.

결정적인 자료는 33명의 알츠하이머병 환자와 22명의 대조군에서 셀리악병을 검사하는 글라이딘에 대한 IgG와 IgA 항체를 검사했더니, 두 집단 사이에 통계적 차이가 없었습니다. 즉, 셀리악병의 면역체계 변화가 알츠하이머병을 일으키는 데 기여한다고 보기 어렵다는 것입니다. 두 번째 결정적인 자료는 35명의 셀리악병 환자에게 뇌생검을 시행한 두 가지 사례와 사후 부검을 시행한 세 가지 사례 모두에서 교세포가 증가했다는 것 이외에 알츠하이머병이라 할 만한 소견이 없었다는 것입니다.

우리나라를 비롯하여 일본, 중국 등 동아시아 국가에서는 셀리악병은 아주 희귀한 질환입니다. 셀리악병은 유전적 소인이 있는 질환으로, 95%의 환자가 HLA-DQ2 유전자를 가지고 있습니다. 이 유전자를 지닌 한국인은 거의 없습니다. 2014년에 30대 여성이 셀리악병으로 진단되었는데, 우리나라에서는 처음으로 확인된 사례입니다. 한편으로 글루텐에 민감한 사람이 얼마나 되는지에 대한 조사도 아직 이루어지지 않았습니다.

그렇지만 데이비드 펄머터는 글루텐 민감도가 뇌와 관련된 질환을 포함한 대부분의 만성질환을 일으키는 데 관여한다고 주장합니다. 이는 글루텐이 인체의 면역체계에 커다란 영향을 미치기 때문이라는 것입니다. 고탄수화물 식단에는 유익한 지방이 부족한 경향이 있는데, 오늘날 지방에 대한 공포가 궁극적으로 알츠하이머병을 포함한 퇴행성 질환을 일으키는 핵심 요인이라고 주장합니다. 그리고 고품질의 자연 지방을 많이 섭취하기를 권장합니다. 그가 권하는 고품질의 자연 지방에는 오메가-3 지방산과 아스타잔틴이 풍부한 크릴 오일이 있습니다.

이런 주장은 밀가루가 장 점막 파괴의 '주범'이며 밀 단백질 글루텐은 장에 남아 염증을 일으키고 면역계를 자극해 치매·자폐증 등의 원인이 된다는 식으로 우리나라에 소개되었습니다. 밀가루에 들어 있는 글루텐은 우리나라 사람들에게 크게 문제가 되지 않습니다. 뿐만 아니라 글루텐이 뇌를 손상시켜 알츠하이머병을 일으킨다는 의학적 증거도 분명치 않아 보입니다.

③ 비타민D: 치매 연관성, 근거 부족 〉

작은아이가 사다 준 비타민D를 꽤 오랫동안 먹었습니다. 나이가 들어가니 골다공증이라도 생길까 봐 걱정되었던 모양입니다. 잘 알려진 것처럼, 비타민D는 햇빛 비타민이라고 하는데, 햇볕을 쬐는 것으로도 필요한 양을 얻을 수 있습니다. 오전 10시에서 오후 2시까지 해가 중천에 있을 때는 팔다리 전체를 30분 정도 햇볕에 노출시키는 것으로 이틀치의 비타민D 권장량을 채울 수 있다고 합니다.

문제는 피부 노화를 방지하기 위해 자외선 차단제를 사용하고, 부족해지는 비타민D는 주사를 맞아 채우는 경우입니다. 질병관리본부의 조사에 따르면, 우리나라 성인의 93%는 비타민D가 부족한 상태입니다. 심한 경우 비타민D 부족으로 골다공증을 일으킬 만큼 골밀도가 낮은 20대도 있다고 합니다

골다공증이 생기면 약해진 뼈가 부러질 위험이 커집니다. 특히 나이가 들면 부러진 뼈가 잘 붙지 않습니다. 따라서 골다공증을 예방하기 위해서라도 비타민D를 적절한 수준으로 유지해야 합니다. 비타민D는 일단 음식을 섭취하거나 햇볕으로 생성하는 것이 가장 좋은 방법입니다.

하지만 사정이 허락하지 않는 경우 비타민D 제제를 먹어서 보충하는 방법도 있습니다. 비타민D를 함유한 약제는 합성 원료를 사용한 것과 건조 효모 등에서 추출한 자연 원료를 사용하는 경우가 있습니다. 합성 원료로 만든 비타민D에는 비타민의 활성을 돕는 보조 인자가 들어 있지 않아 흡수율이나 생체 이용률 등이 다소 떨어질 수 있다고 합니다. 가수 비는 '태양을 피하는 방법'을 노래했지만, 햇볕을 적절하게 쬐는 것만으로 뼈 건강에 좋을 뿐 아니라 면역 능력을 키워주고 노화를 늦추며 암을 예방하는 효과를 덤으로 얻습니다.

최근에는 비타민D가 부족하면 치매, 특히 알츠하이머병에 걸릴 위험이 높아진다는 소식이 전해지면서 비타민D에 대한 관심이 높아졌습니다. 영국 엑시터Exeter 대학의 데이비드 리웰린

David Llewellyn 교수 연구진은 65세 이상의 남녀 1,658명을 6년간 추적 관찰하여, 비타민D가 다소 부족한 사람(혈중 비타민 농도 25~ 50nmol/L)은 모든 형태의 치매 위험이 1.53배, 많이 부족한 사람 (혈중 비타민 농도 25nmol/L 이하)은 2.25배 높아진다고 하였습니다. 그렇지만 이 연구 결과로는 비타민D의 결핍이 치매를 일으키는 원인이라거나, 비타민D가 치매를 예방한다고 단정할 수는 없습니다. 프랑스 보르도 대학의 캐트린 피어트Catherine Feart 팀 역시 비타민D의 결핍이 알츠하이머병 위험을 3배로 높인다고 합니다. 또한 혈중 비타민D의 농도가 30μg/L 이상으로 높은 경우에는 치매와 알츠하이머병의 위험이 낮다는 연구도 있습니다.

그런가 하면 미국 러트거스 대학의 조슈어 W. 밀러 교수 연구진은 60세 이상 노인 400여 명을 대상으로 5년 동안 추적하면서 관찰하였습니다. 비타민D가 결핍된 사람들은 정상인 사람들보다 일찍 인지기능이 떨어지기 시작했습니다. 비티민D가 결핍된 사람들은 비타민D 수치가 정상인 사람들이 5년 뒤에 보이는 인지기능 수준에 도달하는 데 불과 2년밖에 걸리지 않았습니다. 연구진은 이 결과를 두고 비타민D의 결핍이 치매의 발병 속도를 높일 수 있다고 보았습니다.

미국의 보스턴 의과대학 연구팀의 조사에 따르면 혈중 비타민 농도 10μg/L 이하인 사람에서는 정상인 사람에 비해 다양한 인지기능 검사에서 낮은 결과값을 보였으며, 기억을 담당하는 뇌의 해마 부위가 작은 것으로 나타났습니다. 그럼에도 불구하고 비타민D의 결핍이 알츠하이머병을 비롯하여 치매와 연관은 없었다고 합니다.

비타민D가 햇볕을 쬐면 자연적으로 생성된다는 점에서 이런 연구 결과를 해석할 때 주의할 점이 있습니다. 특정 시점에서 수년간 경과를 관찰하는 동안, 비타민D가 지속적으로 부족한 사람과 그렇지 않은 사람의 치매의 발병 정도를 비교해야 할 것입니다. 또한 치매 증상을 보인 환자와 그렇지 않은 환자를 비교하는 데도 비타민D의 부족이 치매와 연관이 있다고 해석하기보다는, 치매로 인해 거동이 줄고 비타민D가 풍부한 음식의 섭취가 줄어들었을 가능성을 염두에 두어야 합니다.

따라서 비타민D의 결핍이 치매 혹은 알츠하이머병의 위험을 높인다는 지금까지의 연구 결과는 단편적인 현상으로 이해하는 것이 옳을 듯 보입니다. 앞으로 비타민D를 투여하여 정상 수준으로 유지한 사람과 비타민D가 부족한 상태로 지낸 사람을 대상으로 치매 증상의 발현 정도를 비교한 연구를 통하여 비타민D의 치매 예방 효과를 확인하면 좋겠습니다. 다만 비타민D가 부족한 사람을 치료하지 않고 비교 연구의 대상으로 삼는 것은 연구 윤리를 위반하는 셈이라서 가능하지는 않습니다.

다만 2014년에 발표된 캐나다 토론토 대학의 팡Pang 박사 연구진의 연구 결과를 주목할 필요가 있습니다. 사람의 아밀로이드 전구단백 유전자를 심은 유전자 변이 생쥐를 대상으로 비타민D$_3$를 단기간 투여하였더니 신경계의 비타민D 수용체를 활성화하여 베타아밀로이드가 낮아지고 글리코 단백P-glycoprotein이 높아지더라는 것입니다. 베타아밀로이드는 알츠하이머병 환자의 뇌에서 볼 수 있는 노인반을 만드는 이상 단백입니다. 이런 연구 결과를 통해 비타민D$_3$가 알츠하이머병을 예방하거나 치료할 것이라고 예상할 수 있습니다.

미국 애리조나 주립대학의 밀러Brendan J. Miller 교수 연구진은 비타민D가 부족한 노인에게 비타민D를 투여하였더니 혈중 Aβ40이 증가하는 것을 발견했습니다. 실험실에서 비타민D가 베타아밀로이드를 청소하는 연구 성과를 바탕으로 시행한 실험으로, 비타민D의 투여가 뇌에서 베타아밀로이드를 감소시키는 효과가 있다고 주장하였습니다.

프랑스 앙거Anger 대학의 세드릭 앤베일러Cédric Annweiler 박사는 2016년 〈뉴욕 아카데미 오브 사이언스〉에 발표한 총설에서 인과관계에 관한 힐의 기준Hill's criteria for causality을 적용하면 비타민D 결핍이 치매의 위험과 연관되어 있다고 주장하였습니다. 그가 인용한 많은 연구 성과가 제한점을 가지고 있다는 점과 인과관계에 관한 힐의 기준이 환경적 요인에 의한 질환에서 인과관계를 추정하는 데 적용된다는 점을 고려한다면, 비타민D 결핍이 인체에 미치는 영향을 평가하는 데까지 확대하여 적용할 수 있는가 하는 문제는 생각해볼 여지가 있습니다.

　비타민D의 결핍은 골다공증을 유발하고 심하면 골절을 일으키기 때문에, 부러진 뼈가 잘 붙지 않는 노인들에게는 심각한 결과를 가져올 수 있습니다. 따라서 비타민D가 부족하지 않도록, 그리고 기분 전환과 기력 유지를 위해서라도 햇볕을 자주 쏘이고, 필요한 경우에는 비타민D 제제를 먹는 것이 좋겠습니다.

④ 종교: 치매 연관성 없음　　　〉

　《치매와 함께 떠나는 여행》은 오스트레일리아 내무부 제1차관보를 지내던 크리스틴 브라이든이 쓴 책으로, 그녀는 1995년 45세의 나이로 알츠하이머병을 진단받고 퇴직하였습니다. 그녀는 투병을 시작하면서 미래에 대한 불안감과 세 딸을 키워야 하는 부담이 컸습니다. 그런 상황에서도 치매에 대한 대중의 이해를 증진하기 위하여 자신의 일상을 기록하기 시작했고, 그 기록을 정리하여 1998년에 책을 출간하였습니다. 뿐만 아니라 1998년에 재혼한 남편 폴 브라이든과 함께 전 세계적인 치매 환자 지지 모임인 'Dementia Avocacy and Support Network International'을 창설하였고, 2003년에는 치매 환자로서는 처음으로 국제알츠하이머협회의 이사로 선출되었다고 합니다.

《치매와 함께 떠나는 여행》에서는 처음 알츠하이머병으로 진단받은 것부터 시작하여 다니던 직장을 징리하고 큰딸이 간병하는 모습 등을 소개했습니다. 알츠하이머병으로 진단받은 뒤, 그녀는 타크린이라고 하는 아세틸콜린에스테라제 저해제를 복용하기 시작했습니다. 뇌에 있는 신경세포가 다른 신경세포와 만나는 신경 연접 부위에서 내는 전기신호에 따라 아세틸콜린이라는 물질을 분비해서 다른 신경세포에 전기신호를 주는 역할을 합니다. 분비된 아세틸콜린은 역할이 끝나면 아세틸콜린에스테라제라는 분해 효소에 의하여 제거됩니다. 그래야 다음 전기신호를 전달할 수 있기 때문입니다.

알츠하이머병 치료제인 아세틸콜린에스테라제 저해제는 아세틸콜린의 분해를 저지하여 화학 신호가 다음 신경에 전달될 수 있도록 하는 효능을 보입니다. 물론 타크린이 모든 알츠하이머병 환자에게 효과를 보이는 것은 아닙니다. 3분의 1은 별 효과가 없어서 알츠하이머병이 지속적으로 나빠지고, 3분의 1은 유지되며, 나머지 3분의 1만 증상이 개선됩니다. 다행히 저자는 개선 효과를 보이는 환자였습니다.

그런데 저자는 치매 증상이 좋아진 것을 하나님의 기적으로 믿었습니다. 알츠하이머병으로 진단받고 교회에 고통을 호소하면서, 목사님을 비롯하여 신도들의 기도와 원조 등 많은 도움을 받았다는 것입니다. 심지어 "(자신이) 알츠하이머병에 걸린 것은 나의 교만함을 비웃기 위한 하나님의 짓궂은 유머였던 셈"이라고 생각합니다.

그녀가 이 책을 쓴 이유도 "의학적 예상을 초월할 수 있는 신앙의 힘을 전파하고 싶어서"라고 했습니다. "적어도 신앙은 질병에 대한 비관적인 태도에서 벗어날 수 있게 도와주며, 어떤 두려움이나 우울함도 견딜 수 있는 힘을 준다. …… 믿음은 우리에게 투병의 기쁨을 주며, 병을 통해 하나님을 의지하는 기회를 얻었다고 생각하게 만든다. 아직도 배우는 중이긴 하지만, 가령 눈에 보이지 않더라도 믿음에 의한 치료를 인정해야만 한다는 것을 나는 알고 있다"라고 저자는 생각합니다.

심각한 병에 걸리면 환자는 한없이 약해지기 마련입니다. 따라서 신앙에 의지하여 치료에 대한 믿음을 가지는 것은 그리 나쁜일은 아닙니다. 하지만 맹목적인 믿음으로 전문적인 치료를 외면한다면 이는 잘못입니다. 기본적으로 할 일(전문 치료)을 다하고 믿음의 힘을 더해달라고 간구해야 할 것입니다.

치매를 예방하는 방법 가운데 가족이나 친구와의 소통을 비롯한 사회적 접촉을 늘리는 것이 있습니다. 자원봉사, 교회나 성당 등 종교 활동과 교제, 복지관이나 경로당 등 활발하게 활동할 필요가 있습니다.

조인주 등의 조사에 따르면 종교 활동이 왕성한 사람이 치매 예방에 대한 관심도 높고 실행에 옮기는 경우가 많다고 합니다. 그런가 하면 이영휘 등은 불교를 믿는 사람들이 다른 종교를 믿는 사람들에 비해 치매 예방과 관련된 행동을 잘 실천하는 경향이 있다고 합니다. 미국 캘리포니아의 버클리에 있는 휴먼 포퓰레이션 연구소Human Population Laoratory의 스트로브리지Strawbridge 박사 등은 매주 교회에 나가는 사람들은 정신 건강이 증진되거나 유지되며, 사회적 관계가 증진되는 것을 볼 수 있었다고 합니다. 알츠하이머병으로 투병 중인 환자라도 종교 활동을 열심히 하는 사람은 인지기능이나 행동장애가 나빠지는 속도가 늦어져서 간병인의 부담을 줄어든다는 주장도 있습니다.

종교 활동이 치매를 예방한다는 연구 결과는 찾아볼 수 없었습니다. 특히 종교적 믿음의 정도에 따라 치매에 걸리지 않는다거나 치매를 낫게 한다는 의학적 근거가 확인되지는 않았습니다. 다만 종교 활동을 통하여 사회적 접촉을 늘리고 긍정적인 생활 태도를 유지하는 것이 기대할 수 있는 치매 예방 효과라고 하겠습니다.

5   카레: 치매 예방 효과 없음   〉

　　의과대학에 입학하던 해 여름, 진료 봉사 동아리에서 강원도 원주에 있는 작은 초등학교로 하계 진료 봉사를 떠났습니다. 봉사활동에 참여한 회원이 70여 명이고, 진료 인원은 1,400여 명이었습니다. 봉사단의 규모가 크기 때문에 참가한 회원을 진료반, 보건반, 교육반, 취사반으로 나누어 배치하였습니다. 진료반은 찾아오는 환자를 진료하고 약을 지어주었고, 보건반은 마을 소독 등 보건 활동을, 교육반은 마을 어린이를 모아 가르치는 일을 했습니다. 취사반은 봉사에 참여한 회원들의 식사를 책임졌습니다. 새벽부터 저녁 늦게까지 밥과 음식을 만들고 설거지를 하면서도 모두 즐겁게 맡은 일을 했습니다.

　옛날이야기를 끄집어낸 이유는 그때 처음으로 카레라는 음식을 먹어보았기 때문입니다. 잘 알려진 것처럼 카레는 인도의 전통 음식입니다. 조리 방법이 비교적 간단해서 하계봉사 때 한두 번은 먹었습니다. 개인적으로 평소 즐겨 먹는 편은 아닙니다.

　1996년 치매에 관한 책을 처음 낼 무렵에는 치매를 예방하는 방법은 그리 많지 않았습니다. 그런데 2000년이 넘어서면서 치매를 예방할 수 있다는 여러 방법이 소개되기 시작했습니다.

　2010년에는 '카레가 치매도 예방! 놀라운 카레의 효능'이라는 제목의 신문 기사가 나오기도 했습니다. 국립 싱가포르 대학의 응 교수가 2006년에 발표한 연구 결과를 인용한 것으로, 응 교수의 연구진은 치매 증상이 없는 60세부터 93세에 이르는 1,010명을 대상으로 1년간 추적 관찰하였습니다. 카레를 전혀, 혹은 거의 먹지 않는 사람들, 가끔 먹는 사람들, 자주 혹은 매우 자주 먹는 사람들로 구분하여 최소신경검사를 주기적으로 시행했는데, 결론은 카레를 가끔 먹거나 자주 먹는 사람들은 전혀 혹은 거의 먹지 않는 사람들에 비해 최소신경검사 결과가 좋았다는 것입니다.

이런 결과를 토대로 하여 카레가 알츠하이머병을 예방하는 효과가 있는지 면밀한 검토가 필요하다고 보았습니다. 인도 사람들이 카레를 즐겨 먹기 때문에 알츠하이머병이 많이 생기지 않을 것이라는 가정에서 출발한 것 같습니다. 제한적이기는 하지만, 2000년에 발표된 피츠버그 의과대학 정신의학과 메리 강굴리 Mary Gangluli 교수 연구진의 연구 결과에서 시작되었는데, 인도의 일부 지역에 사는 사람들이 미국인과 비교해서 알츠하이머병의 소인이라는 유전자 APOE ε4 유전자의 보유율이 의미 있는 수준으로 낮았고, 또 APOE ε4 유전자를 가진 사람들 가운데 알츠하이머병을 비롯한 치매의 발병률이 현저하게 낮았습니다. 이와 같은 차이는 유전적 소인에 더하여 인도 사람들이 즐겨 먹는 카레 때문이라고 본 것입니다.

카레로 대표되는 인도의 전통음식에는 강황이라는 향신료를 많이 사용합니다. 생강과에 속하는 강황의 학명은 쿠르쿠마 롱가Curcuma longa입니다. 나라에 따라 쿠르쿠마 아로마티카Curcuma aromatica와 혼동하여 사용하고 있고, 울금과도 헷갈릴 수 있습니다. 식재료나 약재로 사용할 때는 뿌리줄기를 강황, 덩이뿌리를 울금이라고 부르고, 인도나 중국의 전통의학에서는 만병통치약처럼 사용되었습니다. 강황의 효능은 커큐민이라고 하는 폴리페놀 성분이 중요합니다. 커큐민은 항산화 효과와 항염증 작용을 하는데, 항산화제로 잘 알려진 비타민E와 비교해도 강력한 효능을 가집니다. 또한 지방 성분이 과산화되지 않도록 보호하는 효과도 있습니다.

카레와 치매 예방에 관한 동물 실험과 임상시험 등 관련 연구가 많아졌는데, 카레에 들어 있는 커큐민이라는 유효성분을 일정량씩 매일 6개월 동안 먹은 사람에게 최소신경검사를 했지만 별다른 차이가 없었다거나, 치매 환자에게 커큐민을 48주 동안 먹였지만 증상 개선 효과가 없었다는 연구도 이어졌습니다. 그래서인지 최근에는 카레가 노인들의 건강에 좋다는 점을 알리는 신문 기사에서도 치매 예방 효과에 대해서는 언급하지 않는 경향이 있습니다.

그럼에도 불구하고 커큐민을 이용한 동물 실험은 꾸준하게 이어지고 있습니다. 알츠하이머병의 유전자 형질을 심은 실험동물에게 커큐민을 사료에 섞어 먹였더니 단백질의 산화가 줄었고, 신경계의 염증 반응을 촉발하는 인터류킨-1a라는 사이토카인이 줄어들었습니다. 뿐만 아니라 알츠하이머병 환자에서 볼 수 있는 베타아밀로이드 이상 단백질의 침착을 줄여주는 효과도 있었다고 합니다.

동물 실험의 결과를 바탕으로 커큐민을 치매 치료에 사용하기 위해 임상실험을 해보았지만, 알츠하이머병을 예방하거나 치료하는 데 분명한 효과가 나타나지 않는 것이 문제입니다. 아마도 유전자 변형 동물의 분자생물학적 배경이 사람과는 차이가 날 수 있고, 생쥐가 섭취한 커큐민이 대사되는 과정이 사람과 다르기 때문이라고 추정합니다. 알츠하이머병 이외에 혈관성 치매, 파킨슨병 관련 치매, 전두측두엽 치매 등에서 커큐민을 사용하였을 때, 예방 혹은 치료에 효능을 가지고 있는지에 대한 연구는 여전히 미진한 상태입니다.

결론적으로 카레에 들어 있는 커큐민이 알츠하이머병 치매를 예방하는 것은 아니라고 봐야 할 것 같습니다. 하지만 동물 실험 등 연구가 진행되고 있어서 앞으로 달라질 수도 있습니다.

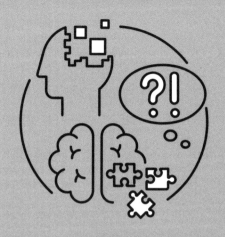

제2장

사실 확인:
치매 위험 질환

중국 춘추전국시대에 오(吳)왕 합려(闔閭)를 도와 오나라가 패권을 차지하는 데 기여한 전략가 손무(孫武)가 쓴 병법서로 《손자병법》이 있습니다. 《손자병법》의 모공편(謀攻篇)을 보면, "知彼知己 百戰不殆 不知彼而知己 一勝一負 不知彼 不知己 每戰必殆(지피지기 백전불태 부지피이지기 일승일부 부지피 부지기 매전필태)"라는 구절이 있습니다. "적을 알고 나를 알면 백 번을 싸워도 위험하지 않다. 적을 모르되 나를 알면 한 번 이기고 한 번은 진다. 적도 모르고 나도 모르면 매번 싸움마다 위태하다"라는 뜻입니다.

치매는 다양한 질병에서 나타나는 증상인데, 치매 증세가 일어날 위험이 큰 질병을 예방하는 것이야말로 손무의 병법을 따르는 길이라 하겠습니다. 물론 질병에 따라 치매가 나타날 위험성이 다르겠고, 질병을 예방할 수 있는 방법이 있는지의 문제도 있습니다.

이번 장에서는 치매 증상이 나타날 수 있는 질환에서 위험 정도를 따져 보겠습니다.

치매 위험 질환: 제1수준
(치매 위험이 큰 편)

1 **뇌졸중** 〉

치매 증상이 생기는 원인질환은 수십 가지나 됩니다. 물론 알츠하이머병으로 생기는 노인성 치매가 가장 많고, 뇌졸중 등 심뇌혈관질환에 의하여 생기는 혈관성 치매가 그 뒤를 잇습니다. 그 밖에도 대사성 질환이나 영양결핍 등으로 생기는 치매도 있습니다.

그래서 치매를 크게 3가지로 구분합니다. 1. 치료가 가능한 치매: 대사질환, 영양결핍 혹은 알코올의존증 등으로 생기는 경우가 여기에 해당됩니다. 2. 예방 가능한 치매: 고혈압이나 당뇨와 같은 생활습관병, 또는 중금속 등 독성물질에 노출되어 생기는 것으로, 치매를 일으킬 위험을 최대한 피하면 치매에 걸릴 가능성이 아주 낮아지는 것입니다. 3. 치료가 어려운 치매: 주로 알츠하이머병이나 레비체치매, 전두측두엽치매 등 주로 중추신경계의 퇴행성 변화로 신경세포가 손상을 입거나 신경세포를 연결하는 연락망이 손상을 입는 경우입니다.

치매를 객관적으로 검사할 수 있는 방법은 아직 개발되지 않았습니다. 따라서 치매 증상이 생겼을 때 임상심리검사, 혈액검사 및 영상검사 등을 종합하고, 사망 후에 부검을 시행하여 최종 진단을 확정할 수 있습니다. 선진국에서도 치매 환자의 부검이 늘고 있다고는 하지만 여전히 임상 진단에 의존하는 경향이 높고, 우리나라의 경우는 부검으로 진단을 확정하는 경우는 매우 드뭅니다.

사망 전에 시행하는 수많은 검사는 국민건강보험에서 비용을 대부분 부담하지만, 부검 비용은 만만치 않은 금액인데 부담하지 않습니다. 평생을 살아가면서 병원을 이용하는 비용은 국민건강보험에서 부담하면서 사망한 뒤에 딱 한 번 하는 부검 비용은 부담하지 않는 것은 이해되지 않습니다. 부검을 통해 환자의 질병과 관하여 확실하고도 분명한 정보를 얻는다면, 향후 건강보험제도에 크게 기여할 것이기 때문입니다.

어찌 되었든, 우리나라에서 임상 자료를 종합하여 진단된 치매 환자의 원인은 세월에 따라 달라졌습니다. 2008년, 우리나라

65세 이상 인구의 표준화 치매 유병률은 8.40%입니다. 원인별로 보면 알츠하이머병이 70.7%, 혈관성 치매 24.4%, 기타 4.9%입니다. 이런 통계는 비슷한 시기에 미국에서 나온 자료와도 비슷합니다. 2007년에 듀크 대학 연구진이 발표한 ADAMSAging, Demographics, and Memory Study의 결과에 따르면 65세 이상 미국인 치매 환자 가운데 69.9%가 알츠하이머병이고, 혈관성 치매는 17.4%, 기타 12.7%였습니다.

1990년대에는 65세 이상의 노인 치매 환자 가운데 50~60%가 알츠하이머형 치매, 15~30%가 혈관성 치매였으며, 10~15%는 혼합형이라고 하였는데, 그 무렵 우리나라에서는 알츠하이머형 치매가 40.7~61.5%였고, 혈관성 치매가 12.8~37.5%였습니다. 재미있는 것은 1985년 일본의 히사야마라는 시골에서 조사된 바에 따르면 혈관성 치매가 65%였으며, 알츠하이머형 치매는 26%에 머물렀습니다. 1980년대에 나온 논문들을 보면, 유럽에서는 알츠하이머병이, 일본과 중국, 러시아 등에서는 혈관성 치매가 많은 부분을 차지하는 것으로 알려졌습니다. 그것은 이런 지역에서 뇌혈관질환의 유병률이 높은 만큼 그 후유증으로 혈관성 치매가 생기는 것으로 해석되었습니다.

세월에 따라 많은 것이 변하듯, 질병 역시 세월에 따라 그 양상이 달라지기 마련입니다. 혈관성 치매가 줄어들면서 알츠하이머형 치매가 늘어나고 있는 것입니다. 우리나라 역시 식생활 등 사회구조가 변하면서 질병의 양상도 크게 달라지고 있습니다. 2009년 각종 암을 제외하고는 단일 장기의 질환으로 인구 10만 명당 52.0명으로 심장질환 45.0명에 앞서 1위에 올랐던 뇌혈관 질환이, 2012년 51.1명으로 심장질환 52.5명에 1위를 내준 뒤 꾸준하게 줄어들어, 2018년에는 44.7명으로 심장질환 62.4명과 큰 차이를 보이게 되었습니다. 그만큼 뇌졸중을 줄이기 위한 정부 및 의료계의 노력이 성과를 올린 것으로 짐작됩니다.

뇌혈관질환을 앓은 뒤에 생기는 치매를 뇌졸중후 치매 혹은 혈관성 치매라고 합니다. 이는 임상적 관점에 따른 차이입니다. 뇌졸중후 치매는 뇌졸중의 원인이 무엇이든 뇌졸중이 발생한 뒤에 생기는 것이고, 혈관성 치매는 뇌혈관에 이상이 생기면서 치매가 오는 것을 말합니다. 물론 뇌졸중은 치매를 일으키는 중요한 병입니다. 뇌졸중이 오고 3개월 정도 지나면 13.6~31.8%가 치매를 앓는다고 합니다. 40세가 넘어 뇌졸중이 오면 그중 16%는 뇌졸중이 오기 전에 이미 치매 증상을 나타내기도 합니다. 알츠하이머병에 뇌졸중이 더해질 수도 있고, 급성 뇌졸중이 오기 전에 이미 뇌혈관에 생긴 변화로 인해 치매가 시작되고 혈관의 손상이 심해지면서 뇌졸중이 올 수도 있습니다.

혈관성 치매는 임상 소견이 중요합니다. NINDS-AIREN이 정한 혈관 치매의 진단 기준은 다음과 같은 조건을 모두 충족해야 합니다.

1. 치매: 기억장애와 함께 적어도 2가지 이상의 인지기능 장애가 있어서 일상생활이 지장을 받는 경우. 다만 이런 증상이 의식장애, 섬망, 심한 언어장애, 알츠하이머 등 다른 치매 등 뇌졸중 이외의 원인에서도 나타날 수 있는 경우

2. 뇌졸중: 반신마비, 얼굴 마비, 바빈스키 징후, 감각 저하, 한쪽 시야의 결손, 조음장애 등 뇌졸중에 합당한 국소 징후가 있고, CT, MRI 등으로 확인된 경우

3. 치매와 뇌졸중 사이의 관계: 뇌졸중이 발생하고 3개월 이내에 치매가 발생하거나, 인지기능의 저하가 갑자기 발생하거나, 인지기능의 변동이 있거나 계단식으로 나빠지는 경우

뇌졸중은 나이, 성별, 인종, 가족력/병력 등과 같이 조절할 수 없는 요소도 있지만, 고혈압, 당뇨병, 흡연 등과 같이 조절 가능한 위험 인자들이 많은 만큼, 이런 인자들을 없애면 예방할 수 있습니다. 뇌졸중이 일어나지 않으면 뇌졸중후 치매는 생기지 않을 것입니다. 이어서 뇌졸중의 위험 요인을 하나하나 짚어보도록 하겠습니다.

2 고혈압 〉

2017년 국민건강통계에 따르면 만 30세 이상 성인의 26.9%가 고혈압을 앓고 있습니다. 나이가 들면서 고혈압인 사람이 늘어나서 60세 이상에서는 50% 이상이 고혈압입니다. 건강보험심사평가원에서 시행하고 있는 2014년 고혈압 평가 결과에 따르면 고혈압으로 외래 진료를 받은 환자는 807만 명으로, 30세 이상 인구의 약 4분의 1에 이릅니다.

세계보건기구World Health Organization, WHO는 혈압과 혈중 콜레스테롤을 잘 관리하면 심혈관 및 뇌혈관질환으로 인한 사망률을 50%나 줄일 수 있다고 하였습니다. 반면 고혈압을 제대로 관리하지 않으면 급성심근경색증이나 뇌졸중 등의 질환이 3배 이상 발생합니다.

2017년 국민건강통계에 따르면 고혈압을 제대로 이해하는 사람의 비율은 65.4%, 고혈압을 앓는 환자가 혈압을 제대로 조절하는 비율은 72.8%였습니다. 2008~2011년의 42.9%에 비하면 뚜렷하게 좋아졌다고 할 수 있지만, 개선할 점이 더 있다고 하겠습니다.

생활습관질환인 고혈압은 뇌졸중의 위험 인자들 가운데 가장 중요한 요소입니다. 대규모 메타 분석에서 수축기 혈압

115mmHg, 이완기 혈압 75mmHg를 기점으로 뇌졸중으로 인한 사망률이 증가하는 양상을 보입니다. 40~69세에서는 수축기 혈압이 20mmHg, 이완기 혈압이 10mmHg 높아짐에 따라 뇌졸중 사망률이 2배씩 증가한다고 합니다. 또한 고혈압을 치료하는 약물 요법은 위약을 투여한 경우에 비해 뇌졸중의 발생을 30~40% 줄일 수 있습니다.

비만인 경우에는 체중을 줄이고, 과음을 줄이고, 매일 30분 이상 걷기, 달리기, 등산, 수영, 자전거 타기와 같은 유산소운동 하기, 담배 끊기, 매일의 소금 섭취량 줄이기(나트륨으로 2.34g 미만), 과일과 신선한 채소 많이 먹기, 지방 섭취 줄이기 등 생활습관을 바꾸는 것으로도 고혈압을 개선할 수 있습니다. 그래서 고혈압을 생활습관병이라고 합니다.

뇌졸중은 뇌혈관이 막혀서 생기는 허혈뇌졸중(뇌경색)과 뇌혈관이 터져서 생기는 출혈뇌졸중으로 크게 나눕니다. 건강보험심사평가원의 급성기뇌졸중 평가 자료에 따르면 허혈성 뇌졸중이 75.2%, 출혈성 뇌졸중이 24.8%로 허혈성 뇌졸중이 3배나 많습니다. 출혈성 뇌출혈은 출혈이 생긴 위치에 따라 뇌내 출혈과 거미막밑 출혈로 구분합니다.

뇌내 출혈은 뇌혈관이 터져서 뇌 안에 피가 고이는 경우입니다. 피가 고여 덩어리를 만들면 주변의 신경조직을 압박하여 신경 증상이 나타납니다. 뇌혈관이 터지는 원인질환으로는 고혈압, 아밀로이드혈관병증, 동정맥기형, 동맥자루, 모야모야병, 뇌종양, 출혈성 전신질환 등이 있습니다. 고혈압에 의한 뇌출혈은 위치에 따라 조가비핵, 시상, 겉질밑, 다리뇌, 소뇌 등의 출혈로 구분하게 됩니다. 뇌를 싸고 있는 거미막 아래로 뇌척수액이 흐르는 공간에서 출혈이 생기는 경우를 거미막밑 출혈이라고 하는데, 젊은 나이에 많이 발생하며 사망률이 높고, 살아도 심각한 후유증으로 고통받게 됩니다. 동맥자루가 터지는 경우가 많고, 동정맥기형에서 출혈이 일어나는 경우도 있습니다.

고혈압으로 인하여 뇌졸중이 오면 뇌졸중후 치매가 생길 수도 있습니다. 하지만 고혈압으로 인하여 출혈이 일어나지 않더라도 치매는 올 수 있습니다. 바로 혈관의 변화로 생기는 혈관성 치매입니다. 오래전 자료이지만, 일본 규슈 대학 우에다 교수팀은 혈관성 치매로 진단된 28개 사례의 부검 결과를 검토했더니, 작은 다발성 경색이 13개, 대뇌 색전이 7개, 대형 피질 경색이 3개, 작은 경색, 빈스방거병Binswanger's disease, 뇌내 출혈이 각각 1개씩이었습니다. 그러므로 고혈압으로 인한 출혈이 치매까지 발전하는 경우는 드뭅니다. 빈스방거병은 피질하 백질뇌증 혹은 피질하 동맥경화성 뇌병증이라고도 하는데, 대뇌피질 아래의 백질에 분포하는 소동맥에 동맥경화성 변화가 생기는 질환으로 치매 증상을 나타냅니다.

일본 오사카 국립심혈관센터에서 1979~1992년에 부검을 시행한 397개 사례에서 연구 조건에 맞는 17개 사례의 혈관성 치매 환자의 부검 소견을 조사한 결과, 17개 사례 가운데 16개의 경우 고혈압 병력이 있었습니다. 10개 사례에서는 뇌내 동맥에서 고혈압으로 인한 변화가 있었고, 뇌내 출혈은 1개 사례에 불과했습니다. 한 환자에게도 여러 가지 병변이 관찰되었습니다. 피질하 백질에 동맥경화성 변화가 11개 사례, 열공lacune, 공동이 아닌 경색 병변이 12개 사례, 윌리스환에 생긴 죽상경화증이 12개 사례였습니다. 열공은 기저핵 혹은 백질에 있는 3~15mm 크기의 공간인데, 이러한 부검 소견을 보면 만성 고혈압 환자는 뇌졸중이 생기지 않더라도 혈관성 치매가 생길 수 있습니다.

혈관성 치매가 감소하는 추세에 있긴 하지만, 고혈압은 혈관성 치매의 중요한 위험 요소입니다. 스페인 마드리드의 10월12일병원 신경과의 훌리안 베니토레온Julián Benito-León 박사 연구진은 중년의 고혈압과 말년 치매와의 관계를 조사하였습니다. 3,824명의 자원자를 대상으로 3.2년간 추적 관찰한 3,685명을 분석하였습니다. 처음에 고혈압이 없었던 1,870명 중에 62명(3.3%)에게 치매가 생겼고, 처음에 고혈압이 있었지만 약물치료를 적극적으로 받은 1,657명 중 78명(4.7%), 처음에 고혈압이 있었지만 치료하지 않은 158명 중 19명(12.0%)에게서 치매가 생겼습니다. 약물치료를 하지 않은 고혈압 환자의 상대위험도는 1.93, 약물치료를 한 고혈압 환자의 상대위험도는 1.43이었습니다. 약물치료를 하지 않은 고혈압은 알츠하이머병을 비롯한 치매가 발생할 위험 요인이라는 결론이었습니다. 고혈압이 알츠하이머병과 경증의 인지 기능 장애를 일으킬 위험을 높인다는 연구도 있습니다.

20세기 말부터 고혈압 등 죽상경화증을 유발하는 요인이 혈관성 치매는 물론 알츠하이머 치매와 연관이 있다는 주장이 있습니다. 파리5대학 노인의학과의 프랑수아 포레트Françoise Forette 교수 연구진의 연구에 따르면 1,000명의 고혈압 환자를 5년 동안 항고혈압약으로 치료한 경우 19명은 치매를 예방할 수 있었습니다. 항고혈압제 치료를 적극적으로 받으면 치매가 올 확률을 절반으로 줄일 수 있습니다. 항고혈압약의 치매 예방 효과는 특히 칼슘 채널 차단제를 썼을 때 뚜렷했고, 안지오텐진 변환 효소 저해제의 경우는 뇌졸중의 병력이 있는 환자에게만 효과를 나타냈습니다. 사이아자이드thiazide와 같은 이뇨제의 경우 별 효과가 없었다고 합니다. 칼슘 채널 차단제가 치매 예방 효과를 나타내는 기전은 분명하지 않지만 나이가 들어가면서 세포 내 칼슘 대사를 조절하는 기능이 저하되지 않도록 막아주는 것으로 짐작됩니다.

이상의 연구 결과들을 볼 때, 고혈압은 뇌졸중의 가장 중요한 요인으로 뇌졸중 후 치매를 일으킬 수도 있으며, 고혈압을 제대로 치료하지 않으면 뇌의 작은 동맥이 변해서 신경세포에 영양 공급이 제대로 이루어지지 않아 손상을 입힐 수 있는데, 그 결과 치매가 생길 수 있습니다. 따라서 고혈압으로 진단되는 경우 적절한 치료를 꾸준히 받는 것이 좋겠습니다.

③ 이상지질혈증　〉

　　　흔히 혈액에 지방질이 많은 고지혈증이 죽상경화증을 비롯한 심혈관질환을 일으키는 위험 요인이라고 알고 있습니다. 콜레스테롤이라고 알고 있는 혈중 지방질이 심장마비를 일으키는 원인 물질이라고 하여 이 수치가 높으면 큰일이라도 나는 것으로 생각합니다. 하지만 콜레스테롤은 우리 몸을 구성하는 최소 단위인 세포의 막을 만드는 기본 물질이고 신체 반응을 조절하는 스테로이드 호르몬을 만드는 원료 물질이기도 합니다.

　지방질인 콜레스테롤은 물에 녹지 않기 때문에 혈액 내에서는 단백질과 결합하여 필요한 장소로 옮겨집니다. 이렇게 콜레스테롤이 단백질과 결합한 형태를 지질단백질이라고 합니다. 지질단백질은 모두 3종류로, 고밀도 지질단백질HDL, 저밀도 지질단백질

LDL, 초저밀도 지질단백질VLDL입니다.

HDL은 밀집되어 있는 콜레스테롤을 단백질이 둘러싼 형태이고, LDL은 뭉쳐진 콜레스테롤이 하나의 단백질과 결합한 형태입니다. VLDL은 중성지방, 콜레스테롤 혹은 인지질과 단백질이 결합한 형태로 크기가 30~80nm에 불과할 정도로 아주 작습니다. 혈중에 있는 콜레스테롤의 양을 가리키는 총콜레스테롤은 HDL과 VDL을 합한 값인데, VLDL을 제대로 측정하는 방법이 아직 개발되지 않았기 때문입니다.

콜레스테롤은 간으로 옮겨져 대사에 활용되는데, HDL은 단백질로 둘러싸여 있어서 간으로 쉽게 이송되는 데 반해 크기와 밀도가 다양한 LDL은 간으로 이송되는 과정에서 혈관 벽에 들러붙기 쉽습니다. 그래서 HDL을 좋은 콜레스테롤, LDL을 나쁜 콜레스테롤이라고 합니다. 특히 중성지방과 결합하는 VLDL은 더 나쁜 콜레스테롤이라고 할 수 있습니다. 측정되지 않는 VLDL을 제외하고, 총콜레스테롤의 수치가 같아도 LDL이 많으면 더 좋지 않습니다.

LDL이 혈관 벽에 들러붙으면 백혈구가 몰려들어 LDL을 산화시킵니다. 그러는 동안 또 다른 LDL이 합쳐지고 백혈구가 몰려드는 악순환이 이어집니다. 이런 과정에서 혈관 벽이 손상을 입고 손상된 부위에 LDL이 쌓이면서 죽상경화증이 생깁니다. 죽상경화증이 진행되면 혈관 벽이 두꺼워져 혈관이 좁아지고 탄력이 없어져서 결국 피의 흐름이 나빠집니다. 뿐만 아니라 죽상경화증이 진행되어 쌓이는 지질의 양이 많아지면 혈관 안쪽이 헐기 시작합니다. 이런 곳에서 혈액 안에 들어 있는 응고 성분이 활성화되면서 혈소판, 적혈구, 백혈구 등이 서로 엉켜 피떡이 만들어집니다. 그러다가 피떡이 혈관 벽에서 떨어져 나와 피를 타고 흘러가다가 심장에 피를 공급하는 관상동맥에 들어가서 동맥이 막히면 심장마비라고 부르는 급성심근경색증이 일어납니다. 그리고 뇌에 피를 공급하는 동맥에 들어가서 막히게 되면 뇌졸중의 일종인 뇌경색을 일으키는 것입니다.

지방대사를 조절하는 기능에 문제가 생겨 혈액 중에 들어 있는 지방질 가운데 총콜레스테롤이 정상보다 높거나, LDL이 높거나, HDL이 낮거나, 중성지방이 높은 경우 이상지혈증이라고 합니다. 고지혈증은 일반적으로 혈중 콜레스테롤이나 중성지방이 높은 상태를 말합니다. 이상지혈증은 뇌졸중을 일으키는 위험 요소로 꼽습니다. 중성지방은 섭취한 음식에서 얻은 열량원이 필요한 양보다 많을 때 생성됩니다. 평상시에는 지방세포에 저장되어 있다가 열량이 부족할 때 사용합니다. 일종의 열량 예비군인 셈인데, 이것이 지나치게 비축되면 비만이 됩니다.

30~64세의 공무원을 대상으로 이상지혈증과 뇌졸중의 연관을

조사한 국내 연구에 따르면 허혈성 뇌졸중과 관련된 여러 요인을 보정한다면 혈중 콜레스테롤 수치가 270mg/dL 이상인 사람은 130mg/dL 이하인 사람에 비하여 뇌졸중이 올 위험이 1.67배 높았습니다. 3-hydroxy-3-methyl-glutaryl-CoAᴴᴹᴳ ᶜᵒᴬ 전환 효소를 억제하는 효과를 가진 약물 스타틴statin을 투여하면 뇌졸중의 위험이 낮아진다고 조사되었습니다. 스타틴이 혈중 지방질을 낮추고 혈관내피세포의 기능을 좋게 해주며, 항산화 효과와 항염증 효과가 있기 때문입니다. 연구에 따라 차이는 있지만 10~50% 뇌졸중 예방 효과가 있는 것으로 나타났습니다.

뇌졸중 예방 효과가 있는 스타틴은 뇌졸중후 치매는 물론 혈관성 치매를 예방하는 효과도 기대할 수 있습니다. 그런데 스타틴 사용자 중 일부에게서 인지기능이 손상되는 경우가 보고되었습니다. 미국 FDA는 2012년 스타틴에 잠재적 인지장애 부작용이 있으며 이는 가역적이라고 발표했습니다. 반면 역설적으로 스타틴이 치매의 위험을 줄이고 알츠하이머병의 진행을 늦춘다는 보고도 있습니다. 하지만 코크란 라이브러리의 연구 등을 포함하여, 스타틴과 알츠하이머병을 비롯한 치매의 발생 관계를 조사한 대부분의 메타 분석 연구에서는 특별한 연관성이 증명되지 않았습니다.

45세 이상의 미국인 4명 가운데 1명이 스타틴을 복용하고 있는데, 총 3,200만 명에 이릅니다. 우리나라에서는 이상지혈증을 치료하기 위하여 스타틴을 복용하는 사람이 2018년에 200만 명을 넘어섰고, 약값으로는 1조 2,700억 원이 들었습니다. 스타틴을 복용하는 사람이 매년 25만 명씩 늘고 있는 상황인데, 이상지혈증은 식이습관 등과도 밀접한 관계가 있기 때문에 약으로 조절하는 것보다도 식이습관을 바꾸어 조절하는 편이 좋습니다.

콜레스테롤은 음식에 들어 있는 것이 장에서 흡수되어 몸에 들어오거나 간에서 만들어집니다. 간에서는 포화지방을 원료로 하여 콜레스테롤을 만듭니다. 음식에 들어 있는 콜레스테롤은 담즙의 도움으로 흡수되어 간으로 이동합니다. 음식에 들어 있는 콜레스테롤이 간에 많이 들어오게 되면 간에서는 콜레스테롤 합성을 줄입니다. 하지만 음식을 통하여 흡수하는 포화지방의 양이 많아지면 간에서 만들어내는 콜레스테롤의 양도 많아집니다.

혈중 콜레스테롤을 줄이려면 포화지방이 많이 들어 있는 음식의 섭취를 줄여야 합니다. 포화지방 성분이 많은 대표적인 식품은 삼겹살과 갈비입니다. 의외로 크래커 종류나 빵에 들어가는 크림에도 포화지방이 많습니다. 커피도 문제가 됩니다. 에스프레소나 아메리카노를 만드는 커피에는 카페스테롤이라는 식물성 지방이 들어 있는데, 간에서 콜레스테롤을 변환됩니다. 그리고 믹스 커피에 들어 있는 프림 역시 식물성 지방이지만 간에서 콜레스테롤을 만드는 원료가 됩니다.

간에서 콜레스테롤 합성을 방해하는 불포화지방을 많이 먹는 것도 도움이 됩니다. 올리브유, 들기름, 참기름 등에는 불포화지방이 많이 들어 있습니다. 견과류나 생선 등도 불포화지방이 많이 들어 있는 식품입니다. 장에서 지방의 흡수를 방해하는 식사를 하는 것이 좋겠습니다. 지방 흡수를 억제하는 대표적인 성분은 섬유질입니다. 따라서 포화지방을 먹더라도 섬유질이 풍부한 음식과 같이 먹도록 하는 것이 좋겠습니다

생활습관을 바꾸어 이상지혈증을 예방하는 것은 뇌졸중의 위험을 줄이고 심뇌혈관을 건강한 상태로 유지하여 혈관성 치매를 예방하는 효과가 있습니다.

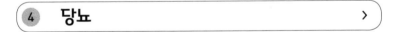

4   당뇨 〉

당뇨병은 고혈압과 함께 대표적인 생활습관병입니다. 건강보험심사평가원의 평가자료에 따르면 2017년 7월부터 2018년 6월까지, 병원 및 의원 외래에서 당뇨병으로 진료받은 환자가 5,924,370명이었습니다. 우리나라의 당뇨 유병률은 6.4~8.5%로 보고되고 있으나, 식생활이 서구화되고 비만과 노인 인

구가 많아지면서, 당뇨병 역시 매년 증가하고 있습니다. 2005년 기준 뇌졸중과 연관이 있는 60세 이상의 노인 연령에서의 당뇨병 유병률은 16%입니다. 당뇨병이 허혈성 뇌졸중에 미치는 상대 위험도는 남성과 여성이 각각 1.4, 1.72라고 프래밍햄 연구에서 보고하였습니다.

당뇨 환자는 당뇨가 없는 사람에 비하여 뇌졸중에 걸릴 위험이 높습니다. 따라서 뇌졸중 후에 생길 수 있는 치매의 위험도 같이 높아진다고 하겠습니다. 실제로 제2형 당뇨병은 뇌졸중후 치매가 올 수 있는 독립적 변수일 뿐 아니라, 죽상동맥경화증을 유발함으로써 임상적으로 뚜렷한 뇌졸중이 없더라도 혈관성 치매가 올 위험이 높습니다. 1999년에 발표된 로테르담 연구에 따르면 당뇨병이 있는 환자의 경우 알츠하이머병을 비롯한 치매가 올 위험이 2배에 이릅니다.

2006년 네덜란드의 위트레흐트 대학교 의과대학의 신경과 연구진이 수행한 광범위한 메타 분석에 따르면 당뇨병을 가진 환자가 당뇨병이 없는 사람에 비해 치매가 생길 위험이 높았습니다. 물론 알츠하이머병과 혈관성 치매를 모두 포함한다는 것입니다.

당뇨병이 치매와 관련이 있다는 연구는 세밀한 부분까지 확대되고 있습니다. 핀란드 동방 대학교 연구진이 2010년에 발표한 연구 결과에 따르면 당뇨병을 가지고 있는 환자는 알츠하이머병과 혈관성 치매의 발생률이 2배로 높았습니다. 혈관성 치매가 오는 경우가 많은데, 병리학적으로는 혈관성 치매가 단독으로 오거나 알츠하이머병의 병리 소견이 동반되었습니다. 특히 APOE의 유전자형이 ε4인 경우에 위험합니다. 미국의 국립가령연구소의 페일라 박사의 연구진 역시 같은 결과를 내놓았습니다.

체내의 지방대사에 관여하는 것으로 알려진 APOE를 결정하는 유전자 ε는 19번 염색체에 있는데 ε2, ε3, ε4 등 세 종류 가운데 두 개로 조합됩니다. 그런데 알츠하이머병 환자에서는 APOE의 유전자로 ε4가 들어 있는 경우가 많습니다.

최근에는 당뇨환자에게 알츠하이머병의 위험이 높은 이유를 다양하게 설명합니다. 당뇨병으로 인해 혈관 벽의 당화가 가속되면서 혈관의 관류 기능이 손상을 입게 됩니다. 이런 변화가 알츠하이머병의 경과를 빠르게 진행시키는 것입니다. 알츠하이머병 초기에 변화가 심하지 않아 뚜렷하지 않았던 증상이 분명해지는 것이라는 설명도 있습니다. 그리고 당뇨로 촉발되는 당화 과정이 알츠하이머병의 원인이 되는 베타아밀로이드라고 하는 이상단백질의 축적과 신경섬유 농축제의 생성을 강화시키는 효과도 고려해야 합니다.

치료를 받는 당뇨병 환자 역시 치매의 위험이 높은 만큼, 당뇨를 예방하는 것이 뇌졸중 예방은 물론 치매 예방 면에서 중요합니다. 2015년 대한의학회는 '당뇨병 예방관리 5대 생활 수칙'을 제정하였습니다.

1 적정 체중과 허리둘레를 유지합니다. 매주 체중을 측정하도록 하고, 과체중인 사람은 최초 체중의 5~10%를 줄이는 것을 목표로 삼도록 합니다. 허리둘레는 남자 90cm, 여자 85cm 이하를 목표로 합니다.

2 규칙적인 운동이나 신체 활동을 늘립니다. 일주일에 3일 이상 운동을 합니다. 땀이 적당히 나는 정도의 운동이라면 일주일에 150분 이상, 숨이 차고 땀이 많이 나는 정도의 운동이라면 90분 이상 하는 것이 좋습니다.

3 건강한 식단으로 골고루 제때 식사합니다. 식단은 탄수화물 50~60%, 단백질 15~20%, 지방 25%로 구성합니다. 탄수화물은 가능한 한 당 지수가 낮은 음식으로 섭취하고 불포화지방산이 풍부한 음식을 먹도록 합니다.

4 좋은 생활습관을 가집니다. 성인의 경우 하루 7~9시간, 65세 이상 노인의 경우는 7~8시간 잠을 자도록 하는 등, 규칙적인 생활방식을 유지하도록 합니다.

5 정기적인 검진을 통해 위험 인자를 확인합니다. 40세 이상 성인이라면 국민건강보험공단이 지원하는 무료 검진을 꼭 받아야 합니다. 혈당 및 지질 검사가 포함되어 있어 당뇨병과 대사증후군이 있는지 알 수 있습니다.

다행히도 최근 연세의대 신경과 이필휴 교수와 인제대 신경과 정승호 교수 연구진이 당뇨와 알츠하이머병을 같이 치료하는 길을 열었습니다. 당뇨 치료제인 DPP-4 억제제가 알츠하이머병에서 베타아밀로이드 단백의 축적을 예방하고 인지기능이 나빠지는 정도를 줄여주는 효과를 발견한 것입니다. 당뇨를 가지고 있는 알츠하이머병 환자에 대해 PET 검사로 베타아밀로이드 단백의 축적을 측정하고, 간이 정신상태 검사MMSE로 인지기능을 측정하였습니다. 연구결과 DPP-4 억제제를 복용하는 알츠하이머병 환자들이 복용하지 않는 환자보다 베타아밀로이드 단백이 적게 쌓인 것으로 나타났습니다.

뿐만 아니라 DPP-4 억제제를 복용하는 당뇨를 가진 알츠하이머병 환자들이 당뇨가 없는 알츠하이머병 환자보다 베타아밀로이드 단백이 적게 쌓인 것으로 관찰되었습니다. 간이 정신상태 검사에서도 DPP-4 억제제를 복용하는 알츠하이머병 환자들은 연간 인지점수가 평균 0.87점 떨어지는 데 반해 복용하지 않는 환자에서는 평균 1.65점이 떨어지는 것으로 나타났습니다. 당뇨 치료제인 DPP-4 억제제가 알츠하이머병의 진행 속도를 더디게 하는 효과가 있는 것으로 생각할 수 있습니다. 당뇨도 치료하고 알츠하이머병의 병세도 완화할 수 있으니 금상첨화가 아닐 수 없습니다.

당뇨병은 말 그대로 당분이 소변으로 빠져나가는 병입니다. 우리 몸이 활동하는 데 필요한 에너지는 주로 당분(포도당)에서 얻습니다. 이러한 당분은 음식물에 들어 있거나 음식물에 들어 있는 탄수화물 등으로부터 만들어지기도 합니다. 피에 들어 있는 당분, 즉 혈당이 적정한 수준으로 유지될 때는 당분이 소변으로 빠져나가지 않습니다. 하지만 여러 가지 이유로 핏속의 당분을 적절하게 조절하지 못하면 소변에서 당분이 검출됩니다. 혈당은 췌장에서 만들어내는 인슐린이라고 하는 물질이 조절합니다.

당뇨병은 크게 2가지가 있습니다. 제1형 당뇨병은 췌장이 혈당을 조절하는 데 충분한 인슐린을 만들어내지 못하는 경우입니다. 인슐린 의존성 당뇨병이라고 하는데, 주로 나이가 어린 층에게 많이 볼 수 있습니다. 제2형 당뇨병은 췌장에서는 충분한 양의 인슐린을 만들어내지만 당분을 사용하는 세포에서 인슐린의 작용이 제대로 이루어지지 못하는 경우입니다. 인슐린에 대한 저항성이 생기면서 당뇨가 시작되며 인슐린 비의존성 당뇨병이라고 하는데, 주로 성인에게서 많이 나타납니다. 당뇨가 심해지면 인슐린의 생산이 줄어듭니다. 두 경우를 제외하고는 평소에 당뇨가 없던 여성이 임신했을 때 혈당이 높아지는 경우가 있는데, 이를 임신성 당뇨병이라고 합니다.

당뇨병이 생기면 소변을 자주 보고, 물을 마셔도 금세 갈증을 느끼며, 소변으로 빠져나가는 당분을 보충하기 위해 배고픔을 자주 느끼게 됩니다. 당뇨병을 치료하지 않고 방치하면 당뇨병 케톤산증이라는 응급 상황에 빠질 수 있습니다. 구역질과 구토, 복통을 호소하고 심호흡을 하는데, 날숨에서 아세톤 냄새를 맡을 수 있고 심하면 의식을 잃을 수도 있습니다. 당뇨를 오랫동안 치료하지 않으면 심근경색증, 뇌졸중과 같은 심뇌혈관질환이 생기며, 만성신부전, 당뇨망막증, 당뇨병성 피부궤양 등의 합병증이 생길 수 있습니다. 혈당이 혈관을 손상하므로 생기는 것입니다.

당뇨는 혈당을 측정하여 진단하는데, 당뇨가 의심되는 증상을 보이는 경우 혈액검사를 합니다. 1997년에 '당뇨병의 진단 기준 및 분류에 관한 전문위원회'에서는 다음과 같은 진단 기준을 제시하였습니다.

1 식사와 관계없이 시행한 혈당 검사에서 200mg/dL 이상

2 8시간 동안 금식한 상태에서 측정한 공복혈당이 126mg/dL 이상

3 75mg의 포도당을 먹고 2시간 뒤에 측정한 혈당이 200mg/dL 이상

2003년 미국 당뇨병학회에서는 공복혈당의 기준을 126mg/dL에서 100mg/dL 미만으로 수정하여 당뇨병 진단 기준을 강화하였습니다. 그만큼 혈당 관리가 중요함을 인식한 것입니다.

당뇨병을 예방하거나 치료하기 위해서는 먼저 생활습관을 바꾸는 것이 좋습니다. 당분이 많은 음식을 멀리하고, 꼭 필요한 아미노산이나 지방산, 비타민과 미네랄이 충분하게 들어 있고 적절한 열량을 내는 보건식을 먹습니다. 또한 담배를 피우는 사람은 담배를 끊고, 과체중인 사람은 체중을 줄여야 합니다. 또한 적정한 양의 운동을 병행하는 것이 좋습니다. 과체중인 사람이 처음 당뇨병으로 진단받았을 때는 체중을 줄이고 보건식을 하면 혈당이 정상 범위로 돌아올 수 있습니다. 그러한 노력에도 불구하고 혈당이 조절되지 않으면 먹는 약으로 치료를 시작하고, 필요한 경우에는 인슐린 주사를 맞도록 합니다.

5 심방세동 〉

필자는 약혼을 앞두고 심방세동이 일어난 바람에 놀랐던 적이 있습니다. 대학 시절에 활동하던 진료 봉사 동아리가 연하계 진료 봉사를 다녀온 뒤 바로 생겼는데, 무리하는 바람에 피로가 쌓였던 것이 원인이었던 모양입니다.

심방세동은 부정맥의 일종입니다. 규칙적으로 뛰어야 하는 심방이 분당 300~600회에 이를 정도로 빠르면서 불규칙적으로 뛰는 현상을 말합니다. 심방세동이 생기는 양상에 따라 심방세동이 2회 이상 반복되면 반복적 심방세동, 7일 이내에 저절로 멈추면 발작성 심방세동, 7일 이상 지속되면 지속성 심방세동, 1년 이상 지속되면 영구적 심방세동으로 구분합니다. 심방세동은 노인에게서 흔하게 나타납니다. 우리나라 전체 유병률은 0.3~1.1%, 80세 이상에서는 약 4% 정도로, 서구의 10%와 비교하면 아직은 낮은 편입니다.

심방세동은 심장판막증, 협심증, 심근증, 선천성 심장질환 등 심장에 기질적인 변화가 생겼을 때 나타나고, 그 밖에도 고혈압이나 만성 폐질환 등에서도 볼 수 있습니다. 하지만 기저질환 없이 일어나는 경우도 30%나 됩니다. 기저질환이 있는 경우에는 만성적으로 심방세동이 이어질 수 있습니다. 필자의 경우에는 증상이 생기자마자 심장내과 진료를 받고 약을 먹으면서 심방세동이 사라졌으니, 발작성 심방세동이었습니다. 그때 진료를 해주신 심장내과 선생님은 피로가 누적되어 일시적으로 생긴 것이라고 하시면서도, 담배, 술, 커피를 끊고 일단 휴식을 취하라고 권하셨습니다. 그중에 담배만 끊을 수 있었습니다. 결혼을 앞두고 있어서 자연스럽게 각오를 다질 수 있었던 모양입니다.

심방세동은 발생하는 양상, 심실박동, 기저질환 및 혈전이나 색전과 같은 합병증의 유무에 따라 다양한 형태로 증상이 나타날 수 있습니다. 증상이 없는 경우도 있지만, 두근거림, 흉통, 호흡곤란, 어지럼증, 심하면 실신하기도 합니다. 경우에 따라서는 뇌졸중까지도 일으킬 수 있습니다.

맥박을 짚었을 때 맥박이 불규칙하게 뛰고, 맥박의 강도 역시 변한다면 심방세동을 의심할 수 있습니다. 만성적 심방세동의 경우는 증상이 이어지므로 심전도검사를 통해 쉽게 진단을 내릴 수 있습니다. 하지만 발작성 심방세동은 증상이 없을 때는 심전도에 나타나지 않아 진단이 어려울 수도 있습니다. 심방세동이 심장 자체를 비롯하여 다양한 원인으로 나타날 수 있기 때문에 원인질환을 찾아내기 위해 심초음파검사를 비롯하여 영상검사 및 혈액검사 등을 해야 합니다.

심방세동이 있는 사람에게 뇌졸중이나 폐색전증과 같은 합병증이 생기는 것은 심방세동 환자에서 잘 생기는 혈전 때문입니다. 심방세동이 일어나면 좌심방에서 혈류가 정체되면서 혈전, 즉 피떡이 만들어집니다. 이렇게 만들어진 피떡은 동맥혈을 따라 전신으로 흘러가다가 혈관을 막으면 문제가 생깁니다. 뇌혈관을 막으면 뇌졸중, 심장혈관을 막으면 급성심근경색증, 폐로 흘러 들어가면 폐색전증이 생기는 것입니다. 뇌졸중과 관련된 다른 위험 요인이 없고 심방세동만 있더라도 뇌졸중의 위험은 3~4배 증가합니다. 모든 뇌졸중 환자의 15% 정도가 심방세동 때문에 발생합니다. 다른 원인에 의한 뇌졸중에 비하여 심방세동에 의한 뇌졸중의 경우 사망률이나 기능장애가 생길 확률이 높다고 합니다.

심방세동의 치료는 원인에 따라 달라집니다. 일단 기저질환을 치료하는데, 갑상선 기능항진증은 약물을 투여하거나 수술로 갑상선 기능을 조절하고, 심장에 혈액을 공급하는 관상동맥에 이상이 있는 경우에는 혈관확장술이나 관상동맥우회로술 등을 받을 수 있습니다. 심장박동이 불규칙적으로 뛰는 것은 베타 차단제, 디곡신digoxin, 베라파밀verapamil 등 심장 박동을 느리게 하는 약물을 사용할 수 있습니다. 약물치료로 듣지 않는다면 전극도자절제술radiofrequency catheter ablation, RFCA을 시행하기도 합니다.

심방세동으로 올 수 있는 뇌졸중이나 폐색전증과 같은 합병증을 예방하려면 항응고제를 사용합니다. 적절하게 사용하면 심방세동으로 인한 뇌졸중의 발생을 60% 이상 낮출 수 있습니다. 와파린이나 아스피린 등의 항응고제를 사용하는데, 와파린의 경우 아스피린보다 효과가 좋지만 심각한 출혈을 일으킬 수도 있어서 조심해야 합니다. 최근에는 와파린보다 효과가 좋고 부작용도 적은 새로운 항응고제가 사용되기도 합니다.

이처럼 심방세동은 뇌졸중을 일으키는 중요한 위험 요소인 만큼 치매와도 연관이 있을 것으로 짐작됩니다. 실제로 심방세동이 치매의 발병과 연관성을 조사한 다양한 연구를 보면 심방세동이 치매의 위험을 높이는 독립변수라는 논문도 적지 않습니다. 심방세동의 합병증으로 뇌졸중이 오고 그 결과로 뇌졸중후 치매가 오는 경로 말고도 심방세동이 있는 경우 치매가 생길 위험이 높다는 것입니다. 이는 혈관성 치매가 올 수도 있기 때문입니다.

영국 런던 대학의 아르카나 싱마누Archana Singh-Manoux 교수 연구진은 1985년에 모집한 10,308명을 대상으로 장기간 추적 관찰하였습니다. 그 결과 45~85세의 성인 가운데 심방세동이 있는 경우에는 그렇지 않은 사람과 비교하여 인지 저하와 치매가 생길 위험이 높다는 것을 확인하였습니다. 미국 텍사스주 오스틴에 있는 세인트 데이비드 메디컬 센터의 파스칼 산탄젤리Pasquale Santangeli 연구진이 77,668명을 대상으로 대규모 메타 분석을 해보았더니 심방세동이 있는 사람에서 치매가 발병할 위험은 심방세동이 없는 사람에 비하여 42% 높았습니다. 그런가 하면 스웨덴 스톡홀름에 있는 단데뤼트Danderyd 대학병원 카롤린스카Karolinska 연구소의 리프 프리베르크Lief Friberg 교수의 연구진에 의하면 경구 항응고제를 지속적으로 복용하는 심방세동 환자의 경우, 그렇지 않은 환자에 비해 치매가 올 확률이 48%나 낮았습니다.

따라서 심방세동이 있는 환자는 심방세동을 적극적으로 치료하고, 만성 심방세동 환자의 경우는 항응고제를 적절하게 사용해야 합니다. 심방세동이 있다면 커피와 술, 흡연, 과식이 증상을 악화시킬 수 있으므로 피하는 것이 좋습니다. 전문가들은 건강 보조 식품이나 유효 성분이 분명치 않은 한약을 사용하지 말라고 권합니다. 뿐만 아니라 기름기가 많은 육류나 튀긴 음식을 피하도록 합니다.

심방세동 이외에도 관상동맥질환, 확장성 심장근육병, 판막질환, 선천성 심장이상 등의 심장질환은 뇌졸중 발생의 위험 요소입니다. 허혈성 심장질환의 병력이 있는 환자에게 심방세동과 좌심실의 박출 감소가 나타나면 뇌졸중이 발생할 위험이 50~70% 높다고 합니다. 급성 심근경색증을 일으킨 환자는 2주 이내에 뇌졸중이 발생할 수 있으므로 각별하게 조심해야 하겠습니다.

> ### 6 두개 내 동맥자루

필자가 병리학 수련을 마치고 진단검사의학을 추가로 수련받던 중에 스승님이 갑자기 돌아가셨습니다. 병리학과 진단검사의학 분야 모두에서 학문이 깊었고 아직 한창 때였기에 안타까움이 더하였습니다. 뇌혈관에 생긴 동맥류(동맥자루, 동맥꽈리라고도 한다)가 터지면서 지주막하에 출혈이 일어난 것이 사인이라고 알려졌습니다. 당시만 해도 출혈 부위가 확인되면 머리뼈를 열고 터진 동맥류를 잡아매는 수술을 받아야 했지만, 병원에 도착했을 때는 이미 중태여서 수술할 상태가 아니었습니다. 스승님으로부터 배워야 할 것이 많았던 필자로서는 더 안타까운 상황이었습니다.

뇌 조직에 산소와 영양분을 공급하는 뇌동맥은 울대의 양쪽을 따라 두개골 안으로 들어가는 한 쌍의 경동맥과 등 쪽 척추뼈에 숨어 두개골로 들어가는 한 쌍의 척추동맥으로 구성됩니다. 척추동맥은 목이 졸린다거나 하는 위기 상황을 극복하기 위한 안전장치입니다. 이렇게 두개골로 들어간 두 쌍의 동맥은 뇌의 아래쪽에서 서로 연결됩니다. 윌리스 고리라는 이 구조 역시 뇌에 동맥혈을 안정적으로 공급하기 위한 장치입니다. 동맥은 심장에서 쏟아져 나오는 동맥혈을 안전하게 신체 각 부위로 보내기 위하여 혈관 벽에 탄력층과 중막이라는 안전장치를 가지고 있습니다. 동맥의 구조는 심장에 가까울수록 두텁고, 말단으로 갈수록 부위별 동맥압을 견딜 수 있을 정도로 조정됩니다.

뇌동맥류는 탄력층과 중막이 끊어져 생깁니다. 이런 변화도 정도에 따라 다양한 양상을 보입니다. 일부에만 변화가 있는 경우 동맥압이 끊어진 부위에 작용하여 약해진 동맥벽이 꽈리처럼 부풀어 오르는 꽈리형 동맥류를 만듭니다. 꽈리형 동맥류는 주로 동맥이 가지를 치는 부위에 많이 생깁니다. 그런가 하면 탄력층과 중막이 끊어지지는 않았지만 전반적으로 얇아지면 동맥압이 혈관벽에 고루 작용하여 부풀어 오르기 때문에 방추형 동맥류를 만듭니다. 마지막으로 혈관 내막에 손상이 생겨 혈류가 동맥의 벽 안으로 파고드는 경우 동맥벽이 쪼개지는 해리성 동맥류가 일어납니다.

동맥벽에 왜 구조적 변화가 일어나는지는 아직 밝혀지지는 않았습니다. 다만 40~60대에 많이 발생하는 것으로 보아 동맥벽의 퇴행성 변화로 인한 것으로 짐작됩니다. 이런 변화에는 일부 유전적 소인이 작용할 수도 있습니다. 뇌에 동맥류가 생긴 환자를 조사해보면 가족 내에 2명 이상 뇌동맥류가 있는 경우가 약 1~6% 정도입니다. 가족 가운데 뇌동맥류 환자가 2명 이상인 경우 뇌동맥류의 유병률은 10~30% 정도입니다. 3~5% 정도인 일반인의 유병률과 비교해보면 훨씬 높습니다. 하지만 유전자 이상이 확인되지 않아 유전질환이라고 볼 수는 없습니다. 건강보험심사평가원의 자료에 따르면 뇌동맥류 환자는 2015년에 58,541명에서 2019년에는 115,640명으로 늘었습니다. 5년 사이에 2배 가까이 늘어난 것입니다. 특히 40~60대 여성이 전체 환자의 절반 가까이를 차지하고 있습니다. 하지만 최근에 유명 연예인이나 운동선수가 뇌동맥류로 치료받았다고 하는 것을 보면 젊은이라고 해서 안전한 것은 아닙니다.

대부분의 뇌동맥류는 10mm 이하이지만 25mm 이상의 거대 동맥류로 발전하기도 합니다. 뇌동맥류는 터져서 출혈을 일으키는 파열성 뇌동맥류와 터지지 않은 채로 있는 비파열성 뇌동맥류로 구분됩니다. 뇌동맥류가 터지는 것도 크기에 비례합니다. 10mm 이하인 동맥류는 지주막하출혈의 병력이 없는 환자의 경우 연간 0.05%가 터지며, 병력이 있는 환자는 0.5%로 10배나 높습니다. 10mm 이상인 환자에서는 연간 1% 정도인데, 25mm가 넘는 환자의 경우는 발견된 지 1년 안에 터지는 경우가 6%에 달합니다.

비파열성 뇌동맥류는 자각 증상 없이 지내는 경우가 대부분입니다. 다만 동맥류의 위치에 따라, 혹은 동맥류가 아주 커서 주위의 뇌 조직을 압박하여 관련 증상을 나타낼 수도 있습니다. 특히 윌리스 고리 주변에 생기는 뇌동맥류의 경우, 급작스러운 시력 감퇴, 시야 결손, 사물이 겹쳐 보이는 복시 현상 등 인접한 시신경을 압박하는 증상을 보일 수 있습니다. 하지만 40~60%의 파열성 뇌동맥류의 경우 터지기 1~3주부터는 동맥류가 커지면서 주변 뇌 조직을 압박하여 두통, 신경마비, 시야 결손과 같은 증상을 보입니다.

동맥류가 터져서 출혈이 발생하면 지주막 아래 출혈이 일어나 혈종을 만들고, 경우에 따라서는 뇌 안에 들어 있는 뇌실로 출혈이 빠져나가기도 합니다. 동맥류가 터지는 순간 망치로 머리를 세게 얻어맞은 듯한 통증을 느낄 수 있습니다. 또한 출혈이 뇌수 막을 자극하여 구역질이나 구토 증상을 보입니다. 출혈이 많아져 커다란 혈종을 만들면 뇌를 압박하여 혼수상태에 빠질 수도 있습니다.

출혈성 뇌동맥류는 치명적인 결과를 보이는 경향이 있습니다. 출혈성 뇌동맥류는 뇌혈관질환으로 사망하는 사례의 16~24%를 차지합니다. 뇌동맥류가 터지는 경우 18%의 환자는 병원에 도착하기 전에 사망하고, 28%는 치료를 받는 중에 사망하며, 살아남은 사람 가운데 18%만이 장애가 남지 않습니다.

출혈성 뇌동맥류의 경우 뇌 CT, 뇌 MRI, 뇌 혈관조영술 등을 통하여 진단할 수 있습니다. 심한 출혈로 커다란 혈종이 형성되면 동맥류를 가릴 수도 있습니다. 출혈이 미세한 경우에는 확인되지 않는 경우도 있습니다. 하지만 지주막하 출혈이 의심되는 경우 뇌척수액 검사를 통하여 확인할 수 있습니다.

파열성 뇌동맥류의 경우 재출혈의 위험이 높습니다. 재출혈이 일어나면 치명률이 높고, 수두증 등 합병증이 생길 수 있으므로 적극적으로 치료해야 합니다. 비파열성 뇌동맥류의 경우 환자의 나이, 건강 상태, 동맥류의 위치, 모양, 크기 등을 고려하여 치료 방향을 정합니다. 크기가 2mm 이하이거나 환자의 상태가 적극적인 치료로 인한 위험을 감내하기 어려우면 보존적 치료를 선택합니다. 적극적인 치료 방법으로는 두개골을 열고 들어가 뇌동맥류의 뿌리를 결찰하는 신경외과적 치료가 있습니다. 그리고 주로 대퇴동맥에서 혈관 안으로 미세한 관을 밀어 넣어 뇌동맥류에 이르게 한 다음, 백금 용수철을 집어넣습니다. 이렇게 하면 뇌동맥류 안에서 혈액이 응고되면서 출혈을 막는 효과를 얻는 것입니다.

스웨덴 스톡홀름에 있는 카롤린스카 연구소의 앤 크리스틴 폰 포겔상Ann-Christin von Vogelsang 교수 연구진은 217명의 출혈성 동맥류로 치료받은 환자를 추적 조사하였습니다. 그 결과 불안장애와 우울장애를 나타내는 경우가 많았고, 21.7%의 환자는 인지기능장애를 일으켰다고 합니다. 커다란 비출혈성 동맥류를 가지고 있는 환자가 전두측두형 치매와 비슷한 증상을 보였다는 사례도 있었습니다. 척추동맥이 합쳐지는 기저동맥에 생긴 동맥류로 인해 치매가 생긴 사례도 있습니다. 그런가 하면 코펜하겐 의과대학 신경외과의 반 에스케센Vagn Eskesen 교수 연구진은 1978년부터 1983년까지 5년 동안 27명의 비출혈성 뇌동맥류와 우연히 뇌동맥류가 발견된 환자 21명의 임상 자료를 분석하였습니다. 수술 중 사망률은 각각 15%와 4%였으며, 생존자 가운데 43%가 경증의 치매 증상을 보였다고 합니다.

뇌동맥류가 터져서 출혈을 일으키는 경우 지주막 아래에 피가 고입니다. 지주막 아래로 혈액이 들어가면 주변에 있는 동맥들이 연축을 일으켜 뇌에 혈액 공급이 감소합니다. 이에 따라 의식이 저하되고 인지기능장애가 나타날 수 있습니다. 출혈로 인하여 지주막 아래의 조직에 변화가 일어나게 되면 뇌척수액의 순환이 원활하게 이루어지지 못하고 수두증이 발생하게 됩니다. 수두증이 생기면 뇌실이 확장되면서 뇌 조직을 압박하여 의식 저하, 보행장애, 기억력 장애 등을 나타낼 수 있습니다.

임상적으로 출혈이 의심되지 않는 뇌동맥류의 경우에도 아주 미세한 출혈이 일어나면 유사한 증상이 나타날 수 있으며, 큰 뇌동맥류의 경우 주변의 뇌 조직을 압박하여 신경세포를 손상시켜서 치매 증상이 나타날 수 있습니다.

뇌동맥류가 생기는 원인은 분명하게 밝혀지지 않았지만, 뇌동맥류를 만들 수 있는 여러 위험 인자들이 있습니다. 역시 조절 가능한 인자로는 흡연, 음주, 고혈압, 허혈성 심질환, 고지혈증 등이 있습니다. 담배를 끊고 술을 줄이는 것은 이때도 도움이 됩니다. 그리고 고혈압, 허혈성 심질환 및 고지혈증의 예방과 치료에 힘써야 하겠습니다.

조절할 수 없는 인자로는 여성, 뇌동맥류 가족력, 뇌하수체 종양, 뇌동정맥 기형 등이 있습니다. 드물게는 다낭성 콩팥, 제4형

엘러스단로스Ehlers-Danlos 증후군, 마판Marfan 증후군 등의 유전성 질환이 뇌동맥류와 연관이 있습니다. 이런 요소들을 가지고 있는 경우 예방을 위한 노력이 별 도움이 되지는 않지만, 이런 요소를 가지고 있는 경우 뇌동맥류의 발생 여부를 정기적으로 조사하면 커지거나 출혈이 발생하는 것을 방지할 수 있습니다.

⑦ 성매개 질환인 매독과 에이즈 ⟩

청소년기에 조심해야 하는 일에는 이성과의 관계도 포함됩니다. 엄격한 유교적 가치를 기반으로 하던 조선왕조의 사회적 기풍이 말기에 이르러 많이 훼손되었다고는 하지만, 해방 후에도 어느 정도는 이어져 내려왔습니다. 《예기(禮記)》의 '내칙(內則)'에 나오는 남녀칠세부동석(男女七歲不同席)이라는 개념도 비슷하여, 남성과 여성은 서로 내외하기도 했습니다. 지금은 세상이 바뀌었지만 말입니다.

물론 남녀 사이의 사랑을 피하라는 이야기는 아닙니다. 다만 조심할 필요가 있다는 말입니다. 특히 남녀가 사랑을 나눈 뒤에 생기는 후유증 가운데 성매개 감염을 조심해야 합니다. 성매개 감염이란 남녀의 성관계는 물론 친밀한 접촉을 통해 세균, 바이러스, 기생충 등 병원체가 옮겨지는 감염 형태를 말합니다. 성행위의 범위는 입, 질과 음경, 항문 등을 이용하는 경우까지 포함됩니다. 성행위 과정에서 나오는 질 분비액이나 사정액, 소변과 대변, 혈액, 침 등에 병원체가 숨어 있을 수 있기 때문에 피부 접촉을 통해서도 전파될 수 있습니다. 다만 병원체가 사람의 몸을 떠나서는 오래 생존할 수 없기 때문에 화장실 변기와의 접촉이나 악수 등 일상에서의 접촉을 통하여 감염이 일어날 가능성은 드문 편입니다. 성교할 때 콘돔과 같은 보호구를 사용하면 성매개 병원균의 감염을 크게 줄일 수 있습니다.

흔히 매독, 임질, 비임균성 요도염, 클라미디아증 등이 대표적인 성매개 감염병입니다. 하지만 대한요로생식기감염학회가 질병관리본부와 함께 2016년에 제정한 성매개 감염 진료 지침에 따르면, 매독균, 임질균, 클라미디아균을 포함하여 모두 22종의 병원체가 성매개 감염균으로 분류되어 있습니다. 성생활은 개인의 취향일 수도 있지만, 안전한 성관계에 관심을 가질 필요가 있습니다. 성매개 감염이 의심될 때 제대로 진료를 받아 검사하고, 필요하면 치료를 받습니다. 기본적으로 한 사람하고만 성관계를 가지거나 상대의 수를 제한하는 것이 좋겠습니다. A형 간염, B형 간염, 인유두종 바이러스에 대한 예방접종을 받습니다. 성행위를 가질 때 콘돔과 같은 보호구를 반드시 사용하는 것이 가장 확실한 예방법입니다.

치매의 위험을 줄이기 위해서는 매독이나 에이즈와 같은 성매개 감염을 조심해야 합니다. 매독균에 감염되어 생기는 매독은 성접촉을 통하여 보균자로부터 감염되는 경우가 대부분입니다. 임산부가 태아에게 전달하여 감염되는 경우도 있습니다.

매독균에 감염된 후에는 병증이 진행되는 과정에 따라 3단계로 나뉩니다. 감염 후 10~90일(평균 21일) 정도의 잠복기가 지나고 성기 주변에서 통증이 없는 궤양이 나타날 수 있습니다. 통증이 없기 때문에 관심을 두지 않을 수 있는데, 별다른 치료를 하지 않더라도 증상이 사라집니다. 이 시기를 1기 매독이라고 합니다. 이 시기에 치료하지 않으면 1~6개월 사이에 매독균이 혈액을 타고 전신으로 퍼지면서 발진을 일으키는 2기 매독으로 이어집니다. 2기 매독 역시 치료 없이도 증상이 사라집니다.

2기 매독이 3기 매독으로 연결되기도 하지만 그렇지 않고 증상 없이 지내기도 합니다. 이때부터는 잠복매독입니다. 2기 매독의 증상이 사라지고 나서 1~2년을 초기 잠복 감염, 그 시기를 지나면 후기 잠복 감염이라고 합니다. 잠복매독은 증상이 없기 때문에 대부분의 환자들은 우연히 시행한 검사에서 매독균에 감염되었다는 사실을 알게 됩니다. 잠복매독의 시기는 수년 혹은 수십년이 될 수도 있습니다. 잠복 상태에 있던 매독균은 심혈관계 혹은 신경계에 염증을 일으키면서 3기 매독이 시작됩니다. 환자의 10% 정도는 심혈관, 7% 정도는 신경계에 문제가 생깁니다. 매독균이 신경계를 침범하여 병변을 만들면 신경매독이라고 합니다.

신경매독 역시 대부분 증상이 없지만, 신경조직에 염증을 일으키면서 증상을 나타냅니다. 급성 매독성 수막염, 수막혈관성 신경매독, 실질형 신경매독이 대표적입니다. 실질형 신경매독은 진행마비와 척수매독의 형태를 보입니다. 진행마비는 매독균에 감염되고 10~20년 뒤에 나타나는데, 광범위한 뇌실질을 파괴하기 때문에 진행성 치매, 성격 및 감정의 변화를 보입니다. 척수매독은 감염 후 15~20년에 나타나는데, 주로 척수의 후주를 지나는 신경섬유를 감싸는 수초가 파괴되기 때문에 전격통증과 배뇨통, 보행실조 등의 증상이 나타납니다.

올리버 색스가 쓴 《아내를 모자로 착각한 남자》에서는 무려 70년이 지나 신경매독의 증상을 보인 사례가 나옵니다. 2부 '과잉'의 두 번째 이야기 '큐피드병'의 나타샤 할머니가 주인공입니다. 색스의 진료실에 왔을 때 90세였던 나타샤 할머니는 88세 생일을 지난 후 힘이 넘치는 느낌이 들고, 심지어는 젊은 남자에게 관심도 생겼다고 합니다. 회춘한 셈이니 즐거워야 할 터인데 건강에 문제가 생긴 것이라고 느낀 것은 나타샤 할머니의 과거에 답이 있었습니다. 최근 들어 기분이 붕 뜬 것 같은 느낌이 들자,

분명 머릿속에 무슨 일이 생겼다는 직감이 들었다고 합니다.

나타샤 할머니는 스무 살 무렵 매춘을 했는데, 당시 젊은 매춘부들 사이에 매독이 퍼져 있었습니다. 나타샤 할머니도 매독에 걸려 치료를 받았다고 합니다. 물론 페니실린이 없던 시절이라서 매독을 일으키는 스피로헤타균을 박멸한 것은 아니었을 것입니다.

그래서 척수액 검사에서 양성 반응을 보여 신경매독으로 진단받았습니다. 매독은 페니실린으로 치료하면 완치됩니다. 하지만 나타샤 할머니는 고민에 빠졌습니다. 매독은 치료하고 싶었지만, 20년 동안 느끼지 못했던 삶의 활기를 다시금 잃어버릴까 봐 걱정이었던 것입니다.

색스는 페니실린으로 매독균을 치료하더라도 일단 생긴 뇌의 변화는 되돌아가지 않을 것이라고 했습니다. 그리고 나타샤 할머니의 경우를 두고 기묘한 세상이라고 했습니다. "병리 상태가 곧 행복한 상태이며, 정상 상태가 곧 병리 상태일 수도 있는 세계이자, 흥분 상태가 속박인 동시에 해방일 수도 있는 세계, 깨어 있는 상태가 아니라 몽롱하게 취해 있는 상태 속에 진실이 존재하는 세계, 이것이야말로 바로 큐피드와 디오니소스의 세계"라고 말입니다.

매독은 페니실린으로 완치할 수 있는데, 단계에 따라 페니실린 요법의 내용이 달라집니다. 다만 신경매독의 단계까지 진행되어 뇌 조직이 광범위하게 손상을 입으면 그 증상이 완전히 회복되지 않을 수도 있습니다. 따라서 성관계가 안전하지 않다면 매독이 의심되는 증상이 나타나는지 관심을 가지고 살펴야 할 것이고, 의심되는 증상이 있으면 병원에서 진료와 검사를 받아야 합니다.

매독은 1기 매독에서 나타나는 성기 주변의 궤양이 매화꽃을 닮았다고 해서 붙여진 병명입니다. 유럽에서는 콜럼버스가 아메리카대륙 원정길에서 귀국한 뒤 바르셀로나를 중심으로 매독이 확산되기 시작했다고 합니다. 1494~1498년 1차 이탈리아전쟁 당시 프랑스가 나폴리를 점령하면서 이탈리아에도 매독이 확산되었습니다. 그래서 이탈리아에서는 매독을 '프랑스 병'이라고 하고, 프랑스에서는 '나폴리 병'이라고 부른답니다. 여러 가지 설이 있습니다만, 콜럼버스 원정대가 아메리카대륙에서 옮겨온 것이라는 설과 청동기 시대부터 유럽 지역에 있었던 병이라는 설도 있습니다.

근대 유럽 사회에 성 유희가 확산되면서 매독이 창궐했는데, 유럽에서만 약 1천만 명이 매독으로 사망했다고 합니다. 15세기 말 시칠리아 출신의 의사 니콜라스 스퀼라초는 "세상 그 어떤 것도 이 야만인들의 저주보다는 끔찍하지 않다"라고 적었습니다. 그리하여 매독은 '아메리카의 복수'라는 해석도 있는 모양입니다. 인류 역사에 지대한 영향을 끼쳤던 정치가, 문인, 예술가가 매독에 걸려 죽음을 맞거나 매독에 걸렸던 것으로 의심된다고 합니다.

독립사학자 데버러 헤이든은 콜럼버스의 항해와 맞물려 유럽 사회에 출현한 매독이 페니실린 개발 전까지 500여 년에 걸쳐 맹위를 떨친 과정을 《매독》에 담았습니다. 그리고 근대 무렵 매독으로 고통받았던 것으로 짐작되는 유명 인사 14명의 발자취를 더듬었습니다. 18세기 말의 루트비히 판 베토벤으로부터 20세기 중반의 아돌프 히틀러에 이르는 음악가, 시인과 작가, 화가, 철학자, 정치가 등이 매독으로 고통받은 끝에 비참한 최후를 맞았습니다.

그들 가운데 로베르트 슈만과 샤를 보들레르는 매독이 3기에 이르러 정신질환을 앓았던 것으로 추정됩니다. 보들레르의 시집 《악의 꽃》의 서시인 〈독자에게〉에서 "한 발 한 발 우리는 지옥을 향해 나아간다. / 악취를 풍기는 칠흑처럼 시커먼 연기를 뚫고 / 마치 아무렇지도 않다는 듯이"라는 표현이 있는 것을 보면, 아마도 그는 자신의 비참한 운명을 알고 있었던 것 같습니다.

원인을 몰랐으니 마땅한 치료 방법이 없었습니다. 매독을 치료할 수 있는 약제가 개발되기 전까지는 국부에 수은 증기를 쏘이거나, 수은 연고를 바르고, 욕조에 수은을 채워 데워서 몸을 담그

기도 했습니다. 수은의 독성으로 매독균을 죽이는 효과는 보았지만, 대신 수은 중독이라는 부작용을 얻었습니다. 한편 일부러 말라리아에 걸려서 열에 약한 매독균을 죽이는 방법도 있었습니다. 열로 매독을 치료하면 키니네를 써서 말라리아를 치료했습니다. 하지만 말라리아로 인해 사망하는 사람이 많았으므로 매독을 치료하기 위해 목숨을 건 셈입니다.

파트리크 쥐스킨트는 《향수》에서 18세기 중반 프랑스 파리에서는 "매독은 이제 더 이상 신의 저주가 아니라 지극히 정상적인 병이라고들 한다"라고 적었는데, 이런 세상은 157년 뒤에나 가능해졌습니다.

1905년 독일의 피부과 의사 에리히 호프만Erich Hoffman과 프리츠 쇼딘Fritz Schaudin이 매독균을 발견하였고, 1906년에는 독일의 세균학자 아우구스트 폰 바서만August von Wassermann이 보체 결합 반응 원리로 매독균을 진단하는 바서만 반응을 발견하였습니다.

1907년에는 독일의 화학자 파울 에를리히Paul Erlich의 실험실에 있던 알프레드 베르트하임Alfred Bertheim이 비소를 원료로 하는 화학약품 아르스페나민Arsphenamine을 합성해냈습니다. 에를리히는 이를 바탕으로 새로운 치료제 합성을 시도하였고, 606번의 시도 끝에 사람에 해를 줄이고 매독을 치료할 수 있는 약품 개발에 성공했습니다. 에를리히는 이 약에 살바르산 606호Salvarsan 606라는 이름을 붙였는데, '구하다'라는 의미의 라틴어와 '비소'를 의미하는 독일어를 합성하여 '생명을 구하는 비소'라는 의미라고 합니다. 살바르산은 인류 최초의 합성 화학 치료제로 마법의 탄환 magic bullet이라고 불렸습니다.

후천면역결핍증후군, 일명 에이즈는 인간면역결핍바이러스HIV에 감염되어 생깁니다. HIV에 감염되면 바이러스가 면역세포를 공격하여 파괴하기 때문에 신체의 면역력이 감소하고, 면역력이 감소하면 병원체에 의한 감염병이나 카포시육종 같은 악성종양으로 죽음을 맞을 수 있습니다. HIV에 감염된 이후 적절한 치료를 받지 않아 사망에 이르기까지 평균 10~12년이 걸리는데, 면역결핍의 증상이 나타나는 경우를 에이즈라고 하므로 HIV 감염과 에이즈는 같은 개념이 아닙니다. HIV에 감염되어 면역 결핍 증상이 나타나기까지 HIV 감염인이라고 합니다.

HIV는 레트로바이러스retrovirus과에 속하는 RNA 바이러스입니다. 따라서 인체에 들어와서 바로 증폭되지 않으며, 바이러스에 포함된 유전정보를 작동시켜 역전사효소를 만든 다음 바이러스의 정보를 숙주의 DNA에 삽입시켜 새로운 HIV를 생산하는 것입니다. 1981년 미국 로스엔젤레스에서 5명의 동성애자 남성이 심각한 폐포자충 폐렴 증상을 보이면서 세상에 알려졌습니다.

에이즈의 병원체는 1984년 미국 메릴랜드 의과대학의 로버트 갈로Robert Gallo 교수 연구진과 프랑스 파스퇴르 연구소의 뤼크 몽타니에 교수 연구진에 의하여 밝혀졌습니다. HIV 바이러스는 1930년대에 아프리카에서 처음 출현했는데, 아프리카 침팬지 사이에서 전파되던 원숭이면역결핍바이러스SIV가 침팬지와 접촉한 아프리카인에게 전염된 인수공동전염병의 하나였습니다. 그러므로 원시림을 파괴하고 야생동물을 무분별하게 포획해서 얻게 된 천형인 셈입니다. 그래서 HIV는 두 종류가 있습니다. 전 세계로 확산된 HIV-1은 침팬지에게서 유래한 것이고, 검은망가베이원숭이에게서 유래한 HIV-2는 아직은 서아프리카 지역에서 유행하고 있습니다.

HIV에 감염되면 임상적으로 4단계를 거칩니다. 2~4주 정도 지속되는 배양기에는 특별한 증상이 없습니다. 곧 열이 나고, 발진이 생기고, 림프절이 붓고, 오한과 통증이 나타나는 급성기로 넘어갑니다. 급성기는 평균 28일 정도 지속됩니다. 급성기 증상이 사라지면 잠복기로 넘어갑니다. 특별한 증상이 거의 나타나지 않는 상태로 사람에 따라 2주 혹은 20년 이상 지속되기도 합니다. 증상은 없지만 HIV와 면역체계가 치열하게 맞대결을 벌이는 상태입니다. 결국 바이러스가 면역세포를 파괴하여 면역체계가 무너지면 에이즈로 넘어가는데, 다양한 기회감염의 증상을 보이기 시작합니다. 기회감염은 면역체계가 정상일 경우에는 문제가 되지 않던 병원체가 심각한 감염 증상을 보이는 상황을 말합니다.

HIV에 감염되는 경로는 크게 3가지입니다. 가장 흔하고 예방이 가능한 경로는 성관계, 특히 안전하지 않은 성행위입니다. 감염자의 체액에 숨어 있는 HIV가 생식기, 구강, 항문 등 점막 접촉으로 전파됩니다. 초기에는 동성애자 사이의 성행위가 4가지 고위험 요소의 하나였습니다. 그러므로 성관계에서 콘돔을 사용하는 경우 HIV 감염 위험을 85% 줄일 수 있습니다.

두 번째 경로는 HIV에 오염된 혈액이나 의료 기구와 접촉하는 경우입니다. 초기에는 마약 중독자들이 주사기를 공유하면서 전파되었고, 혈우병 환자는 여러 사람에게서 모은 혈액 성분을 받아야 했기 때문에 위험했습니다. HIV 오염 혈액 제제를 수혈받거나, HIV 감염 환자가 사용한 주삿바늘로 감염될 수도 있습니다. 필자는 미국에서 공부할 때 HIV 감염 환자의 뇌를 검사하다가 수술칼에 찔리는 사고를 당했습니다. 포르말린에 오랫동안 담겨 있었으니 감염될 가능성은 희박하다고 들었지만, 꽤 오랫동안 긴장한 채 지내야 했습니다. 그 밖에도 문신이나 장신구를 달기 위하여 몸에 구멍을 내는 경우에도 기구를 통하여 감염될 위험이 있습니다.

세 번째는 매독과 마찬가지로 HIV에 감염된 모체에서 태아 혹은 신생아에게 전파되는 수직감염이 있습니다. 임신 중, 분만 시, 수유 시에 감염이 일어날 수 있습니다.

2018년 한 해 동안 전 세계에서 새로 확인된 HIV 감염자나 에이즈 증상을 보인 환자는 170만 명이었고, 3,790만 명이 HIV에 감염된 상태로 살아가고 있습니다. 2019년 한 해 동안 우리나라에서 새로 확인된 HIV 감염자나 에이즈 증상을 보인 환자는 1,222명이었습니다. 남자가 1,111명, 여자가 111명으로 81.7%는 성관계를 통해 감염되었고, 그중 동성 간 성접촉은 53.8%였습니다.

서울의대 감염내과의 방지환 교수가 건강보험심사평가원과 질병관리본부의 자료를 바탕으로 분석한 추계에 따르면, 우리나라의 HIV 감염자는 2020년에 2만 명을 넘어설 것이라고 합니다. 우리나라의 경우 감염이 의심되어 검사하는 비율이 20.8%에 불과한데, 에이즈 증상이 나타나야 비로소 검사한다는 의미입니다. 나머지는 HIV에 감염되었다는 사실을 모르고 다른 사람들에게 전파시킬 위험이 큽니다. 최근 HIV 감염이 확인된 사람 중에 젊은 양성애자의 비율이 늘고 있는 것도 이런 이유 때문입니다.

1981년 에이즈라는 정체 모를 감염병이 처음 등장했을 때는 현대판 페스트라는 이름을 얻을 정도로 공포의 대상이었습니다. 1984년에 바이러스의 정체가 밝혀졌지만 1995년에 몇 가지 바이러스 치료제를 혼합하여 사용하는 칵테일 요법이 나오기 전까지 에이즈 환자는 기피 대상이었습니다. 응급환자 발생 신고를 받고 달려간 구급대원도 에이즈가 의심되는 환자는 후송을 거부할 정도였습니다. 고활성 항바이러스 요법Highly Active Anti-Retroviral Therapy, HAART인 칵테일 요법이 상당한 성과를 올리면서 에이즈는 완치 가능한 질병이 되었습니다. 이제 에이즈는 죽음을 피할 수 없는 병이 아니라 고혈압, 당뇨병처럼 조절이 가능한 만성 질환이 된 것입니다.

HIV 감염으로 인한 중추신경계의 병리학적 변화는 크게 5가지로, 원발성 HIV 감염, 병인이 밝혀지지 않은 HIV 관련 병리, 기회감염, 종양, 영양이나 대사장애로 인해 나타나는 병변 등입니다. 그 가운데 치매 증상을 나타내는 변화는 HIV 뇌염인데, 특히 성인에게 나타나는 에이즈 치매복합증이 있습니다. 초기에는 기억력과 집중력 감퇴, 무감각, 운동실조, 전진, 간질, 인격 변화, 간대성 근경련, 구음장애, 요실금 등 인지기능과 운동기능이 함께 저하된 증상을 보입니다. 이런 증상은 서서히 나빠지거나 갑자기 나빠질 수도 있고, 말기에는 심한 정신장애와 실어증, 요실금, 운동장애 등을 보입니다.

이런 환자의 뇌를 검사해보면 대뇌의 피질은 비교적 잘 보존되어 있지만, 피질의 깊은 부위와 백질에서 국소적이거나 전반적으로 공포성 변화를 볼 수 있습니다. 신경섬유를 감싸는 수초가 탈락되는 소견도 있습니다. HIV 뇌염 환자에서 보는 특징적인 변화는 다핵거대세포들로, HIV 뇌염을 진단하는 표지가 되기도 합니다. 인지 기능을 담당하는 대뇌의 주요 부위가 HIV 감염에 의해 손상을 입기 때문에 치매 증상을 보이는 것입니다.

매독이나 에이즈와 같이 신경계를 손상시키는 성매개 병원균에 감염되지 않으려면 안전한 성관계를 가지는 것이 1차적인 예방법입니다. 매독은 비교적 간단한 검사로 확인할 수 있고, 감염되어도 페니실린으로 완치가 가능합니다. 따라서 부적절한 성관계가 있었다면 매독 검사를 받는 것이 좋습니다.

8 만성 알코올의존증 〉

필자는 젊은 시절에 술을 즐기는 편이었습니다. 술자리에서 사람들과 이야기를 나누는 것을 좋아했기 때문입니다. 술이 센 편은 아니었지만 분위기에 취해 과음하는 경향이 있었습니다. 시작할 때는 사람이 술을 마시지만, 이내 술이 술을 마시고, 시간이 지나면 술이 사람을 마시는 꼴이었습니다. 그러다 보니 어느 시점부터는 자신을 추스르지 못하는 상황이 일어났습니다. 10여

년 전에 금주를 선언했지만, 시간이 지나면서 다시 술자리를 가지고 있습니다. 금주는 참 어려운 일입니다.

그러면 술이 뇌의 건강에 미치는 영향을 살펴보겠습니다. 원숭이나 코끼리 같은 동물도 구덩이에 과일을 모아 발효시켜 마시는 것을 보면 술은 인류보다도 역사가 더 오래되었을 수 있습니다. 메소포타미아 문명이나 이집트 문명에는 포도주를 만들어 교역했다는 기록이 전해질 만큼, 포도주는 역사가 오래된 술입니다. 《성경》에는 고대 이스라엘에서 포도를 재배하여 포도주를 만들었고, 《탈무드》에서는 아담이 포도주를 담갔는데 호기심이 생긴 악마가 아담의 호의로 한 모금 얻어 마시고는 그 맛에 감동했다는 기록이 나옵니다. 악마는 아담에게 멋진 음료를 만드는 데 도움을 주고 싶다면서 양, 사자, 원숭이, 돼지를 잡아 포도밭에 동물들의 피를 거름으로 뿌렸습니다. 그래서 동물의 피가 스며든 포도로 빚은 포도주를 마시면 '양'처럼 순해지고, '원숭이'처럼 춤추고 노래하고, '사자'처럼 사나워지고, 종국에는 '돼지'처럼 더러워지는 부작용이 생겼다고 합니다.

한편 《삼국지》에서 영웅들은 술을 동이째 들이키며 용맹함을 과시하지만, 옛 선비들은 술을 마실 때 '상대의 주량이 나와 같지 않음'을 명심했습니다. 그래서 석 잔 이상 술을 돌리면 남을 배려할 줄 모르는 천박한 사람으로 치부되었습니다. 그런데도 술로 인한 불상사는 많이 일어났는지, 계영배(戒盈杯)에 관한 이야기가 전해져 내려옵니다. 계영배는 술을 가득 담으면 술이 빠져나가 빈 잔이 되는 특별한 술잔으로, 술을 조금씩만 채워 마셔야 해서 덜 마시게 하는 효과가 있었습니다.

술을 마시면 위에서 10%가 흡수되고 소장의 초입 부분에서 나머지 90%가 흡수되어 핏속에 들어갑니다. 술은 기본적으로 뇌의 기능을 억제하는 효과를 나타내는데, 혈중 알코올 농도가 0.3%가 되면 평소에는 억제되던 심리 상태가 풀어지기 때문에 기분이 들뜨고 활발한 움직임을 보이게 됩니다. 하지만 혈중 알코올 농도가 더 높아지면 다른 기능까지 억제되는데, 0.5%가 되면 운동 기능에 영향을 미쳐 비틀거리기 시작하고, 1%가 되면 몸을 가눌 수 없는 지경에 이릅니다. 2%에 이르면 정신이 흐려지고 착란 상태에 빠지고, 3%면 정신이 혼미해지고, 4%면 혼수상태에 이르며, 5%면 호흡중추가 마비되어 죽을 수 있습니다.

과음하면 정도에 따라 알코올성 환각증이나 일시적 기억상실이 생기고, 급성 알코올 중독증에 해당하는 증상을 보일 수 있습니다. 그런가 하면 매일 이어지는 과음으로 혈중 알코올 농도가 높은 상태에서 술을 마시지 않게 되면 진전섬망이나 발작과 같은 금단 증상을 보일 수 있습니다.

진전섬망의 주요 증상으로는 악몽, 불안감과 혼란감, 방향감각의 상실, 환각, 발열, 발한, 고혈압과 심박수 증가 등이 있습니다. 술을 끊은 지 2~3일 후면 증상이 나타나기 시작하여 4~5일이면 최고조에 이릅니다. 진전섬망 상태에서 제대로 치료받지 않으면 35%가 사망하고, 치료를 하더라도 15%의 사망률을 보입니다.

술을 계속 마시지 않았을 때 진전섬망이 나타나는 정도라면 알코올의존증입니다. 알코올의존증은 생리학적 혹은 심리학적 요인으로 생깁니다. 초기에는 여러 가지 이유로 술을 마시는데, 음주가 반복되다 보면 직장이나 가정에서 해야 할 역할을 다하지 못합니다. 그것이 원인이 되어 술을 찾는 일이 반복되는 상태를 알코올남용이라고 합니다. 알코올남용이 이어지다 보면 그 효과가 감소되면서 전보다 더 많은 술을 마시게 되는 악순환이 시작되는데, 이 단계를 알코올의존이라고 합니다.

알코올의존증 환자는 넘어지거나 부딪혀서 머리를 다치기 쉬운데, 이로 인하여 외상후뇌병증이나 경막하혈종 등이 생길 수 있습니다. 뇌줄기에 있는 교뇌 부위에 신경을 감싸는 말이집이 탈락하는 교뇌중심부 말이집용해증이나, 대뇌의 대들보라고 할 수 있는 뇌량과 중심부 백질을 지나는 신경섬유의 말이집이 탈락하는 마르키아파바 비그나미Marchiafava Bignami병이 나타날 수 있습니다.

술을 마시면서 안주를 별로 먹지 않으면 필수영양소가 부족해질 수 있습니다. 만성 알코올의존증 환자들은 흔히 비타민B₁이 결핍되는 경우가 많습니다. 그러면 베르니케뇌병증이 급성으로 나타나고, 보충되지 않으면 코르사코프 증후군이 됩니다.

베르니케뇌병증은 눈근육 마비와 눈 떨림 등 안구운동 이상과 혼돈 및 보행실조, 손발 마비 등 운동장애가 특징입니다. 그래서 심한 영양결핍인 만성 알코올의존증 환자에게는 포도당 수액을 주사하는데, 비타민B₁이 갑자기 많이 필요해지면 이런 증상이 나타날 수 있습니다. 2008년 광우병 사태에서 인간광우병이 의심된다고 하였던 미국인 아레사 빈슨은 베르니케뇌병증일 가능성도 있었습니다.

코르사코프 증후군의 특징은 일정한 시점 이후 일어난 일을 기억하지 못하는 진행성 기억상실, 일정한 시점 이전에 일어난 일을 기억하지 못하는 역행성 기억상실, 작화증, 환각 등입니다. 기억장애가 심하기 때문에 치매가 의심되는데, 주로 단기기억이 손상을 입기 때문에 치매의 진단 기준을 만족시키지 못합니다.

만성 알코올의존증 환자는 흔히 치매 증상을 보입니다. 그런데 치매 증상은 있는데도 뇌실질의 손상이 분명하지 않은 경우가 있어서 알코올의존증을 치매의 원인으로 꼽기에는 분명치 않은 점이 있습니다. 신경 심리 검사를 면밀하게 해보면 알코올의존증 환자의 50% 정도는 지적 능력이 저하됩니다. 그 가운데 10%는 심한 치매 증상을 보입니다. 같은 기간 술을 마셨다고 해도 알코올성 치매는 젊은이보다는 나이가 많은 사람에게 흔하게 나타납니다. 65세 이상의 만성 알코올의존증 환자의 45%는 치매 증상을 보입니다. 폭음의 기준이 120~150mL의 순수 알코올을 매일 마시는 것인데, 이렇게 10~15년 마시면 치매의 위험이 높습니다.

알코올성 치매의 증상은 대개 가벼운 정도에 머물거나 아주 천천히 진행됩니다. 건망증, 정신지체, 집요함, 주의력 감퇴, 지남력 장애 등이 전형적인 증상입니다. 컴퓨터단층촬영을 해보면 대뇌의 측뇌실이 커지고, 대뇌의 주름이 위축되어 있습니다. 다른 치매와는 달리 알코올성 치매는 금주하면 치매 증상이 상당 부분 회복되기도 합니다.

젊어서도 술은 적당히 즐기는 것이 좋겠습니다. 그렇지 못했더라도 장년에 접어들면 체력이 달리기 마련이니, 적당한 선에서 타협하는 것이 좋겠습니다.

치매 위험 질환: 제2수준
(치매 위험 가능성 있음)

1　우울증　　　　　　　　　　　　　›

한국보건사회연구원이 2017년에 발표한 자료에 따르면 2002년부터 60세 이상인 동일 인구집단을 11년간 추적 조사하였더니 2002년에 0.52%였던 치매 유병률이 2013년에는 10.70%로 2배 이상 증가한 것으로 나타났습니다. 교육 수준(중졸 이하), 65세 미만 성인의 비만, 고혈압, 신체 비활동, 흡연, 당뇨병, 우울증 등 7개의 치매 위험 요인의 치매 발병에 미치는 영향을 조사하였습니다. 그 결과, 7개 요인의 상대 위험도는 신체 비활동이 1.82로 가장 높게 나타났고 우울증이 1.65로 그 뒤를 이었습니다.

대한치매학회의 누리집 자료에 따르면 노인성 우울증을 앓는 환자는 기억력 저하, 주의력 결핍 등과 같은 인지기능장애가 나타나기 쉬워서 치매를 앓는 것으로 오인되는 경우도 많다고 합니다. 따라서 노인성 우울증으로 인한 인지장애와 치매를 구분해야 합니다.

한편, 우울증은 치매의 위험 인자라고 합니다. 우울증을 앓은 적이 있는 노인은 그렇지 않은 노인에 비해 치매 발병 가능성이 2~3배 높다는 것입니다. 이와 같은 설명은 오스트레일리아 국립대학의 니콜라스 셔뷘Nicolas Cherbuin 박사 연구진의 연구 등을 참조한 것입니다.

우울증은 우울한 감정과 신체활동력의 저하를 특징으로 하는 정신적 상태로, 주로 우울한 기분, 의욕과 관심 저하, 정신 활동 감소, 초조감, 불안감, 식욕 저하, 수면의 증가/감소 등을 보입니다. 정신긴장 등 환자가 처한 상황에 따라 일시적인 경우가 아니고 지속되면 병적인 상태로 보아야 합니다.

우울증의 원인은 아직 분명하게 밝혀진 바는 없습니다. 다만 노르에피네프린norepinephrine, 세로토닌serotonin, 감마아미노부티르산ɣ-aminobutyric acid, GABA 등의 신경전달물질이나 갑상선 호르몬, 성장 호르몬, 시상하부-뇌하수체-부신피질 축의 이상과 같은 내분비적 요소가 작용할 수 있으며, 유전적 소인도 있다고 합니다. 그 밖에도 사회 심리적 요인과 같은 환경적 요인도 있습니다.

《정신질환 진단 및 통계 편람Diagnostic and Statistical Manual of Mental Disorders-IV, DSM-IV》에 따른 우울증의 진단 기준은 ① 2주 이상 거의 매일 지속되는 우울한 기분, ② 일상 대부분의 일에 대한 관심 및 흥미 감소, ③ 식욕 감소 또는 증가(체중 감소 또는 증가, 한 달에 5% 초과), ④ 불면 또는 과다 수면, ⑤ 정신운동 지연 또는 정신운농 조조, ⑥ 피곤 또는 에너지의 감소, ⑦ 무기치감, 부적절한 죄책감, ⑧ 집중력 저하, 우유부단, ⑨ 반복적인 자살 생각 등 9가지 증상 가운데 1번이나 2번 중 하나 이상을 반드시 포함하며 5개 이상의 증상이 일상생활을 영위할 수 없을 정도로 영향을 미치는 경우입니다.

세계 인구의 2~3%가 우울증을 앓고 있다고 합니다. 건강보험 심사평가원 자료에 따르면, 2018년 1년 동안 우리나라에서 우울증으로 치료받은 환자는 248만 4,600명이었습니다. 우울증 환자의 56.3%는 정신건강의학과에서 진료를 받지만, 내과, 신경과 등에서도 진료받습니다. 정신건강의학과에 대한 부정적인 인식도 작용한 듯합니다.

우울증이 있으면 치매에 걸린 위험이 높다는 주장도 있습니다. 우울증 환자가 보이는 증상이 치매를 의심하게 만들기도 하는데, 특히 노인 우울증의 경우 '가성 치매'라고 할 만큼 정신상태 검사의 결과마저도 치매 증상과 흡사합니다. 노인 우울증 환자의 경우 주관적인 기억력 감퇴와 인지기능의 저하라는 특징이 있습니다. 젊은 환자는 다양한 신체 증상을 호소하지만, 노인 우울증 환자의 신체기능장애는 나이가 들면서 동반되는 경우가 많아 우울증의 진단에 크게 도움이 되지 않습니다.

삼성서울병원 정신건강의학과 김지혜 교수팀은 강화된 자극을 통한 회상 과업이라는 검사 도구가 초기 알츠하이머병 치매 환자와 노인 우울증 환자를 변별하는 데 도움이 된다는 연구 결과를 내놓기도 했습니다. 즉, 치매와 우울증은 치료적 접근 방식이 다르기 때문에 정확한 진단과 이에 따른 치료가 절대적으로 필요합니다.

니콜라스 셔빈과 마찬가지로 피츠버그 의과대학 정신건강의학과에서도 나이 들어 생기는 우울증이 혈관성 치매와 알츠하이머 치매를 포함한 모든 치매의 위험을 높이는 것으로 조사되었습니다. 그런가 하면 미국 시애틀의 리니 박사 연구진은 노인 우울증을 치매의 위험 요소라고 보기보다는 치매가 조기에 증상을 나타내는 것으로 해석하는 것이 타당하다고 주장했습니다. 우리나라에서도 서울대학교 대학원에 제출된 조맹제 박사의 학위논문에서도 같은 연구 결과를 얻었습니다.

이와 같은 주장이 타당하다고 보는 것은 우울증은 삶의 전반에 걸쳐서 발병하는 데 반해, 치매는 노인기에 아주 흔하게 발병하기 때문입니다. 또한 치매 환자가 우울 증상을 잘 보인다는 점도 고려해야 합니다. 경우에 따라서는 우울 증상이 치매 초기 증상으로 나타날 수도 있습니다. 원인과는 상관없이 모든 치매에서 우울증의 위험이 높다고 결론 지은 연구가 적지 않습니다. 사실 우울증의 원인도 아직 밝혀지지 않았고, 치매의 원인은 아주 다양합니다. 그래서 우울증이 치매와 연관이 있다고 보기는 어려울 것 같습니다.

따라서 우울증은 치매의 위험을 높인다기보다는 치매의 전조 증상이라는 편이 옳을 것 같습니다. 하지만 노인 우울증은 치매와 아주 흡사한 증상을 보일 수 있기 때문에 우울증인지 치매인지 정확하게 진단하는 것이 중요합니다. 즉, 치매가 아닌 우울증이라면 약물치료를 비롯하여 적절한 치료를 통해 치매로 오인하여 엉뚱한 치료를 하지 않도록 해야 합니다.

건강보험심사평가원에서는 외래에서 처음 진료를 받는 우울증 의심 환자가 제대로 진단을 받고 적절하게 치료를 받도록 하기 위한 평가 계획을 수립하였습니다. 미국 정신의학회에서 정한 항우울제 처방 지침에 따르면, 급성기 우울증의 경우 항우울제가 잘 듣는 환자는 재발 위험을 줄이기 위해 4~9개월 동안 약물치료를 지속해야 합니다. 영국의 대표적인 의료 기술 평가 기관인 국립보건임상연구소National Institute for Health and Care Excellence, NICE에서도 재발 위험을 줄이기 위해서는 적어도 6개월은 항우울제를 복용하도록 권고하고 있습니다.

노인 우울증의 경우에는 치매인지, 치료 가능한 우울증인지 구분하는 것이 중요합니다. 그런데 우울증 환자는 자살 위험이 높습니다. 특히 치료를 중단하는 경우에 위험이 높아집니다. 물론 자살에 영향을 미치는 요소는 우울증만이 아니며, 사회심리학적으로 다양한 요소가 작동하는 것도 사실입니다. 그런데도 우울증을 적절하게 치료하지 않는 것은 매우 위험합니다. 제대로 치료받지 않은 정신병 때문에 일어나는 자살은 15~24세, 65~85세 사이가 특히 위험합니다. 노인 우울증의 적절한 진단과 치료가 중요한 이유입니다.

노인 우울증은 치매의 위험을 높이는 요소라기보다는 치매의 전조증상으로 여기되, 치매와 많이 비슷하므로 정확한 진단을 내리는 것이 중요합니다. 그래야 치매를 치료할 것인지, 우울증 치료를 할 것인지 결정할 수 있습니다. 우울증을 제대로 치료하지 않아 발생하는 자살 위험성을 생각해서라도 우울증인지, 치매인지 제대로 진단하고 치료하는 것이 중요합니다.

② 난청 〉

노인성 난청은 나이가 들면서 청력이 떨어지는 것을 말하는데, 주로 내이에 노화성 변화가 생겨 기능이 떨어지는 신경성 난청입니다. 소리가 고막을 울리면 이소골이 떨리고, 이 떨림이 내이의 달팽이관을 채운 림프액의 흐름을 만들어서 모세포에 나 있는 섬모가 감지하며, 섬모의 움직임은 화학적 신호로 바뀌어 청신경으로 전달됩니다.

소음에 장기간 노출되거나 청각에 영향을 미치는 약물, 유전적 소인, 중이염과 같은 염증질환, 고혈압, 당뇨, 고지혈증과 같은 전신질환도 청력을 떨어트릴 수 있습니다. 노인성 난청이 생기면 주로 고음이 잘 들리지 않다가 나중에는 저음까지도 잘 듣지 못하게 됩니다. 특히 시끄러운 환경이나 열린 공간에서는 소리를 구분하지 못하기도 합니다. 노인성 난청이 생기면 회복이 어렵기 때문에 일찍 발견하여 보청기 등을 사용하여 일상에 불편함이 없도록 해야 합니다.

최근에 난청을 호소하는 환자가 폭발적으로 늘고 있습니다. 건강보험심사평가원 자료에 따르면 난청으로 진료받은 환자는 2015년에는 293,620명이었는데, 2019년에는 408,092명으로 42%나 늘었습니다. 50대 이상이 대부분이지만 30대 이하의 젊

160

은 층도 82,586명이나 되는데, 이어폰을 꽂고 음량을 키워 듣기 때문에 생기는 소음성 난청이 대부분입니다.

난청이 생기면 소리를 잘 듣지 못하는 것 말고도 귀에서 울리는 소리가 들리고, 두통과 어지럼증이 동반됩니다. 뿐만 아니라 집중력과 기억력이 떨어지고 우울증까지 생길 수 있습니다.

최근에는 노인성 난청이 치매 위험을 높인다는 이야기를 자주 듣습니다. 미국 유타 대학교 이비인후과의 리처드 거글Richard K. Gurgel 교수 연구진은 65세 이상인 노인 4,463명에 대하여 청력 감소와 치매 발생의 관련성을 3년 이상 추적하면서 관찰하였습니다. 연구를 시작할 당시에는 치매가 없었는데, 그중 836명의 청력이 떨어져 있었습니다. 청력이 떨어진 사람들 가운데 16.3%는 치매가 발생하였고 청력이 정상인 사람은 12.1%로 통계적으로 의미 있는 차이를 보였습니다. 청력이 손실된 사람에게 치매가 발생할 때까지 평균 기간은 10.3년이었는데, 청력이 정상인 사람 가운데 치매가 생긴 사람은 11.9년으로 차이가 났습니다. 결과적으로 청력손실은 치매가 생길 위험을 27% 높이는 것으로 보입니다.

대만에서도 비슷한 연구 결과가 나왔습니다. 맥캐이Mackay 의과대학의 페이젠 수Peijen Su 등이 대만 국가건강보험자료에 등록된 청력감퇴 환자 4,108명을 연령, 성별, 상병 등의 요소들을 보정한 4,013명을 대조군으로 하여 청력감퇴와 치매 발생의 위험을 조사하였더니 치매가 발생할 위험이 30% 정도 높았습니다.

사실 청력감퇴와 치매는 모두 나이가 들면서 생기는 질환입니다. 그런데 청력감퇴와 치매가 직접적으로 관련이 있다는 증거는 충분하지 않습니다. 청력감퇴와 치매와의 관계에 대해 다양한 설명이 있는데, 청력이 떨어지면 의사소통을 위한 인지기능을 작동시키는 데 힘이 더 많이 든다고 합니다. 청력이 떨어지면 대뇌의 구조와 기능에 변화가 생기며, 청력감퇴가 생기면 인지기능이 같이 저하된다고도 합니다. 한편 청력이 떨어지면 사회적 관계가 느슨해질 수도 있고, 청력감퇴로 인해 인지기능이 잘못 평가될 수도 있다는 설명도 있습니다. 또한 청력감퇴가 치매의 초기 증상이라는 주장도 있습니다.

사실 청력감퇴와 치매의 진단은 쉽지 않습니다. 따라서 통계해석의 적절성도 문제가 될 것입니다. 즉, 청력이 떨어진 환자는 치매를 선별하는 검사에서 좋은 점수를 받지 못할 수 있으므로 치매가 아닌데도 치매로 진단될 수도 있습니다. 그런데 청력이 떨어진 환자가 보청기를 사용했을 때 치매 증상이나 행동장애가 의미 있는 수준으로 개선되지 않았다는 연구 결과도 적지 않습니다. 또한 청력감퇴가 치매의 위험을 높인다는 연구 결과에도 불구하고 청력감퇴를 예방하였을 때 치매가 적게 발생하거나 증상이 늦어진다는 증거 또한 없습니다. 치매를 일으키는 위험 요소를 고려하였을 때 치매 환자의 35%는 예방할 수 있으며, 약 9%의 치매 환자는 중년에 시작하는 청력감퇴와 연관이 있습니다.

다시 말해, 청력감퇴가 있으면 치매가 생길 위험이 높다는 연구 결과는 많으며, 위험의 정도는 연구에 따라 다소 차이가 있습니다. 또한 보청기 등을 사용하여 떨어진 청력을 보완하면 인지능력이 향상되거나 치매 증상이 개선되었다는 연구도 있지만, 그렇지 않은 연구 결과도 적지 않습니다.

그렇지만 일단 잘 들을 수 있어야 인지기능이 제대로 유지될 수 있고, 다른 사람들과 소통을 활발하게 할 수 있습니다. 또한 청력감퇴로 인해 치매가 아닌데도 치매로 진단되어 치료받을 가능성도 배제할 수 없습니다. 따라서 청력에 문제가 생기면 청력검사를 받아 정확히 진단받고, 필요한 경우 보청기를 비롯하여 인공와우를 이식하는 등 적극적인 치료가 필요합니다.

3 정신적 긴장(스트레스) ❯

스트레스는 만병의 근원이라고 합니다. 고혈압, 당뇨, 비만 등 생활습관병을 직접적, 간접적으로 일으키기 때문입니다.

이런 병들은 온몸의 장기를 손상시키기 때문에 만병의 근원이라고 하는 것입니다.

정신적 긴장이라고 풀어서 이야기할 수 있는 스트레스라는 용어는 '일반적인 적응 증후군general adaptation syndrome'에 대한 선구적인 연구를 발표한 캐나다 의사 한스 셀리에Hans Selye가 처음 사용하였습니다. 셀리에 증후군이라고도 하는 일반적인 적응 증후군은 추위, 약물, 외과적 손상에 노출된 실험동물이 초기의 경보 단계에 이어 저항 또는 적응하는 단계를 거쳐 마지막으로 극도의 피로를 보이다가 사망에 이르는 사실을 발견하면서 밝혀졌습니다. 그는 이런 실험 결과는 그가 진료한 환자들이 보이던 증세와 유사하였습니다. 이런 신체 반응이 시상하부, 뇌하수체, 부신을 연결하는 시상하부-뇌하수체-부신 축이 계통적으로 작동하는 데서 유래한다는 사실을 밝혔습니다.

셀리에는 오스트리아-헝가리 왕국 시절의 헝가리에서 태어나 프라하에서 교육을 받았습니다. 캐나다로 이민하여 활동하였기 때문에 영어가 서툴렀다고 합니다. 그래서 다리 난간에 걸리는 긴장도를 나타내는 물리학 용어 스트레인strain 대신에 스트레스라는 단어를 사용하였던 것입니다.

사람은 외부로부터 강한 자극을 받으면 이에 맞서거나 피하는데, 그 과정에서 신체 반응이 이어집니다. 1단계 경보에서는 외부 자극이 생기면 혈압과 맥박이 증가하고 근육이 긴장하는 것을 느낄 수 있습니다. 이는 시상하부-뇌하수체-부신 축이 작동하여 아드레날린이 분비되고 교감신경계가 활성화되어 외부 자극을 인지하는 단계입니다. 2단계에서는 외부 자극에 맞서거나 피하기로 결정을 내립니다. 외부 자극을 극복할 수 있을 것 같으면 적극적으로 대응하지만, 극복할 수 없을 것 같으면 소극적으로 피하는 것입니다. 이렇게 하여 외부 자극을 소멸시키면 아드레날린 수치도 떨어지고 혈압과 맥박도 정상으로 돌아갑니다. 외부 자극에 저항하는 단계에서는 정상 상태에서 이탈한 신체 내부 환경 탓에 고혈압, 위궤양, 불면증과 같은 심인성 질환이 생길 수 있습니다.

그런데 외부 자극이 해소되지 않고 지속되면 피로 단계로 넘어갑니다. 높아진 혈압이 유지되고 집중력이 떨어지고 좌절감을 느끼기도 합니다. 부신은 아드레날린을 지속적으로 분비하므로 점점 쇠약해집니다. 결과적으로 불안감, 피로, 우울증 등의 증상이 나타납니다.

정신적 긴장은 긍정적 정신 긴장eustress과 부정적 정신 긴장distress으로 구분합니다. 당장에는 부담스럽지만 앞으로의 삶이 나아질 수 있는 정신 긴장은 긍정적 정신 긴장이라고 하고, 최선을 다하여 대응하거나 적응해도 불안이나 우울 등의 증상이 생기는 정신 긴장은 부정적 정신 긴장이라고 합니다. 아무런 자극이 없는 무미건조한 생활보다는 적절한 정신적 긴장 요인이 삶에 활력을 불어넣을 것입니다. 정신적 긴장을 일으키는 요인에 따라 긴장의 강도가 다른데, 배우자의 사망이 가장 높은 100점이고, 이혼이 73점, 별거가 65점으로 배우자와의 관계 단절이 정신적 긴상 지수의 1, 2, 3위를 자지하고 있습니다.

정신적 긴장이 치매와 관계가 있다는 이야기가 나온 것은 꽤 오래되었습니다. 역학조사를 통하여 만성적으로 정신적 긴장이 쌓이는 노인에서 치매가 생길 위험이 크다는 연구나, 쥐를 극심한 긴장 상태에 노출시켰더니 알츠하이머병에서 보는 베타아밀로이드가 많이 만들어졌다는 연구도 있습니다.

이런 연구가 이어지면서 가뜩이나 정신적 긴장을 많이 받는 사람들은 치매까지 걱정하면서 또 다른 정신적 압박을 받는 것 같습니다. 하버드 의대 정신과의 마크 그린버그Mark S. Greenberg 등은 정신적 긴장과 외상후 불안장애post-traumatic stress disorder, PTSD 가 치매와 연관이 있는지 조사한 연구를 모아 분석했습니다. 정신적 긴장이 많은 일상이 장기간 이어지면 신경 독성 효과를 일으킬 수 있다는 가정이 제시되었기 때문입니다.

이런 정신적 긴장에는 생명이 위협받는 상황, 신체의 손상, 질병, 사랑하는 사람과의 사별이나 이별 등 심각한 요인은 물론 이사, 야간근무, 통근 등 평범한 일도 포함될 수 있습니다. 그런가 하면 외상후 불안장애에는 전투 참여는 물론 치명적인 사고에서 살아남는 경우, 성폭행 등도 포함됩니다.

역학조사들을 살펴보면 정신적 긴장이 인지 능력을 떨어트리기는 하지만 제한적인 부검 결과를 고려하였을 때 알츠하이머병과 연관 지을 수 없다는 연구가 있습니다. 그런가 하면 정신적 긴장에 노출되었다고 해서 인지 능력이 떨어지는 것은 근거가 빈약하다는 연구도 있습니다.

그런데 중년기에 정신적으로 심한 긴장을 겪은 여성이 노년에 치매 증상이 나타날 위험이 조금 높다는 연구도 있습니다. 하지만 긴장의 강도와 혈관성 치매와는 연관이 없었습니다. 또한 직업적으로 긴장을 많이 하는 경우 혈관성 치매의 위험과 연관이 있다는 연구도 있습니다. 결국 만성적인 정신 긴장이 인지 능력을 감소시킬 위험은 있지만, 치매와 연관 짓는 것은 여전히 논란이 소지가 있습니다.

외상후 불안장애와 치매의 연관에 관한 연구는 주로 미국의 재향군인들을 상대로 이루어진 역학조사가 있습니다. 181,093명의 재향군인들 가운데 외상후 불안장애로 확진되었거나 군사작전으로 죽거나 부상당한 미국 군인에게 수여된 퍼플 하트Purple Heart 훈장을 받은 53,155명을 실험군으로, 그렇지 않은 사람 12,938명을 대조군으로 삼아 조사하였더니 6.2%가 치매가 있는 것으로 진단되었다고 합니다. 그리고 외상후 불안장애가 있는 사람이 그렇지 않은 사람보다 2배 많았습니다.

외상후 불안장애는 모든 원인의 치매와 관련이 있는데, 특히 전두엽-측두엽 치매에서 연관성이 현저하였고, 혈관성 치매의 경우 연관성이 가장 약했습니다. 하지만 외상후 불안장애군의 90%에서 치매가 없었고, 외상후 불안장애가 없는 사람의 7%에서 치매가 생긴 점을 고려한다면 외상후 불안장애가 큰 위험 요소가 된다고 보기 어렵습니다.

결론적으로, 지금까지의 연구로 보아서는 일상적으로 겪는 정신적 긴장이나 외상후 불안장애가 있다고 해서 치매가 생길 위험이 크다고 할 수는 없습니다. 다만 동물이나 사람의 신경세포를 가지고 수행한 실험에서 알츠하이머병과 연관이 있어 보이는 결과가 나온다는 면에서, 만성적인 정신적 긴장이나 외상후 불안장애가 치매와 연관이 있을 가능성은 완전히 배제할 수 없을 듯합니다.

치매 위험 질환: 제3수준
(치매 위험 낮음)

| 1 | 불면증 | > |

치매를 예방한다는 방법을 본격적으로 확인하기 시작할 무렵 신문에서 본 광고입니다. "치매가 빨리 오는 원인 중의 하나, 수면장애"라는 제목 아래 "약을 먹지 않으면, 잠들기 힘들어? 'OOOOO' 출시!"라고 적힌 광고였습니다.

광고에서는 건강보험심사평가원의 자료를 인용하는데, 2017년에는 불면증 환자가 2013년 대비 48.3% 증가하였으며 60대 환자가 가장 많았다고 합니다. 그리고 불면증이 지속되면 극심한 피로는 물론 정상적인 일상생활이 불가능하며 육체적, 정신적으로 다양한 문제가 생길 수 있고, 고혈압, 당뇨 등의 심장질환과 비만의 원인이 되기도 하고, 우울증, 불안장애 등의 증상도 나타나기도 합니다. 또한 수면장애가 계속되면 치매의 발병 위험도 높아지므로, 결론적으로 잠을 잘 이루지 못하면 특허를 받은 수면 유도 기능을 가진 제품을 사용하라는 것이었습니다.

수면 유도 효능에 대하여 왈가왈부할 것은 없고, 불면증이 건강에 문제가 된다는 주장은 논리적이지 못하다는 생각이 들어서 정말 불면증이 지속되면 치매의 위험이 높아지는지 확인해볼 필요가 있었습니다. 이런 광고는 '치매를 부르는 불면증' 등의 제목으로 발표되는 신문 기사 등을 바탕으로 만든 것입니다.

불면증은 쉽게 잠들지 못하거나 자다가 자주 깨서 잠을 충분히 잘 수 없거나, 잠은 충분히 잔 것 같지만 피로가 풀리지 않는 상태를 말합니다. 그러면 피로가 쌓이고 무력해지며 주의력이 떨어집니다. 결국은 삶의 질이 떨어지고 건강을 해칠 수 있으며, 사고의 위험이 높아지면서 개인은 물론 사회적으로도 문제가 일어날 수 있습니다.

불면증은 지속되는 기간에 따라 일과성 불면증, 단기 불면증, 장기 불면증으로 구분합니다. 일과성 불면증은 스트레스를 받거나 수면 일정 혹은 환경의 변화에 따라 불면증이 생겨 며칠 정도 이어지는 경우입니다. 수술이나 질병을 앓다가 회복되는 과정에서 수일이나 길면 3주 정도 이어지면 단기 불면증이라고 합니다. 불면증이 1개월 이상 수년까지 이어지면 장기 불면증이라고 하는데, 이런 경우 대개 여러 요인에 의하여 불면증이 생겨 호전과 악화를 반복하면서 이어집니다.

장기 불면증은 특히 나이가 많은 노인들에게 흔합니다. 다양한 국가에서 이루어진 연구에 따르면 30~60%의 노인들이 불면증을 호소하며, 12~41%의 노인들은 만성 불면증을 가지고 있다고 합니다. 사실 알츠하이머병 등 다양한 신경계의 퇴행성 질환을 가진 환자들이 불면증을 호소하는 경우가 많습니다.

최근 대단위 코호트 연구에서 원발성 불면증 환자 집단의 경우 원인 구분 없이 치매가 생길 위험이, 불면증이 없는 집단에 비해 2.14배 높다는 결과가 나왔습니다. 20세 이상인 사람을 대상으로 하여 3년간 추적 관찰을 한 결과, 20~39세의 치매 발생 현황을 보면 불면증이 없는 88,185명 가운데 34명, 불면증이 있는 17,637명 가운데 30명이 치매 증상을 보였습니다. 0.03%, 0.1%의 차이라서 통계적으로 유의하다고는 하지만, 이 나이에 치매가 발생할 가능성은 아주 희박합니다.

노인들의 불면증이 치매의 위험을 높인다는 연구에 대한 메타분석 결과에서도 불면증이 노인의 치매 발생 위험을 높인다고 결론을 내고 있습니다. 그런가 하면 불면증으로 장기간 수면제를 사용한 사람에게 치매 위험이 2배 높다는 연구도 있습니다. 그리고 65세 이상 노인에서 불면증을 가진 20%의 환자가 알츠하이머병에 걸렸고, 이 중 벤조디아제핀을 수면제로 사용한 노인 집단에서는 알츠하이머병의 발병률이 최대 50% 높았습니다. 이 연구는 임상 자료를 바탕으로 조사한 것입니다. 따라서 불면증과 알츠하이머병의 진단의 정확성의 문제를 배제할 수 없으며, 대조군의 설정에서도 문제가 있어 보인다고 지적되었습니다.

불면증이 오래 지속되는 노인에게 알츠하이머병이 생길 위험이 높다는 연구도 있지만, 그렇지 않다는 연구도 있습니다. 사실 알츠하이머병을 비롯한 퇴행성 신경계 질환의 경우 사망 후에야 부검을 통하여 진단을 결정할 수 있는데도 임상적 기준에 따라 결정된 진단으로 진행된 연구입니다. 사실 치매의 특성상 진단이 정해지기까지 오래 걸릴 수밖에 없어 연구가 쉽지 않습니다.

불면증이 치매와 연관이 있을 것이라는 추정이 치명적 가족성 불면증에서 출발한 것은 아닐 것이라고 생각합니다. 치명적 가족성 불면증은 유전적 소인으로 인한 프리온병의 일종으로, 인구 100만 명 가운데 1명꼴로 발병하는 크로이츠펠트-야콥병보다도 더 드뭅니다.

최근에 급성 수면장애를 가진 사람의 뇌척수액에서 알츠하이머병에서 관찰되는 베타아밀로이드 이상 단백질의 수준이 정상인보다 높다는 연구 결과가 발표되었습니다. 물론 이런 결과만으로 불면증과 알츠하이머병과 관련이 있다고 할 수는 없습니다.

알츠하이머병 환자에서 발견되는 또 다른 이상 단백질인 타우 단백은 별다른 차이가 없었기 때문입니다.

알츠하이머병의 소인을 가진 실험동물에서 수면장애를 유발하면 대뇌에서 아밀로이드의 생산이 증가되고 뇌 조직에 침착되며 뇌척수액에서 아밀로이드 단백의 수치가 높아진다는 연구 결과가 있습니다. 뿐만 아니라 외부에서 투여한 아밀로이드가 수면 중에 제거된다는 연구도 있습니다. 아직은 이런 현상이 어떻게 일어나는지 설명되지 않았지만, 수면장애가 베타아밀로이드의 생산과 청소에 영향을 미치는 것으로 추정할 수 있습니다.

물론 물에 녹지 않는 베타아밀로이드가 뇌실질에 침착되어 노인반을 형성하는 것은 알츠하이머병의 진단에 매우 중요한 소견입니다. 하지만 노인반 외에도 신경세포 안에서 발견되는 신경섬유농축체 역시 알츠하이머병의 진단에 중요한 소견입니다.

현재로서는 알츠하이머병의 소인을 가지고 있는 사람의 경우 불면증이 알츠하이머병의 발병을 촉진하는 것일 수도 있습니다. 치매 환자는 흔히 불안, 초조, 수면장애를 나타낼 수 있습니다. 따라서 수면장애가 치매 증상에 앞선 증상일 수도 있기 때문에 수면장애가 치매의 위험을 높인다고 보기에는 조심스러운 점이 있다고 하겠습니다.

프랑스 파리 11대학의 세브랭 사비아Séverin Sabia 박사 연구진은 50~60대 중 수면 시간이 6시간 이하인 사람은 7시간 이상인 사람에 비해 치매에 걸릴 위험이 30% 높다는 연구 결과를 발표했습니다. 연구 대상은 영국의 유니버시티 칼리지 런던에서 주관하는 화이트홀II 인구 집단입니다. 화이트홀II 연구는 사회경제적 건강 평등을 연구하기 위해 1985~1988년에 모집한 10,308명의 영국의 공무원을 대상으로 진행되는 상기 연구 사업입니다. 사비아 박사 연구진은 화이트홀II 인구 집단 가운데 50~60대의 수면 시간 자료가 확보된 7,959명을 분석하였습니다. 이들 중 521명이 대부분 70세 이후에 치매로 진단되었는데, 53.4~87.6세 사이에 치매가 확인되었고 평균 연령은 77.1세였습니다.

이들의 자료를 분석한 결과, 50~60대에 수면 시간이 6시간 이하인 사람은 7시간 이상인 사람보다 치매에 걸릴 위험이 30% 높았습니다. 이런 결과에는 치매의 위험 요인이라고 하는 의학적 요인 이외에 사회인구학적 요소들이 반영되어 있습니다.

치매 환자들은 불면증, 몽유병, 기면증 등 수면장애를 호소하는 경우가 많습니다. 사비아 박사 연구진의 연구 결과에서도 수면장애로 인해 치매가 오는지, 혹은 치매로 인해 수면장애가 생기는 것인지는 과학적으로 설명하지 못하였습니다. 다만 수면이 중년기의 뇌 건강에 중요하다고 볼 수 있으므로 좋은 수면 습관이 치매 예방에 기여할 것입니다.

 필자는 젊어서부터 잘 때 코를 고는 편이었는데, 나이가 들면서 심해지는 것 같습니다. 코골이도 문제지만, 잠을 자다가 숨을 멈추는 수면무호흡증도 있는 것 같습니다. 누리사랑방에서 활동하다 보니 수면무호흡증이 치매와 통풍의 발병을 높인다면서 뇌숨 치료를 권하는 글을 읽었습니다.

 수면무호흡은 잠을 자는 동안 고르게 숨을 쉬던 사람이 10초 이상 숨이 끊어지는 상태를 말합니다. 이런 증상이 잠을 자는 1시간 동안 5번 이상 나타나면 수면무호흡증이라고 합니다. 1시간에 5~15회 나타나면 경도, 16~30회면 중등도, 30회 이상이면 중증 수면무호흡증입니다.

 젊어서부터 코를 고는 사람이 있는가 하면, 나이가 들면서 코를 고는 사람도 많습니다. 60세 이상 노년층 남성의 60%, 여성의 40%가 습관적으로 코를 골고, 코골이 환자의 35%가 수면무호흡증을 동반한다고 합니다. 6% 정도의 수면무호흡증 환자는 코골이가 없습니다.

 수면무호흡과 코골이의 특징적인 증상은 거친 숨소리와 함께 심하게 코를 골다가 갑자기 숨을 쉬지 않는 무호흡 상태에 접어들고, 걱정할 정도로 한참 시간이 지나면 갑자기 숨을 몰아쉬면서 요란하게 코를 골기 시작하는 것입니다.

수면무호흡증이 있는 환자는 자면서 뒤척이거나 심하면 발을 차기도 하는데, 복압이 상승하면 오줌을 지리기도 합니다. 자면서 자주 호흡을 멈추다 보면 잠들었던 뇌가 깨어나면서 각성 상태가 되는 수면 분절 현상이 나타나서 깊은 잠을 잘 수 없습니다. 그러면 이튿날 낮에 졸리거나 심한 피로감으로 일에 집중할 수 없고, 기억력과 판단력이 떨어집니다. 성격도 변해서 공격적이거나 불안감과 우울 증상이 생기고, 남성은 성욕이 떨어지고 발기 부전이 생길 수도 있습니다.

수면장애가 지속되면 면역 기능이 떨어지고 대사증후군이 이어지면서 혈압이 오릅니다. 수면무호흡증 환자의 3분의 1이 고혈압이 있고 고혈압 환자의 3분의 1은 수면무호흡증이 있을 정도로, 두 질환은 긴밀한 관계에 있습니다.

코골이는 기관지에서 비강에 이르는 통로가 좁아서 생깁니다. 들숨과 날숨이 좁은 통로를 드나들다 보니 목젖, 연구개 혹은 혀뿌리가 떨려 소리를 내는 것입니다. 증상이 심한 정도에 따라 수술로 통로를 넓혀주거나 소리를 내지 않게 하는 치료법도 있습니다. 그러나 수술을 받아도 수면무호흡증은 개선되지 않기 때문에 별도의 치료를 받아야 합니다. 과체중인 환자는 체중을 줄이면 코골이와 수면무호흡증이 사라지기도 합니다. 체중이 늘면서 숨이 드나드는 통로가 좁아지기 때문입니다. 수면무호흡증을 치료하기 위해 지속적 상기도 양압기continuous positive airway pressure, CPAP를 사용해야 하는 경우도 있습니다. 다만 잠을 잘 때마다 착용해야 하는 불편함이 따릅니다.

한의학에서는 코골이 혹은 비강골이 생기는 이유를 비만이나 호르몬의 변화로 인해 인후부가 비대해지거나 탄력을 잃거나 비강에 어혈이 고여 부종이 생기고, 잠이 들면 이완된 혀와 목젖이 기도를 좁히면서 서로 부딪히기 때문이라고 합니다.

그런데《동의보감》에 기초한 치료를 현대적으로 발전시켰다는 뇌숨 치료에서는 비강 깊은 곳에 항아리 같은 부비동(사골동, 상악동, 전두동, 접형동)이 있는데, 이곳에 어혈, 농, 담음이 쌓여 좁아지거나 막히면 신선하고 시원한 공기가 통과하지 못하여 코질환이 생기고 뇌와 눈, 귀에 갖가지 질환이 생긴다는 것입니다.

사실 부비동은 두개골의 무게를 가볍게 하고, 날숨으로 만들어내는 소리가 공명할 수 있도록 하는 기능을 가지고 있습니다. 즉, 부비동은 숨이 통하는 통로가 아닙니다. 따라서 비강을 중심으로 호흡의 해부학을 잘못 이해하고 있는 것으로 보입니다. 물론 부비강을 덮고 있는 점막에 염증이 생기는 부비동염을 제대로 치료하지 않으면 만성 부비동염이 되어 농이 찰 수도 있습니다. 또한 염증이 심해지면 용종 같은 것이 생기기도 해서 수술로 치료하기도 합니다.

뇌숨 치료법은 의과에서 하는 수술 요법보다 간단한 비강 사혈을 통해 어혈과 담음을 제거하고 숨 쉬는 통로를 확보하여 신선한 산소가 부비동을 통과하여 뇌와 눈에서 발생하는 열을 식혀주고 신선한 혈액을 공급하는 효과적인 치료법이라고 주장합니다. 하지만 이는 인체의 해부학이나 생리학을 제대로 이해하지 못한 설명입니다. 뇌에 신선한 혈액을 공급하는 통로는 목을 통과하여 뇌 안으로 들어가는 좌우 경동맥과 경추를 통해 뇌 안으로 들어가는 좌우 척추동맥뿐입니다.

한편 코골이가 치매와 연관이 있다는 이야기는 수면무호흡증이 있는 경우 뇌 조직 손상이 초래되어 치매에 걸릴 확률이 높아지고, 심혈관질환에 걸릴 확률이 높아지며, 조기 사망의 원인이자 고지혈증에 걸릴 수 있는 예고 지표라는 수많은 연구 결과를 바탕으로 한다고 설명합니다.

학술 자료를 찾아본 결과, 국내에서는 주로 치매 혹은 경도의 인지장애를 보이는 환자에게 수면무호흡증이 생기는 사례에 관해 주로 연구가 이루어지고 있습니다. 물론 외국에서도 사정은 비슷하지만, 최근에는 수면무호흡증이 알츠하이머병 혹은 치매 위험을 높인다는 연구가 나오고 있기는 합니다. 제대로 된 동물 실험모형이 정립되지 않아서 저산소증 상태에 실험동물을 노출시키는 방식으로 연구를 진행하고 있는 형편이지만, 실험동물을 저산소 상태에 두는 것과 수면무호흡증이 동일한 모형이라고 볼 수 있는가 하는 문제는 남을 것 같습니다.

타이완의 유안페이 대학의 창웨이펀 교수 연구진은 40세 이상인 수면무호흡증 환자 1,414명을 대상으로 5년간 추적 관찰을 하였습니다. 그 결과, 수면무호흡증이 있는 환자는 수면무호흡증이 없는 정상인 사람에 비해 치매가 생길 위험이 1.7배 높다는 사실을 밝혔습니다. 다만 성별, 연령, 시간 경과 등의 요소가 연관이 있을 수 있습니다. 사실 이와 같은 연구에서는 치매와 관련된 요소를 제외하고 수면무호흡증만이 치매에 미치는 영향을 평가해야 하는데, 그와 같은 연구 모형을 설계하여 시행하는 것이 쉽지 않습니다.

미국 휴스턴에 있는 텍사스 대학교 보건과학센터의 하비볼라 카자이Habibolah Khazaie 연구진의 조사에 따르면, 알츠하이머병 환자에게 폐쇄성 수면무호흡증이 나타날 확률은 건강한 사람보다 5.05배 높다고 합니다. 그중 절반은 알츠하이머병을 진단받을 때 이미 폐쇄성 수면무호흡증을 가지고 있었습니다. 이는 폐쇄성 수면무호흡증으로 인해 지속적으로 떨어진 수면의 질, 대뇌 혈류의 변화, 세포의 해독 작용의 변화 등이 인지기능의 저하를 초래하고 알츠하이머병이 진행된 요인이었을 것으로 추정하였습니다.

그런가 하면 뉴욕 의과대학의 오소리오 교수 연구진은 폐쇄성 수면무호흡증이 알츠하이머병의 증상이 조기에 나타나게 만든다고 추정하였으며, 양압기CPAP를 사용하여 폐쇄성 수면무호흡증을 개선시키면 알츠하이머병의 발현을 늦출 수 있을 것이라고 주장했습니다.

수면무호흡증과 알츠하이머병을 비롯한 치매와의 연관성을 조사한 연구들이 비교적 늦게 시작되었고 연구에 포함된 환자군이 크지 않아서 분명한 결론을 내리기에는 제한점이 있지만, 더 많은 연구가 이루어지면 두 질환 사이의 연관성에 대해 분명하게 이야기할 수 있을 것입니다. 수면무호흡증이 알츠하이머병이나 혈관성 치매가 생길 위험을 높인다고 보기에는 아직 근거가 충분하지 않습니다. 그렇지만 수면무호흡증이 있는 사람은 이비인후과 등 수면의학을 전문으로 하는 의사의 도움을 받는 것이 좋겠습니다.

③ 기립성 저혈압 〉

신문이나 방송에서는 건강에 관한 새 소식을 많이 다룹니다. 특히 치매나 암처럼 누구나 관심을 가지는 분야는 어려운 실험 결과까지도 잘 정리해서 보도하는 경향이 있습니다. 최근에는 일어날 때 어지러운 기립성 저혈압을 가진 사람이 치매에 걸릴 위험이 높다고 하는데, 미국 캘리포니아 대학교 샌프란시스코 분교의 로어 라우치Laure Rouch 교수 연구진의 역학조사 결과였습니다.

연구진은 2,131명의 노인을 대상으로 12년 동안 기립성 저혈압과 치매와의 관계를 추적 관찰하였습니다. 조사 대상 집단의 평균 연령은 73세로, 연구를 시작할 때 기립성 저혈압을 가진 사람은 309명이었습니다. 자세가 변한 뒤에 수축기혈압이 15mmHg 이상 떨어진 수축기 기립성 저혈압이 192명(9.0%)이었고, 자세가 변한 뒤에 이완기혈압이 7mmHg 이상 떨어진 이완기 기립성 저혈압이 132명(6.2%)이었습니다. 신경검사를 통하여 선별한 치매 환자는 모두 462명(21.7%)이었는데, 수축기 기립성 저혈압이 있는 사람 192명 가운데 50명(26.0%), 나머지 1,939명 가운데 412명(21.2%)으로 구성되었습니다.

인구통계학적 요소를 비롯하여 동반 질환, 고혈압, 알츠하이머병과 연관이 있는 유전자 APOE ε4 등 제반 요소를 보정하였더니, 수축기 기립성 저혈압을 가진 사람은 그렇지 않은 사람에 비하여 치매가 발병할 위험이 37% 높은 것으로 나타났습니다. 연구진은 이런 결과를 바탕으로 기립성 저혈압을 잘 치료해야 나이가 들어서도 사고와 기억력 등 인지기능을 유지할 수 있다고 하였습니다.

기립성 저혈압은 빨리 일어설 때 혈압이 크게 떨어지는 상태를 말합니다. 기립성 저혈압을 가지고 있으면 일어설 때 어지러운 느낌이 드는데, 심하면 기절하면서 쓰러질 수도 있습니다. 그 밖에도 시야가 흐려지거나, 구역질이 나고, 방향감각을 잃는 경우도 있습니다. 피로감을 느끼고 가슴에 통증이 오기도 합니다.

여러 가지 원인에 의해 기립성 저혈압이 나타날 수 있습니다. 노화로 생기는 경우가 흔해서, 나이가 든 노인들에게 흔히 나타납니다. 출혈이나 구토, 설사 등으로 인한 탈수증으로 인하여 혈액의 양이 현저하게 감소되는 경우에도 일어납니다. 이뇨제의 부작용으로 소변 배설이 많았는데 물을 충분히 보충하지 않은 경우나, 베타 차단제와 같은 고혈압 치료제를 사용하는 경우에도 일어날 수 있습니다. 오랫동안 침대에 누워 지내다가 움직이기 시작할 때 어지러운 느낌이 들고, 빈혈 및 당뇨병, 내분비계 질환에서도 나타납니다.

증상을 호소하는 환자를 누운 상태에서 충분히 휴식을 취한 뒤에 혈압을 측정하고 똑바로 세운 다음에 1분 간격으로 혈압을 3번 측정합니다. 3분 이내에 수축기 혈압이 20mmHg 이상 떨어지거나, 이완기 혈압이 10mmHg 이상 떨어지면 기립성 저혈압이 있는 것으로 판단합니다. 그리고 기립성 저혈압이 나타날 수 있는 기저질환을 찾아내기 위한 검사를 시행합니다. 검사 결과에 따라 치료하는데, 술을 끊고 수분과 염분을 충분하게 섭취하며 일어설 때는 천천히 일어나는 습관을 들입니다.

저혈압이 치매의 위험을 높인다는 연구는 아직 역학조사 단계에 머물러 있습니다. 그만큼 제한점이 많아서 단정적으로 말할 수 없습니다. 프랑스의 보르도, 디종, 몽펠리에 등 세 도시에 사는 사람들을 대상으로 12년간 추적 관찰한 보르도 의과대학의 앙투안 크레메르Antoine Cremer 교수 연구진의 연구 역시 기립성 저혈압을 가진 사람이 치매 확률이 25% 높다고 했습니다. 그리고 중국의 안후이 의과대학 연구진의 메타 분석에서도 기립성 저혈압을 가진 사람들이 그렇지 않은 사람에 비해 22.4% 정도 위험하다고 했는데, 알츠하이머병의 위험은 17.5%, 혈관성 치매의 위험은 40.3% 높다고 하였습니다.

기립성 저혈압이 치매를 유발하는 위험 요인인지, 치매 환자에게 조기에 나타나는 증상인지는 분명치 않습니다. 기립성 저혈압은 변비, 요실금 등과 함께 자율신경의 기능장애로 나타나는 경우가 있기 때문입니다. 그래서 미만성 루이소체병Diffuse Lewy Body Disease, DLBD이나 치매를 나타내는 파킨슨병, 다기관 위축 등과 같이 알파시누클레인α-synuclein의 이상을 동반하는 퇴행성 신경계 질환에서 자율신경 기능장애가 나타납니다. 실제로 최근에는 이런 환자에게 기립성 저혈압이 많이 생긴다는 논문이 나오고 있습니다.

기립성 저혈압을 치료하지 않고 방치하면 인지기능이 떨어지고 치매가 생길 위험이 높아진다고 하는 이유는 혈압이 떨어지면 뇌로 가는 혈류가 감소할 것이라고 추정하기 때문입니다. 혈압이 떨어지면 대뇌의 신경세포에 공급되는 산소를 비롯한 영양분이 감소합니다. 하지만 심폐소생술 이론에서는 심장이 갑자기 멈추면 4~5분 이내에 심폐소생술을 시작해야 뇌에 손상이 일어나지 않는다고 합니다.

따라서 순간적으로 혈압이 뚝 떨어졌다고 해서 신경세포에 심각한 손상이 일어난다고 보기는 어렵습니다. 물론 그런 현상이 자주 반복되기 때문에 누적된 손상으로 인해 결국 신경세포가 죽을 가능성도 배제할 수는 없습니다.

기립성 저혈압이 치매가 생길 위험에 얼마나, 어떻게 기여하는지 단정할 단계는 아닙니다. 역학조사 결과를 바탕으로 다양한 검사와 동물실험 등을 통해 결정적인 단서를 찾아낼 수 있기를 기대합니다.

귓불에 주름이 있으면 뇌졸중, 치매, 심장질환의 위험이 높다는 말이 있습니다. 귓불에 피를 공급하는 작은 동맥은 서로 연결되지 않는 종동맥이기 때문에, 손상되었을 때 혈액이 제대로 공급되지 않고 노화가 빠르게 진행되기 때문이라는 것입니다.

이런 이야기는 삼성서울병원과 경희대학병원의 연구진이 발표한 연구 결과 때문에 등장했습니다. 인지기능장애가 있는 471명과 정상인 243명을 대상으로 귓불에 주름이 있는지 조사했더니, 정상인의 경우 44.0%, 인지기능장애가 있는 경우 59.2%에서 귓불 주름이 관찰되었습니다. 또한 치매가 아닌 경도의 인지기능장애가 있는 경우는 56.2%, 치매는 62.3%였습니다. 알츠하이머병의 경우는 50.6%, 피질하 혈관 인지기능장애의 경우 71.0%에서 귓불 주름이 관찰되었습니다. 특히 MRI와 베타아밀로이드 PET 검사를 통해 귓불 주름과의 관계를 유추해보면, 대뇌의 소동맥에 베타아밀로이드가 침착하는 현상을 설명할 수 있다는 것입니다.

귓불 주름이 심혈관질환과 연관이 있다는 주장은 1973년 〈뉴 잉글랜드 의학 잡지New England Hournal of Medicine〉에 처음 소개되었습니다. 지금은 제안자의 이름을 따서 프랭크 징후Frank's sign라고도 부르는데, 문제는 주름이 나이가 들면서 생기기 때문에 '나이

듣'이 심혈관질환과 연관이 있다고 해석하는 편이 옳다는 주장도 있습니다. 한편, 동양인이나 아메리카 원주민 그리고 벡위스 증후군Beckwith's syndrome이 있는 어린이는 귓불 주름과 심혈관질환과의 상관관계가 뚜렷하지 않다는 조사도 있습니다.

귓불 주름이 심혈관질환과 관계가 있다는 주장이 나오면서, 심장과 같은 종동맥 구조를 가진 뇌혈관질환과의 관계를 확인했습니다. 귓불 주름이 뇌졸중을 예견할 수 있는 징후라는 연구, 프랭크 징후가 뇌혈관질환의 위험 요소라는 주장도 있습니다. 이런 주장은 65명의 심혈관질환이 없는 사람을 초음파로 경동맥의 두께를 조사해보았더니, 귓불 주름이 있는 사람은 내경동맥의 두께가 의미 있는 정도로 두껍더라는 연구에서 시작된 것입니다. 부검해보았더니 대동맥과 뇌혈관에 생긴 죽상경화증과 귓불 주름이 연관이 있더라는 연구도 있습니다.

한편 에콰도르 사람을 대상으로 한 조사에서는 경동맥의 칼슘 농도와 귓불 주름 사이에 통계적으로 의미 있는 관계가 입증되지 않아 대뇌동맥의 죽상경화증과 귓불 주름이 연관이 있다고 보기 어렵다고 했습니다. 죽상경화증이나 동맥경화증과 뇌졸중의 관계는 따로 설명하겠습니다. 이 연구진은 귓불 주름이 인지기능장애와 관련이 있는지도 조사하였는데, 몬트리올 인지검사 결과와 귓불 주름은 주로 나이 때문이었습니다.

우리 몸에는 심장, 콩팥, 신장 등 3개의 장기에 종동맥이 있습니다. 이 세 장기에 분포하는 동맥은 가지를 치기는 하지만 서로 연결되지 않고 모세혈관을 거쳐 정맥으로 흐르는 특징이 있습니다. 따라서 동맥 어딘가가 막히면 그 막힌 곳 아래로는 혈액이 공급되지 않아 괴사됩니다. 심근경색, 뇌경색, 콩팥경색 등이 바로 그런 상황에서 생기는 질병입니다.

그런데 이스라엘의 질린스키라는 해부학자가 귓바퀴의 동맥 체계를 조사했습니다. 표면 측두동맥에서 나오는 상/중/하 전방 귀동맥이 귓바퀴에 피를 공급하고, 후방 귀동맥이 귓바퀴의 뒷부분과 안에 피를 공급합니다. 특히 귓불에서는 귓바퀴를 돌아온 상전방 귀동맥이 하전방 귀동맥과 서로 연결되어 혈관망을 형성합니다. 따라서 귓불에 혈액을 공급하는 동맥들이 종동맥이라는 주장은 타당하지 않습니다.

그렇다면 귓불 주름은 왜 생기는 것일까요? 귓불 주름과 얼굴 등 신체의 다른 부위에 생기는 주름과의 관계를 조사한 연구를 찾아보기는 어렵습니다. 하지만 귓불 역시 얼굴이나 팔 등과 같이 자외선에 쉽게 노출되는 곳이므로 나이가 들면서 주름이 생기는 것은 자연적인 현상입니다. 실제로 귓불 주름이 나이와 연관이 있다는 연구도 있는데, 주름, 색소 침착 이상, 늘어짐 등은 귓불의 진피 조직에 있는 탄력섬유나 콜라겐이 줄어들면서 생기

는 변화입니다

피부의 노화는 나이가 들면서 나타나는 자연스러운 현상입니다. 주변 환경에 숨어 있는 유해 요소들에 노출된 피부가 손상을 치유하는 능력이 줄어들면서 나타납니다. 피부의 노화는 원인에 따라 내인성 노화와 광노화로 나뉩니다. 내인성 노화는 세월이 흐름에 따라 일어나는 변화로, 부모로부터 물려받은 유전적 소인에 따라 속도가 달라집니다. 광노화는 얼굴, 손등, 목 뒤, 귓바퀴 등 햇볕에 노출되는 피부에서 일어나는 노화 현상으로, 자외선이 오랫동안 피부에 작용하여 생기는 변화입니다.

내인적 요인에 의한 피부 노화의 특징은 건조해지고 거칠어지며 주름살이 생기는 것입니다. 특히 잔주름이 생기는데, 이는 진피 위쪽에 있던 탄력섬유가 변해서 생기는 것으로 피부를 살짝 당기면 사라집니다. 그런가 하면 자외선에 의해 생기는 광노화는 잔주름살, 깊은 주름살, 과색소 침착, 색소 탈색, 피부 건조, 탄력성 감소 등 내인적 요소에 의한 피부 노화보다 변화가 심합니다. 광노화로 인한 깊은 주름은 상피의 아래에 있는 진피를 구성하는 성분인 교원질이 줄어들고 진피를 구성하는 또 다른 성분인 탄력섬유의 숫자와 직경이 감소함에 따라 피부의 탄력성이 떨어지기 때문입니다. 따라서 귓볼의 주름과 치매는 관련이 없을 가능성이 아주 큽니다.

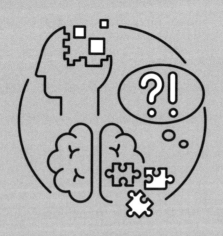

제3장

사실 확인:
완치 가능한 치매

우리나라에서는 치매는 나이가 들면 저절로 생기며, 특별한 치료 방법이 없는 끔찍한 병이라고 여겨졌습니다. 병의 원인에 대해 근원적이고 분석적으로 접근하지 않기 때문입니다. 20세기 초반까지는 서양에서도 마찬가지였습니다. 치매는 질병명이라기보다는 다양한 원인질환으로 나타나는 증상의 묶음이라는 사실이 알려지면서, 반은 맞고 반은 틀린 말이 되었습니다.

치매를 일으키는 가장 흔한 질환인 알츠하이머병은 나이가 드는 과정에서 대뇌에서 생기는 변화가 정상적인 속도보다 빠르게 일어나기 때문인 것으로 파악되고 있습니다. 아직은 밝혀야 하는 부분이 많지만, 지금까지 밝혀진 사실을 토대로 하여 알츠하이머병의 진행 속도를 늦추는 예방법이나 치료법이 개발되고 있습니다.

한편 치매 환자들 가운데는 원인질환을 제대로 치료하면 인지기능이나 일상생활의 수행 능력이 정상으로 돌아오는 경우도 있습니다. 이런 치매를 가역성 치매라고 합니다. '주변의 조건을 적당히 변화시켜 반응의 방향을 바꿀 수 있는 반응'을 가역 반응이라고 하는데, 주변의 조건에 따라 반응이 평형을 이루는 점에 머물게 됩니다. 치매를 일으키는 원인질환 가운데는 건강을 유지하는 데 필요한 것이 부족하거나 파괴되는 경우가 있는데, 부족한 것을 채워주고 문제점을 해결해주면 치매 증상이 사라지게 됩니다. 따라서 '치료 가능한 치매'라고 하면 이해하기 쉬울 것입니다.

치매 증상을 보이는 환자를 진단할 때 많은 검사를 면밀하게 진행하는 이유는 치료 가능한 치매인지 알아내기 위해서입니다. 진단이 잘못되면 불필요한 치료로 의료진의 노력이 물거품이 되고, 환자의 치매 증상은 계속 나빠집니다. 더 큰 문제는 치료 가능한 치매도 방치하거나 잘못 치료하면 병이 진행된다는 것입니다. 결국 치료의 기회를 놓친 환자는 말기 치매로 발전하여 죽음을 맞을 수 있습니다. 환자 본인은 원래 죽을병이라고 생각할 수 있지만, 억울한 죽음이라고 해야 할 것입니다.

필자가 1996년에 책을 내놓을 때는 치매 증상을 보이는 환자의 3분의 1은 치료가 가능하다고 했습니다. 치매가 불치병이라고만 알려진 시절이었으므로, 그런 희망이 있다면 치매를 진단하고 치료하는 데 적극적으로 나설 것이라고 생각했습니다. 지금은 치매에 대한 정의도 변하였고, 섬망과 같이 일시적으로 나타나는 정신 증상을 치료 가능한 치매에서 제외하는 등 변화가 있었기 때문에 치료 가능한 치매가 10%도 되지 않는다고 합니다. 그렇지만 치료 가능한 치매 증상을 보인 환자를 제대로 진단해서 정상으로 되돌려놓는 것은 매우 중요한 일입니다. 따라서 치매가 의심될 때는 초기에 정확하게 진찰과 검사를 받아 치료 방향을 결정해야 합니다.

삼성서울병원 신경과의 나덕렬 교수가 쓴 《뇌미인》에는 치매의 종류 가운데 치료 가능한 치매의 사례를 실어놓았습니다. 또한 대한치매학회에서 펴낸 《치매 임상적 접근》에서도 치료 가능한 치매를 별도로 설명하고 있습니다. 여기에서는 이런 자료들을 바탕으로 치매 증상을 보이는 질환 가운데 완치될 수 있는 경우를 소개하겠습니다.

정상압수두증 치매는 대표적인 치료 가능한 치매입니다. 수두증이란 두개골 안을 흐르는 뇌척수액이 많아져서 뇌를 압박하는 상태입니다. 뇌와 척수는 몸 전체를 관장하는 중요한 장기이므로 단단한 머리뼈와 척추뼈 안에 들어 있는데, 뼛속에 그냥 담겨 있다면 몸을 움직일 때마다 뼈와 접촉하여 손상을 입을 것입니다. 머리를 부딪치면 잠시 멍한 느낌이 들다가 정상으로 되돌아오는 이유는 뇌와 척수가 밀봉된 상태인 두개골과 뼈 안을 채우는 뇌척수액이라고 하는 투명한 액체에 떠 있기 때문입니다.

뇌척수액은 측뇌실에서 만들어집니다. 뇌의 무게를 가볍게 하고 뇌척수액을 만들어내는 역할을 하는 측뇌실은 양쪽 대뇌에 하나씩 있습니다. 측뇌실과 연수 부근에 있는 제4뇌실에 들어 있는 맥락막총이라는 조직에서는 하루에 500mL 이상의 뇌척수액을 만들어냅니다. 뇌척수액은 혈관에 들어 있는 혈장이 혈관 밖으로 빠져나간 것인데, 이렇게 만들어진 뇌척수액은 간뇌, 중뇌, 연수를 거쳐 척수 끝에 이르기까지 뇌와 척수에 만들어진 통로를 통해 흘러내립니다. 뇌척수액은 연수 근처에서 뇌 밖으로 빠져나가거나 지주막 아래의 공간을 따라 흐릅니다. 그리고 척수

쪽 통로로 흘러간 끝에 역시 지주막하 공간을 따라 흘러 뇌 쪽으로 올라옵니다. 연수에서 뇌 밖으로 나간 뇌척수액과 척수 끝에서 올라온 뇌척수액은 대뇌의 표면을 따라 정수리 부분으로 이동하여 거미막과립을 통해 상시상정맥굴로 흡수되어 혈관으로 돌아옵니다.

뇌척수액은 우선 뇌세포외액과 뇌척수액 사이에 물질교환이 자유롭게 일어나 신경세포의 미세 환경이 일정하도록 항상성을 유지하는 기능을 합니다. 둘째로는 뇌의 무게를 가볍게 합니다. 뇌는 1.4kg 내외인데, 뇌척수액에 떠 있을 때는 부력을 받기 때문에 50g에 불과합니다. 지주막소주를 비롯하여 혈관과 신경 등 연약한 조직이 머리뼈와 척추뼈 안에 들어 있는 뇌를 머리뼈에 붙들어둘 수 있는 것은 부력 덕분입니다. 셋째, 신경세포가 활동하면서 만들어낸 노폐물을 받아 정맥을 통해 간과 신장으로 보내는 하수구 역할을 합니다.

뇌척수액은 하루에 500mL 정도 만들어지지만, 정맥동을 통하여 혈관으로 되돌아오기 때문에 머리뼈와 척추뼈 안에는 일정하게 150mL 정도로 유지됩니다. 뇌척수액은 하루에 4~5차례 순환하는데, 화학적, 물리적으로 작용하는 다양한 힘을 받아 밀폐된 공간을 흐르기 때문에 위치에 따라 일정하게 압력을 받습니다. 보통 등허리 부분에서 척추뼈 사이로 바늘을 밀어 넣어 척수강 안에 도달시키는 요추천자로 뇌척수액의 압력을 재보면 50~180mmHg입니다. 뇌척수액의 압력은 전신 순환의 영향을 받아 심장이 정지하는 경우에는 떨어질 수 있지만, 동맥압이 올라갈 때는 별도의 보상기전이 있어서 변화가 크지 않습니다.

머리뼈라는 한정된 공간에서는 뇌와 혈액과 뇌척수액 등 3가지 성분이 서로 균형을 이루고 있습니다. 그중 하나에 변화가 생기면 다른 구성 성분이 균형을 맞추는데, 변화의 폭이 커지면 머리뼈 안의 압력, 즉 뇌압이 올라갑니다. 뇌압이 올라가는 원인은 크게 4가지입니다. 1. 뇌나 머리뼈 안에 종양이나 농양, 출혈과 경색 등으로 덩어리가 만들어지는 경우, 2. 저산소증, 급성 간부전, 고혈압성 신증 등에서 뇌가 갑자기 부어오르는 경우, 3. 심부전, 목정맥 막힘, 정맥굴 혈전 등에 의하여 정맥압이 상승하는 경우, 4. 뇌척수액의 생산이 많아지거나, 순환 경로가 막히거나, 흡수가 되지 않아 뇌척수액이 많아지는 경우 등입니다.

수두증을 일으키는 원인에 따라 순환 경로의 일부가 막히는 폐쇄수두증, 순환 경로는 문제가 없으나 뇌척수액의 생산이 많아지거나 흡수되지 않는 교통수두증, 대뇌위축에 따라 머리뼈 안의 공간이 넓어져 생기는 수두증으로 나뉩니다. 그런가 하면 뇌실의 확장, 뇌피질의 경미한 위축, 정신지체, 보행장애, 배뇨장애 등의 소견을 보이지만 뇌척수액의 압력은 정상인 정상압수두증도 있습니다.

정상압수두증의 경우 보행장애, 인지기능장애가 서서히 진행되고 요실금이 나타납니다. 수두증에 의한 치매는 전체 치매의 1.6~5.0% 정도가 될 것으로 추정되며, 특히 정상압수두증 치매는 50~60대에서 흔히 볼 수 있고 치료 가능합니다.

보행장애, 인지기능 저하, 요실금은 정상압수두증의 3대 증상인데, 이 증상은 뇌척수액의 흐름에 급격한 변화가 일어나는 급성 수두증에 비하면 아주 천천히 진행되기 때문에 3가지 증상이 나타나기까지 몇 주에서 몇 해가 걸리기도 합니다. 뇌압이 올라가지 않기 때문에 두통이나 유두부종이 나타나지 않습니다. 유두는 안구 내에서 시신경이 들어가는 부위로 시신경이 두뇌와 연결되어 있기 때문에 뇌압이 올라가면 부풀어 올라 유두부종이 생깁니다.

정상압수두증 환자가 보이는 보행장애는 흔히 노인들이 짧은 보폭으로 재게 걷는 모습을 연상하면 됩니다. 걸을 때 균형을 맞추는 것이 어려워 불안해 보이는 특징이 있습니다. 평지에서는 괜찮다가 계단을 오를 때 나타나기도 합니다. 보행장애가 진행되면 곧 요실금이 나타납니다. 초기에는 소변을 누는 근육이 민감해져서 자주 소변을 누거나 갑자기 소변이 마려워지는데, 방광에서 소변이 나가지 못하도록 하는 괄약근의 기능은 유지되기 때문에 참을 수 있습니다.

정상압수두증의 초기에 인지기능장애가 나타나는 경우는 아주 드뭅니다. 대체로 전두엽의 기능에 문제가 생기는데, 진두엽은 대뇌의 다양한 영역에서 정보를 취합하여 조정하고 행동을 조절하는 곳이라 전두엽 기능이 떨어지면 감각기능이나 운동기능에는 문제가 없는데 이를 적절하게 사용할 수 없습니다. 즉, 인지행동이 양적으로나 질적으로 감소합니다. 주변의 상황에 대한 관심이 떨어지고 반응도 줄어드는 한편, 감정을 억제하는 기능이 손상을 입어 감정 기복이 커지면서 화를 잘 내거나 사회적으로 부적절한 행동을 아무렇지 않게 합니다. 또한 목표 설정이 어려워지고 목표를 달성하기 위하여 노력하지 않게 됩니다.

정상압수두증을 일으키는 원인으로는 뇌에 외상이 가해지거나, 뇌수막염, 거미막밑 출혈로 거미막과립의 변성이 일어나거나, 뇌척수액 흐름이 막히는 경우, 수막과 연관된 종양 등이 있습니다. 하지만 정상압수두증의 절반은 원인을 찾아낼 수 없습니다. 원인이 밝혀지지 않은 경우를 1차성 정상압수두증, 원인이 밝혀진 경우를 2차성 정상압수두증이라고 합니다.

정상압수두증은 특징적인 임상 증상을 바탕으로 요추천자로 증상의 호전 여부를 확인하고, MRI 등을 통하여 피질의 위축이 심하지 않으면서 뇌실이 중등도 이상으로 확장된 소견을 확인할 수 있습니다. 면밀한 신경심리 검사를 통해 전두엽의 기능을 조사하여 대뇌피질이 손상을 입어 생기는 치매와 감별해야 합니다. 뇌척수액검사를 통하여 각종 감염질환의 가능성도 확인해야 합니다.

정상압수두증의 치료는 삼투성 이뇨제를 사용하여 뇌압을 낮추거나, 아세타졸라마이드acetazolamide와 같은 약제를 써서 뇌척수액이 덜 만들어지게 하는 것입니다. 하지만 근본적인 치료법은 단락 수술입니다. 단락 수술은 대뇌의 뇌실과 심장의 심방이나 복막을 연결하는 작은 관을 심어서 뇌척수액을 뇌 밖으로 뽑아내는 것입니다. 정상압수두증의 증상이 시작된 지 36개월 이내이고, 3가지 증상이 모두 나타나고 6개월이 지나지 않은 환자 가운데 보행장애를 먼저 보이는 경우, 원인이 분명한 경우, 수술 후 증상이 뚜렷하게 좋아진 경우, 영상검사에서 겉질의 위축이 심하지 않은 경우 등에는 단락 수술로 좋은 결과를 얻을 수 있습니다.

수술인 만큼 합병증이 나타날 수 있는데, 경막하혈종, 두개내출혈, 수술 부위 감염, 지름술로 심어놓은 관이 막히는 경우, 색전, 간질 등이 생길 수 있습니다. 수술 합병증은 약 30% 정도에서 나타난다고 하며, 6~8%는 사망에 이를 수도 있다고 합니다.

정상압수두증으로 인한 치매가 의외로 드물지 않다는 점과 치료가 가능한 대표적인 치매라는 점을 기억할 필요가 있겠습니다.

② 뇌종양 〉

　　삼성서울병원 신경과의 나덕렬 교수의 《뇌미인》에는
'증례를 통한 치매의 이해'라는 부록이 있습니다. 그중 75세 된
할머니의 경우를 소개합니다. 자녀들의 도움 없이도 5년 전부터
알츠하이머병을 앓고 있는 할아버지의 병간호를 하시면서도 집
안의 대소사를 잘 처리할 만큼 총명하기 이를 데 없던 할머니가
1년 전부터는 말수가 줄면서 기억력이 떨어지기 시작했습니다.
뭔가를 물어도 답이 늦거나 질문을 이해하지 못해 되묻기도 했
습니다. 고혈압이나 당뇨와 같은 건강 문제가 없던 할머니가 기
억장애와 언어장애를 보였기 때문에 알츠하이머병을 의심하고
검사를 시작했습니다.

　　그런데 MRI 검사에서 좌측 전두엽에 커다란 종양이 발견된 것
입니다. 전두엽이 종양에 눌려 찌그러져 부어 있었는데 영상의학
과에서는 수막종이라는 양성종양일 것이라고 진단하였습니다.
신경외과와 협의하여 일정을 잡고 뇌종양을 제거하는 수술을 받
았습니다. 수술이 끝나고 5일이 지나면서 할머니는 말수가 늘었
고 주치의를 알아보는 등 기억력이 회복되었습니다.

　　행동과 인지기능을 총괄하는 변연계나 전두엽, 혹은 기억이 만
들어지는 과정에서 핵심적인 역할을 하는 해마가 들어 있는 측

두엽에 종양이 생기면 치매 증상을 보일 수 있습니다. 특히 앞에서 소개한 할머니처럼 수막종이 서서히 자라서 커지면서 주변의 뇌 조직을 눌러서 생기는 치매는 알츠하이머병과 흡사한 증상을 보이기 때문에 영상검사를 해야 진단이 가능합니다. 뇌종양으로 치매 증상을 보이는 경우는 전체 치매의 1~4% 정도입니다. 수술을 받아 종양을 제거하면 치매 증상이 좋아질 수 있기 때문에 치료 가능한 치매라 할 수 있습니다.

수막종은 한때 '경막에 부착된 경계가 매우 뚜렷한 종양으로 수막을 구성하는 모든 성분에서 기원한 종양'이었습니다. 그런데 쿠싱Cushing과 아이젠하르트Eisenhardt는 수막종은 수막의 거미막세포 또는 지주막모자세포에서 생긴 종양이라고 분명하게 정리했습니다. 뇌를 감싸는 막은 3개의 층으로 구성되어 있습니다. 뇌는 먼저 연뇌막이라는 아주 얇고 투명한 막으로 덮여 있습니다. 그리고 가장 밖에는 경막이라는 두텁고 질긴 막이 있는데, 그 사이에 거미막이 있습니다. 섬세한 모양의 섬유조직이 거미가 쳐 놓은 거미줄처럼 얽혀 있는 구조인데, 이 공간을 통하여 뇌척수액이 흘러가는 것입니다.

미국에서는 인구 1,000명당 1명 정도 생기는 것으로 알려졌습니다. 주로 성인, 그중에서도 여성이 남성보다 2배 정도 많으며, 전체 뇌종양의 30%를 차지할 정도로 비중이 큽니다. 서서히 커가기 때문에 특별한 증상을 보이지 않아 사후에 부검을 통해 발견되는 경우도 종종 있습니다. 필자가 미국 미네소타 대학 신경병리 실험실에서 공부할 때도 100건의 부검 뇌 중 한 건 정도에서 볼 수 있었습니다.

수막종은 수막이 있는 장소에서 생기므로 머리뼈와 척추뼈 안은 물론 밖에도 생길 수 있습니다. 하지만 정수리 부분에 해당하는 시상동 주변, 측두엽과 전두엽 사이에 있는 실비안 열구, 내뇌 아래쪽에 있는 후각 고랑, 뇌하수체가 들어 있는 터키안 주변, 소뇌교 연결 부위 등에 흔히 생깁니다.

수막종은 주로 경막에 붙어 있는데, 종양 주변의 뇌조직을 누르면서 성장하지만 주변 조직과는 경계가 분명한 것이 특징입니다. 물론 악성 수막종도 있어서 주변 뇌 조직으로 파고드는 양상을 보이기도 합니다. 수막종의 90%는 양성입니다. 악성 수막종은 2% 정도이고, 나머지는 양성과 악성의 중간에 해당하는 비정형 수막종입니다. 수막종은 서서히 자라기 때문에 특별한 증상을 나타내지 않는 경우도 많습니다. 하지만 종양이 있는 부위에 따라서는 종양 주변에 있는 뇌 조직이 눌려서 그 위치에 따라 다양한 증상을 보일 수 있습니다. 앞서 말씀드린 할머니의 경우 수막종이 아주 커지면서 기억력과 언어기능에 장애가 생겨 종양을 발견하게 된 것입니다.

수막종이 생기는 부위에 따라 다음과 같은 증상들이 생길 수 있습니다. 대뇌 표면 부위에 생기는 수막종은 초점성 발작을 일으킬 수 있습니다. 초점성 발작은 간질 발작이 국소적으로 일어나는 경우를 말합니다. 종양이 전두엽에서 두정엽으로 이어지는 부분에 생기는 경우에는 다리에 진행성 경련이 생기면서 약해지고 요실금이 생길 수 있습니다. 별세포종보다는 흔하지 않지만 뇌압이 높아지면서 관련 증상이 나타날 수 있습니다. 세 번째 혹은 여섯 번째 뇌신경을 압박하면 물체가 이중으로 보이거나 양쪽 동공의 크기가 달라집니다.

오래전부터 휴대전화를 많이 사용하면 수막종양이 생긴다는 주장이 있었는데, 2012년 이탈리아 라 사피엔자La Sapienza 대학교 마이클 레파촐리Michael H. Repacholi 교수 연구진의 조사에 따르면 휴대폰을 10년 이상 사용하더라도 별세포종을 비롯한 수막종, 청신경종 등 뇌종양이 휴대폰 사용과 연관되었다는 증거는 찾을 수 없었다고 합니다.

수막종의 60% 정도는 성장이 멈춘 상태이고, 나머지는 평균적으로 1년에 직경이 4mm 정도 커집니다. 따라서 특별한 증상이 없을 때는 정기적으로 검사하면서 관찰하기도 합니다. 수막종은 경계가 분명하기 때문에 수술로 제거할 수 있지만, 머리뼈 등 주변 조직으로 파고드는 경우에는 완전 절제가 어려울 수도 있습니다. 이런 경우에는 수술 후에 방사선 요법을 더하기도 합니다.

치매 증상이 의심되면 전문가를 찾아 치매 진단을 받는 것이 얼마나 중요한지, 수막종의 사례를 통해 깨닫게 됩니다.

③ 경막하혈종 〉

나이가 들어서는 머리를 살짝 부딪히는 등의 충격을 받으면 경막하출혈을 일으킬 수 있습니다. 머리가 외상을 입으면 가장 바깥에 있는 경막을 중심으로 출혈이 일어날 수 있는데, 경막외출혈은 경막과 머리뼈 사이의 공간에 출혈이 일어나는 것입니다. 외부의 충격으로 머리뼈에 골절이 생기면, 머리뼈에 붙어 있는 경막이 찢어지면서 경막 안에 있는 동맥이 터져 출혈이 일어납니다. 출혈이 일어나면 경막이 머리뼈에서 떨어지면서 그 사이에 혈액이 고입니다. 나이가 들면 경막이 머리뼈의 안쪽에 단단하게 붙어 있기 때문에 경막외출혈이 잘 일어나지 않으며, 경막외출혈의 75~90%에서는 머리뼈 골절이 동반됩니다.

출혈된 혈액이 60g보다 작으면 임상적으로 뚜렷한 증상을 보이지 않을 수도 있습니다. 하지만 70g을 넘어서면 뇌 조직을 압박하는 증상이 나타나기 시작하고 의식이 사라지기 시작합니다.

100~200g 정도면 사망할 수도 있습니다. 경막외출혈은 빠르게 일어나면 30분 이내에 사망할 수 있지만 대체로 몇 시간에 걸쳐 피가 고이며, 적절한 치료를 받지 못하면 사망합니다. 경막외출혈로 혈종이 생기면서 뇌 조직이 밀려나는데, 위치에 따라 뇌간이나 소뇌편도가 밀려남에 따라 치명적인 상태가 될 수 있습니다.

경막하출혈은 경막과 거미막 사이에 출혈이 일어나는 경우입니다. 경막외출혈이 대개 10~20대에 흔하고 외상과 연관되어 있는 데 반하여, 경막하출혈은 3분의 2가 40~50대에 생기고 외상의 비율이 낮습니다. 경막하출혈의 경우에는 머리뼈 골절이 동반된 경우와 그렇지 않은 경우가 비슷합니다.

경막하출혈의 대부분은 머리가 외부에서 충격을 받았을 때 경막으로 연결되는 연결 정맥이 끊어지면서 생깁니다. 연결 정맥은 정맥동이 지나는 부위에 많습니다. 연결 정맥이 끊어지면서 출혈이 일어나는 현상은 머리가 가속 혹은 감속운동을 할 때 관성에 의해 뇌가 머리뼈의 운동을 따라가지 못하는 상황에 발생합니다. 특히 나이가 들어가면서 대뇌 위축이 심해지면 경막하 공간이 넓어지는데, 연결 정맥 역시 길어지면서 공간에 떠 있게 되므로 외부 충격에 취약해집니다. 차량이 충돌하거나 뒤집히면서 머리가 과격하게 움직이다가 어딘가에 부딪히는 상황을 생각해보면 이해하기 쉽습니다.

경막하출혈은 출혈이 시작되고 증상이 나타나기까지의 시간을 고려하여 급성, 아급성, 만성으로 구분합니다. 급성 경막하출혈은 24시간 이내, 아급성은 1주일 이내, 만성은 1주일 이후에 증상이 나타나는 것을 가리킵니다. 경막하출혈도 출혈이 지속되면서 혈종을 만드는 데 따라 뇌압 상승 효과로 인한 증상을 보입니다. 하지만 출혈이 서서히 진행되면 뇌 압박으로 인한 증상보다는 이성이나 감정의 변화를 보일 수도 있습니다. 젊은이의 경우 조현병을, 나이 든 사람에게서는 치매를 의심할 수 있습니다.

만성 경막하혈종은 나이 든 사람에게 흔합니다. 55세가 넘어가면서 뇌가 위축되기 시작하므로 경막하 공간이 넓어집니다. 지주막하 공간도 넓어지면서 연결 정맥도 길어집니다. 따라서 외부의 충격에 취약해지고 출혈이 고이는 공간도 넓어지기 때문에 출혈에 따른 증상이 나타나는 시간도 늦어집니다. 만성 경막하혈종의 절반 정도만 외상과 연관되고, 그마저도 외상의 정도가 가벼운 경우가 많습니다. 따라서 외상을 입었는지 기억하지 못하는 경우도 적지 않습니다. 환자에 따라서는 심한 재채기, 기침, 변비, 구토 등이 일어날 때 뇌가 받는 충격으로 경막하혈종이 일어나기도 합니다.

경막하출혈이 서서히 진행되고 혈종을 만드는 사이에 몇 주 혹은 몇 개월이 지나기도 합니다. 그렇기 때문에 많은 환자의 경우

출혈과 관련된 증상이 뚜렷하지 않을 수 있습니다. 두통, 인지 저하, 기억상실, 성격 변화, 무기력 등 다양한 증상을 보여 치매를 의심하게 되는 것입니다.

경막하출혈이나 만성 경막하혈종은 CT나 MRI 검사 등을 통하여 쉽게 진단할 수 있고, 출혈이 진행된 정도에 따라 다양한 시술로 치료를 받을 수 있습니다. 급성기에서 아급성기까지는 머리뼈에 구멍을 내고 경막하에 고여 있는 피를 배출시키는 시술을 합니다. 출혈이 시작되고 많은 시간이 경과하면 혈종을 감싸는 막이 형성되는데, 경우에 따라 머리뼈를 열고 들어가 혈종을 제거하는 수술을 받기도 합니다.

경막 아래 고여 있는 피가 모두 배출되면 출혈로 인해 생긴 증상들이 빠르게 회복되는데, 오랜 시간이 경과하면 밀렸던 뇌가 펴지지 않거나 눌려 있던 신경이 손상을 입어서 관련된 신경 증상의 회복이 더딜 수도 있습니다. 출혈이 지주막에도 영향을 미치면 뇌척수액의 흐름에 이상이 생기는 수두증이 올 수도 있습니다.

특히 나이 든 사람은 머리를 어디에 부딪치는 등의 사고로 이상한 증상이 나타나지 않는지 면밀하게 관찰해야 합니다. 사고와 관련하여 출혈이 의심되는 증상이 있는 경우 뇌영상검사를 받아 출혈이 있는지 확인해야 합니다. 만성 경막하출혈의 경우 외상이후에 상당한 시간이 지나고 나서 증상이 나타날 수 있다는 사실도 잊지 말아야 하겠습니다.

4 만성 뇌막염 〉

매독이나 에이즈와 같은 성매개 감염병을 오랫동안 치료하지 않으면 신경세포가 파괴되어 치매 증상이 나타날 수 있다고 했는데, 성매개 감염병이 아닌 세균이나 곰팡이, 기생충에 감염되어 수막에 만성 염증이 생겨도 치매와 유사한 증상을 보일 수 있습니다. 에이즈의 경우는 치료가 쉽지 않기 때문에 치료 가능한 치매라고 볼 수 없지만, 매독을 비롯하여 세균, 곰팡이, 기생충 감염에 의한 만성 수막염으로 인한 치매는 원인이 밝혀지면 완치가 가능합니다.

세균성 수막염 가운데 결핵성 수막염이 특히 문제가 될 수 있습니다. 결핵은 결핵균Mycobacterium tuberculosis에 감염되어 생기는 전염병입니다. 결핵균은 1882년 미생물학자인 로베르트 코흐에 의하여 발견될 때까지 수천 년 동안 인류를 괴롭혀왔습니다. 1943년 미국 러트거스 대학의 미생물학자이자 화학자이던 왁스먼Selman Abraham Waksman이 방선균으로부터 추출한 스트렙토마이

신으로 결핵을 치료하면서 결핵의 공포에서 벗어날 수 있게 되었습니다. 스트렙토마이신은 최초의 결핵 치료제입니다.

결핵균은 몸의 어느 장기라도 망가뜨릴 수 있는데, 폐를 침범하는 경우가 85% 정도로 많습니다. 그래서인지 폐결핵이라는 병명이 익숙한 편입니다. 폐결핵에 걸린 환자의 기침, 콧물, 가래 등에서 나온 결핵균이 건강한 사람의 폐를 통하여 몸에 들어와 감염을 일으키는데, 환자의 면역 상태에 따라 감염된 결핵균의 운명이 결정됩니다.

세계 인구의 3분의 1이 결핵에 감염되어 있으며, 주로 아프리카 등 제3세계에서 감염이 일어나지만 최근에는 에이즈 환자가 많아지는 선진국에서도 결핵에 감염되어 증상을 보이는 경우가 늘고 있습니다. 우리나라는 특이하게도 OECD 국가 가운데 결핵 환자가 가장 많은 나라입니다. 질병관리본부의 통계에 따르면 2011년 우리나라 결핵 환자는 50,491명이었는데, 이 가운데 새로 발생한 환자는 39,557명이었습니다. 2011년 기준으로 인구 10만 명당 100.8명으로 정점을 찍었던 결핵 환자 수는 정부가 관리 정책을 강화하면서 줄기 시작하여 2019년에는 환자 수가 23,821명으로 줄었으며, 인구 10만 명당 유병률 역시 59.0명으로 감소하였습니다.

출생 직후에 결핵 예방주사인 BCG 백신을 접종하지만, 성인의 경우에는 신뢰할 만한 예방주사가 없습니다. 20세기 중반까지는 아이나INH, 리팜피신, 스트렙토마이신이 개발되면서 결핵은 완치 가능한 전염병이 되었지만, 1980년대부터는 결핵 치료제에 내성을 가지는 다약제 내성 결핵균이 많아지면서 문제가 다시 심각해지고 있습니다.

결핵균은 주로 폐를 통하여 감염되는데, 폐로 들어오면 일단 대식세포에 잡아먹힙니다. 대식세포가 결핵균을 모두 처리하면 문제는 없지만, 대식세포가 결핵균을 처리하는 과정에서 건락괴사를 동반하는 육아종이 만들어지기도 합니다. 이런 변화는 주로 폐에서도 산소가 풍부한 양쪽 폐의 맨 위쪽에 주로 생깁니다. 여기에서 살아남은 결핵균은 림프관이나 혈관을 통하여 전신으로 퍼져나갑니다. 여기까지가 1차 결핵입니다. 1차 결핵 과정에서는 별다른 증상을 보이지 않는 경우가 많습니다.

환자의 면역 상태가 좋으면 결핵균은 휴면 상태에 들어갑니다. 그러다가 환자의 건강이 나빠지거나, 장기이식 등으로 면역 억제제를 사용하거나, 에이즈 등으로 면역력이 떨어지면 휴면 상태의 결핵균이 다시 활성화되면서 2차 결핵 단계로 넘어갑니다. 이때는 발열, 식은땀, 체중 저하, 무력감 등 전신 증상이 나타나고, 마른기침 혹은 가래를 동반한 기침을 합니다. 병이 진행되면서 폐 조직의 손상이 일어나면 가래에 피가 섞이는 객혈 증세를 보입니다. 그러면서 활성화된 결핵균이 전신에 퍼지고, 결핵균이 폐 이외의 기관을 침범하는 폐외결핵은 주로 림프절, 흉막, 생식기, 척추, 창자 혹은 뇌척수막 등에 결핵성 염증 반응을 일으킵니다.

2014년에 인도 뉴델리 북쪽에 있는 찬디가르Chandigarh에 있는 의과대학원 신경과의 선임 전공의 케사브P. Kesav 등은 산재성의 결핵 감염을 보이는 35세 남자가 빠르게 진행하는 치매 증상을 보였다고 보고하였습니다. 환자는 1개월 전부터 지속적인 두통을 앓았고, 사회적 관계가 감소되었고 무관심해졌습니다. 흉부와 복부 CT에서는 전반적으로 퍼져 있는 속립성 결절이 관찰되었고, 종격동의 림프절이 커져 있었습니다. 뇌 MRI에서는 좌측 시상에 급성 경색이 발견되었고, 연수 앞부분의 수막에도 병소가 있었으며, 뇌척수액에서 결핵이 의심되는 소견이 관찰되었습니다. 항결핵제 4종과 스테로이드가 2개월 동안 투여되고 이어서 리팜핀과 아이나를 6주간 복용하자, 항결핵제 복합 치료가 시작된 한 달 후부터 증상이 호조되기 시작하여 완치되었다고 합니다.

영국 옥스퍼드에 있는 래드클리프 대학에서 1954년에 인지기능장애와 건망증 혹은 기억력 감퇴 등 치매 증상을 보이는 결핵 환자 34명을 보고한 것을 보면, 20세기 이전에는 이런 환자가 드물지 않았던 것 같습니다. 결핵 이외에도 신경계를 침범한 브루셀라증을 비롯한 다양한 세균성 수막염이 치매 증상을 나타낼 수 있습니다.

스페로헤타 속에 포함된 보렐리아균에 감염되어 일어나는 라임병에서도 치매 증상이 나타날 수 있습니다. 세균성 수막염 이외에 곰팡이가 수막염을 일으키는 경우에도 치매 증상을 보일 수 있습니다. 특히 진균성 수막염은 드물고 6개월에서 수년에 걸쳐 인지기능이 서서히 나빠지기 때문에 진단이 쉽지 않습니다. 곰팡이 가운데 효모균이 수막염을 잘 일으키는데, 두통과 시야가 흐려지는 증상을 보일 수 있고, 우울증, 초조감, 혼돈 등의 증상을 나타낼 수 있습니다. 효모균은 조류의 배설물과 접촉하는 경우에 감염될 위험이 높고, 특히 HIV 감염이나 면역 억제제 사용 등으로 인하여 면역력이 떨어진 환자에게 쉽게 감염됩니다.

헤르페스 바이러스, 거대세포바이러스, HIV 등이 신경계를 감염시켰을 때도 치매 증상이 나타날 수 있습니다. 고양이를 종숙주로 하는 기생충인 톡소포자충에 감염된 경우도 치매 증상을 보일 수 있습니다. 뇌에 들어간 톡소포자충이 주머니를 만들어 살기 때문입니다. 특히 임산부가 톡소포자충에 감염되면 태아에게 수두증이 생기거나 시력을 상실하고, 심한 경우 유산될 수도 있습니다.

고양이가 톡소포자충의 종숙주라고 하지만, 애묘인들이 걱정할 이유는 없습니다. 길고양이라면 모를까, 집고양이는 톡소포자

210

충에 감염될 가능성이 낮기 때문입니다. 톡소포자충이 감염된 고양이라고 해도 대변으로 톡소포자충 알이나 유충을 내놓는 기간이 짧고, 실제로 톡소포자충에 감염된 사람들은 멧돼지고기를 날로 먹거나 사슴피를 먹은 경우가 많다고 합니다. 톡소포자충에 잘 듣는 치료제가 없으니 야생동물을 날로 먹는 것을 피하는 것이 좋겠습니다.

치매 증상을 보일 수 있는 중추신경계의 대표적인 기생충 감염증으로는 낭미충증이 있습니다. 낭미충증은 갈고리촌충의 알을 먹어서 생깁니다. 갈고리촌충의 최종 숙주는 인간이며, 돼지가 중간 숙주입니다. 사람의 변을 통하여 배설된 갈고리촌충의 알을 돼지가 먹으면 유충으로 부화해서 근육에 자리 잡고, 설익은 돼지고기를 먹으면 유충이 사람에 옮겨져 장에 자리를 잡습니다. 그러나 갈고리촌충의 알을 사람이 먹으면 사람이 중간 숙주가 됩니다. 사람의 몸에서 부화된 갈고리촌충의 유충의 90%는 뇌에 자리 잡고 뇌낭미충증을 일으킵니다.

프랑스의 리모주 의과대학 신경역학과 열대신경학 연구소의 디아가나M. Diagana 연구진이 갈고리촌충과 낭미충증이 풍토병인 에콰도르에서 조사해본 바에 따르면, 40세 이상 성인 5명 가운데 1명은 기생충 감염에 의한 뇌병증이 있고, 인지기능 손상이 일찍 나타나는 원인이 된다고 하였습니다.

중추신경계의 감염질환 중에 HIV 감염 등 바이러스 감염은 치료가 어렵지만, 세균성 수막염의 경우는 적절한 치료로 증상을 호전시킬 수 있습니다. 특히 결핵균이 침범하여 일으킨 만성 수막염의 경우 치매 증상만 보였던 것을 고려하면, 치매 증상이 의심되면 곧바로 병원을 찾아야 할 것입니다.

5 약물 부작용 〉

나이가 들수록 여기저기 아픈 곳이 늘어갑니다. 옛날에는 의사 한 분을 만나서 아픈 곳을 이야기하고 약을 한번에 처방받았지만, 요즈음에는 전문 분야별로 나눠서 진료합니다. 내과, 외과, 소아과, 산부인과 등으로 크게 나뉘었던 것이 이제는 내과만 해도 소화기내과, 심장내과, 호흡기내과 등 신체 부위에 따라서 세부 분과로 전문화되었습니다.

전문적인 치료를 받기 위해서는 세부 분과별로 진료를 받는 것이 좋습니다. 하지만 아픈 곳이 많으면 만나야 하는 의사가 늘어날 수밖에 없습니다. 이때 진료받을 내용 이외에도 다른 과에서 진료받은 내역을 상세하게 전달해야 합니다. 다른 과에서 받아서 복용하는 약에 대해서도 자세하게 알려야 같은 약을 처방받지 않을 수 있습니다. 약품 중에는 안전하게 사용할 수 있는 범위가 넓지 않은 것도 있습니다. 이런 약을 중복해서 복용하면 부작용이 생길 수도 있습니다.

물론 처방받거나 조제할 때 건강보험심사평가원에서 운용하는 의약품안전사용서비스Drug Utilization Review, DUR를 통해 확인할 수 있습니다. 의약품안전사용서비스는 의약품 처방·조제 시 병용 금기 등 의약품 안전성 관련 정보를 실시간으로 제공하여 부적절한 약물 사용을 미리 점검할 수 있도록 의약품 안전 정보를 제공하고 있습니다.

65세 이상 노인은 고혈압, 당뇨 등 생활습관병은 물론 다른 퇴행성 질환을 함께 앓는 경우가 많습니다. 그런데 병을 치료하기 위하여 복용하고 있는 약 때문에 새로운 병, 특히 치매가 생길 수 있다는 것을 모르는 사람이 많습니다. 대한치매학회 누리집의 '99가지 치매 이야기'를 보면 노인들의 75%는 한 가지 이상의 약물을 복용하고 있다고 합니다.

뿐만 아니라 건강보조식품을 함께 먹는 경우가 많습니다. 건강보조식품 안에 약물 성분이 들어 있는 경우가 많아 약물 부작용의 위험이 높기 때문에 조심해야 합니다. 특히 노인들은 약물을 처리하는 콩팥과 간의 기능이 젊은이보다 떨어지기 때문에 약물의 성분이 몸 안에 머무는 기간이 길어집니다.

노인에게 흔히 처방되는 약물로는 수면제, 안정제 및 항정신병약, 심혈관질환 치료제, 진통제 등이 많습니다. 이런 약을 지나치게 많이 먹으면 약물의 부작용으로 인해 정상인 사람이 치매 증상을 보일 수 있고, 치매 환자는 증상이 더 나빠집니다. 약물에 의한 인지장애는 고령일수록, 파킨슨병과 같은 퇴행성 뇌질환을 앓고 있는 경우, 알코올의존증이나 약물중독이 있는 경우, 여러 가지 약물을 동시에 복용하는 경우에 발생할 가능성이 높습니다.

인지장애를 일으킬 수 있는 약은 여러 종류가 있습니다. 벤조디아제핀과 같은 진정제는 특히 위험합니다. 레보도파levodopa 등 파킨슨병 치료제, 아미트립틸린amitriptyline이나 독세핀doxepin 등의 항콜린효과가 강한 항우울제, 마약성 진통제, 프로프라놀롤propranolol, 메틸도파methyldopa, 하이드로클로로사이아지드hydrochlorothiazide 등의 항고혈압제, 디아제팜 계열의 항불안제 등이 노인들의 인지기능을 저하시키는 것으로 알려져 있습니다.

이러한 약물에 의하여 생기는 치매는 여러 종류의 약을 동시에 복용하는 경우에 잘 생기며, 치매 증상이 나타나는 기간이 짧은 것이 특징입니다. 복용하는 약물 가운데 치매 증상을 일으키는 약을 다른 약으로 바꾸면 증상이 사라집니다.

약물 사용에 따른 인지장애를 예방하려면 여러 종류의 약물 사용을 피하고, 꼭 필요한 경우가 아니면 인지기능에 영향을 주는 약물을 처방하지 않는 것입니다. 그리고 인지장애가 의심되는 환자는 약물 사용을 중단하고 인지기능이 회복되는지 살펴보도록 합니다. 환자 입장에서는 진료를 받을 때 복용하고 있는 약을 모두 알려서 처방할 때 참고할 수 있게 해야 합니다.

6　영양소 결핍 　〉

비타민과 필수아미노산은 몸에서 만들 수 없으므로 음식을 먹어서 섭취해야 합니다. 그래서 편식을 한다거나 음식을 충분히 섭취할 수 없어 영양부족 상태가 되면 건강을 해치게 됩니다. 비타민과 필수아미노산 가운데는 섭취량이 충분하지 못한 상황이 지속되면 치매를 일으키는데, 섭취 부족으로 치매를 일으키는 대표적인 비타민으로는 비타민B_{12}, 엽산, 비타민B_3(니아신), 비타민B_1(티아민) 등이 있고, 필수아미노산 가운데는 니아신의 원료가 되는 트립토판이 있습니다.

비타민B_{12}

코발라민cobalamin이라고도 하는 비타민B_{12}는 우리 몸의 가장 작은 구성 요소인 세포들이 분열하여 숫자를 늘리는 과정에 간여합니다. 특히 혈액의 세포 성분을 만들고 신경계에서는 신경섬유를 감싸는 수초를 만드는 데 반드시 필요한 요소입니다. 비타민B12 결핍은 심혈관계 질환, 알츠하이머병, 우울증, 암 등 다양한 질환과 연관이 있는데, 그중에서 치매와의 관련성을 살펴보겠습니다.

비타민B12가 심혈관질환과 연관이 있다는 주장은 핏속에 들어 있는 호모시스테인homocysteine과 연관이 있습니다. 호모시스테인의 수치가 높아지면 동맥경화, 뇌졸중 등 심혈관계 질환이 생길 위험이 높아집니다. 그런데 비타민B12가 핏속에 들어 있는 호모시스테인의 수치를 낮추는 효과가 있다는 사실이 밝혀진 것입니다. 하지만 호모시스테인이 높은 사람에게 비타민B12 보충제를 먹여서 심혈관질환에 걸릴 위험이나 사망률을 감소시킬 수 있는지는 아직 확실하지 않습니다. 심혈관질환은 뇌졸중후 치매를 포함하는 혈관성 치매와 연관되어 있는 만큼, 위험 요소인 호모시스테인의 수치를 낮추어 위험을 줄일 필요가 있습니다.

비타민B12는 세포 분열에 관여합니다. 특히 우리 몸 구석구석에 산소를 공급하는 역할을 하는 적혈구가 제대로 만들어지지 않으면 비타민B12가 결핍된 것입니다. 적혈구를 만드는 세포의 분열이 제대로 이루어지지 않으면 거대적혈구가 만들어지는데, 정상적인 적혈구는 부족하고 비정상적인 거대적혈구가 늘어나는 현상을 거대적혈모세포성 빈혈이라고 합니다. 거대적혈구는 세포들이 필요로 하는 만큼 산소를 충분히 공급할 수 없습니다. 거대적혈구가 많아지면 무기력, 어지럼증과 같은 빈혈 증상이 나타납니다. 거대적혈구성 빈혈을 제때 치료하지 않으면 심장과 뇌를 비롯한 신체 기관들에 나쁜 영향을 줍니다.

비타민B12는 신경섬유를 감싸는 수초를 만드는 데 반드시 필요한데, 신경섬유를 감싸는 수초가 제대로 만들어져야 신경섬유를 통한 전기신호가 제대로 전해질 수 있습니다. 이렇듯 전기신호가 제대로 전해지지 않으면 감각 이상이 오고, 근력이 약해지며, 몸의 균형을 잡지 못하는 증상이 생깁니다. 감각이상의 증상은 발바닥이나 손바닥이 따끔거리거나 감각이 사라지는 증세로 나타나는데, 비타민B12가 부족한 환자의 약 70~90%에서 나타납니다. 나아가서 집중력 저하와 기억력 감퇴 등 인지기능장애를 비롯한 다양한 정신기능의 장애가 생깁니다.

비타민B12의 부족이 알츠하이머병과 연관이 있다는 주장이 있는데, 알츠하이머병 환자들을 조사해보면 비타민B12의 수치가 정상보다 낮은 경우가 많습니다. 하지만 비타민B12의 부족으로 알츠하이머병이 생겼는지, 알츠하이머병 환자가 영양 섭취를 제대로 하지 못해서 부족해진 것인지는 분명치 않습니다. 비타민B12 보충제를 섭취하는 것으로 알츠하이머병을 예방하거나 병증의 진행 속도를 늦출 수 있다는 근거는 아직 밝혀진 바가 없습니다. 뿐만 아니라 비타민B$_{12}$가 부족하지 않은 알츠하이머병 환자의 경우 비타민B$_{12}$ 보충제를 섭취하여 기억력이 향상된다는 근거는 아직 없습니다.

비타민B$_{12}$ 보충제를 먹어서 심혈관질환, 알츠하이머병, 우울증, 암 등 다양한 질환을 예방할 수 있는지도 분명치 않습니다. 다만 비타민B$_{12}$가 부족하면 거대적혈모세포성 빈혈과 신경장애가 생길 수 있기 때문에 필요한 만큼 충분히 섭취해야 합니다. 비타민 B$_{12}$의 하루 섭취 권장량은 2.4μg으로, 보충제를 먹기보다는 음식을 통해 섭취하는 것이 좋습니다. 비타민B$_{12}$는 소의 간과 같은 동물의 내장, 고등어와 꽁치 등의 생선과 대합, 굴, 가리비와 같은 조개류, 메추리알, 우유 등 유제품에 풍부하게 들어 있습니다.

조심할 점은 엽산, 칼륨, 비타민C 등의 보충제를 필요한 양보다 많이 복용하는 경우에 비타민B$_{12}$ 부족으로 생기는 증상을 감출 수 있고, 비타민B$_{12}$의 흡수를 방해할 수도 있습니다. 과도한 음주 역시 비타민B$_{12}$의 흡수를 방해합니다. 비타민 보충제를 복용하는 것보다 균형 잡힌 식사를 통하여 비타민과 필수아미노산을 섭취하는 것이 바람직하고, 술을 지나치게 많이 마시지 않도록 합니다.

엽산

엽산은 비타민의 한 종류로 비타민B9 혹은 비타민M이라고 합니다. 엽산은 유전 정보를 담고 있는 DNA의 합성 과정에 관여합니다. 따라서 엽산이 결핍되면 DNA가 만들어지지 않습니다. 비타민B12처럼 엽산이 결핍되면 피를 만드는 과정에 그 영향이 잘 드러납니다.

말초혈액에 들어 있는 적혈구에는 핵이 없지만, 골수에서 적혈구를 만드는 적혈구 조상세포들은 핵을 가지고 있습니다. 적혈구 조상세포들이 핵분열을 일으켜 적혈구 전단계의 세포가 만들어지면 핵을 세포 밖으로 방출하고 적혈구가 되는 것입니다. 엽산이 결핍되면 DNA가 만들어지지 않습니다. 따라서 적혈구 전구세포가 제대로 성숙되지 않고 분열을 일으키지 않습니다.

그런데 세포가 커지는 것은 RNA가 지속적으로 단백질을 만들어내기 때문입니다. 이런 거대적혈구는 산소와 결합하는 능력이 떨어지기 때문에 무기력해지고 쉽게 피로해지며 장에서 영영소를 흡수하는 능력이 떨어지고 만성적으로 설사를 하게 됩니다. 백혈구의 합성에도 장애가 와서 외부에서 침입한 병원균에 대한 저항력이 떨어집니다. 엽산이 들어 있지 않은 식사를 6~12주 정도 지속하면 적혈구에 변화가 생깁니다.

알코올의손증이나 항경련제를 복용하는 환자는 알코올과 약물이 엽산의 흡수를 방해하기 때문에 엽산 결핍이 잘 생깁니다. 흔히 비타민B12와 같은 다른 영양소의 결핍이 동반되는 경향이 있습니다. 엽산이 부족하면 커다란 혈구가 만들어지는 것 말고도 혀와 입에 염증이 생기고, 피부에도 비정상적인 색소가 침착됩니다. 우울증과 신경 증상이 생길 수 있고, 특히 성장기 어린이는 성장 지연이 나타납니다. 임산부가 엽산이 결핍되면 태아의 신경관이 제대로 만들어지지 않아서, 태아의 척수와 척추말단이 부풀어 오르는 이분척추가 생기거나 뇌가 완성되지 않는 무뇌아로 태어납니다.

엽산은 혈관내피세포에 손상을 입혀 동맥경화를 일으키는 호모시스테인을 메티오닌으로 전환시켜주는 역할을 합니다. 메티오닌은 혈관내피세포에 손상을 입히지 않습니다. 따라서 엽산은 동맥경화, 뇌졸중 등 심혈관질환이 생길 위험을 낮추는 효능이 있습니다.

엽산은 나뭇잎을 의미하는 라틴어 폴리움folium에서 유래했듯, 과일과 시금치, 쑥갓, 깻잎, 딸기, 토마토 등 채소류에 풍부하게 들어 있습니다. 성인 하루 권장량은 $400\mu g$이고, 임산부는 $600\mu g$입니다.

니아신(Niacin)

비타민B₃라고도 하며, 니코틴산Nicotinic acid이라고도 부릅니다. 니아신은 소고기 등 육류, 닭고기 등 가금류, 참치나 연어 같은 붉은 생선 등에 풍부하게 들어 있으며, 견과류나 콩, 씨앗 등에는 그보다 적은 양이 들어 있습니다. 니아신은 식품을 통해서 필요한 양을 채우기도 하지만, 체내에 있는 트립토판이라는 필수아미노산으로부터 합성하기도 합니다. 우리나라 성인의 니아신 하루 권장 섭취량은 남자 16mg, 여자 14mg입니다.

니아신은 NAD nicotinamide adenin dinucleotide와 NADP nicotinamide adenin dinucleotide phosphate라는 보조 효소를 만드는 재료입니다. NAD와 NADP는 세포 안에서 일어나는 산화 · 환원 반응, 신경전달물질의 생산, 피부의 수분 유지, 혈관 확장의 역할을 합니다. 그리고 핏속에 들어 있는 콜레스테롤을 수치를 낮추는 역할도 합니다.

니아신 결핍으로 생기는 대표적 질환이 펠라그라입니다. 펠라그라는 피부염, 치매, 설사의 3대 증상으로 드러나는데, 빈곤으로 인한 영양실조나 만성 알코올의존증으로 인한 영양실조로 생깁니다. 펠라그라에서 보는 피부염은 얼굴, 목, 가슴, 손목, 손등처럼 주로 햇볕에 노출되는 부위에 잘 생깁니다. 처음에는 통증을 동반하는 대칭적인 홍반이 생기는데, 시간이 지나면 물집이 잡히고, 피부가 벗겨지면서 색소가 침착됩니다. 카살스 목걸이Casals necklace와 펠라그린 코pellagrins nose라고 하는 홍반이 펠라그라를 진단하는 데 도움이 됩니다. 그리고 혀와 구강에 염증이 생깁니다.

한편 정신착란과 치매 증상을 일으키는데, 치료하지 않는 경우 죽음을 맞기도 합니다. 흔하게 보이는 정신 증상으로는 홍분하고, 집중력이 떨어지며, 불안감, 피로감, 기억상실, 무관심, 우울증 등이 있습니다. 이와 같은 정신 증상이 나타나는 이유는 아직 분명하지 않습니다.

니아신 결핍은 옥수수를 주식으로 하는 저개발국가에서는 흔히 볼 수 있습니다. 옥수수에는 소화 흡수가 가능한 니아신이 적게 들어 있기 때문입니다. 다만 조리 과정에서 알칼리 성분으로 전처리를 하면 옥수수에 들어 있는 니아신의 생체 이용률을 높일 수 있습니다. 옥수수와 같은 곡식의 알곡을 석회수와 같은 알칼리액에 담갔다가 껍질을 벗기는 과정을 닉스타말화nixtamalization 라고 합니다. 닉스타말화 과정을 거치면 아플라톡신aflatoxin과 같은 곰팡이 독소를 97~100% 제거할 수 있는 이점도 있습니다.

한편 혈중 니아신 수치가 높아지면 소화장애, 간기능 이상, 당내성 증가, 피부 홍조, 시력 약화 등의 증상을 보입니다. 니아신이 혈중 트리글리세라이드와 저밀도 지단백 콜레스테롤을 감소시키고 고밀도 지단백 콜레스테롤을 올리는 작용을 이용하여, 고지질 치료제로서 하루 1.5~3.0g씩 고용량으로 니아신을 복용하였을 때 나타날 수도 있습니다. 니아신 과다로 나타나는 증상은 니아신 투여를 중단하면 회복됩니다.

티아민(Thiamine)

비타민B$_1$이라고도 하는 티아민은 탄수화물 대사를 조절하는데 간여합니다. 효모와 곡류에 많이 들어 있는 영양소로, 티아민이 부족하면 각기병이라는 비타민B$_1$결핍증이 생깁니다. 티아민 결핍으로 생기는 신경계질환으로는 베르니케 증후군과 코르사코프 증후군이 있습니다. 이 증상들은 만성 알코올의존증에서 설명하였습니다.

7 혈액 투석을 받는 신부전 〉

2020년 대한신장학회 학술대회에서 만성 콩팥병 환자의 치매 치료에 관한 발표를 들었습니다. 혈액 투석을 받는 환자에게 생기는 치매 증세는 치료 가능한 경우가 있으므로 분명하게 할 필요가 있습니다.

콩팥은 신체가 원활하게 활동하기 위한 대사 과정에서 나오는 요소와 요산 등 노폐물을 물과 함께 오줌으로 배설하는 기능을 합니다. 반면 알부민이나 포도당과 같이 우리 몸이 필요한 물질은 재흡수하여 활용할 수 있도록 합니다. 콩팥이 하루에 걸러내는 혈액은 무려 200L나 됩니다. 성인 남성의 혈액량이 5~6L이므로, 우리 몸의 혈액은 하루에 40회 정도 콩팥을 지난다고 볼 수 있습니다.

이토록 중요한 역할을 하는 콩팥의 요소들이 손상을 입으면 노폐물을 제대로 내보내지 못하고, 알부민이나 포도당과 같은 유용한 물질이 오줌으로 빠져나가게 됩니다. 콩팥의 기능이 정상의 60% 미만으로 감소하면 만성 콩팥병이라고 합니다. 만성 콩팥병을 일으키는 원인질환으로 고혈압, 당뇨, 신우신염 등이 있습니다.

콩팥의 기능이 떨어져서 만성 콩팥병 단계가 되면 눈 주위 혹은 손발이 붓습니다. 오줌에 혈액 성분 혹은 단백질이나 당분이 빠져나가기 때문에 붉거나 탁해지고 거품이 일기도 합니다. 콩팥의 기능이 망가지는 정도에 따라서 오줌량이 줄어들기 시작합니다.

콩팥이 심각한 정도로 손상되어 콩팥의 기능이 90% 이상 망가지면 말기 신부전 상태에 이릅니다. 오줌의 양이 눈에 띄게 줄어들고, 얼굴, 사지, 복부에 부종이 생깁니다. 체중이 감소하고 무기력해지면서 두통이 생기고 구토합니다. 말기 신부전 상태에 이르면 몸에 쌓이는 노폐물을 제거해주기 위하여 콩팥 대체 요법을 받아야 합니다. 콩팥의 기능을 대신하는 콩팥 대체 요법으로는 복막 투석, 혈액 투석, 콩팥 이식 등이 있습니다.

가장 좋은 치료법은 콩팥 이식으로, 손상된 콩팥의 기능을 대신하여 누군가의 콩팥을 이식받는 방법입니다. 콩팥 이식에서 중요한 점은 이식받은 콩팥에 대한 거부반응이 없어야 하는 것입니다. 그러려면 콩팥을 제공하는 사람과 받는 사람의 조직형이 비슷해야 합니다. 그리고 이식받은 다음에는 거부 반응을 줄이기 위하여 면역 억제제를 사용하기도 합니다. 그런데 이식받을 콩팥을 구하는 일이 쉽지가 않습니다. 국립장기조직혈액관리원 자료에 따르면, 2019년 1년 동안 우리나라에서 이루어진 신장 이식 건수는 2,293건으로, 신장 이식 대기자는 3,926명입니다.

콩팥 이식을 받기까지는 혈액 투석이나 복막 투석을 받습니다. 투석은 몸에 쌓이는 과다한 수분과 노폐물을 혈액으로부터 빼내는 시술입니다. 복막 투석은 복강을 둘러싸고 있는 복막을 여과기 삼아 수분과 노폐물을 제거하고, 혈액 투석은 투석기에 혈액을 통과시키면서 여과막을 통하여 수분과 노폐물을 걸러냅니다. 복막 투석은 가정에서도 쉽게 할 수 있지만, 혈액 투석은 투석기를 이용하기 때문에 투석기가 있는 병원이나 의원에서 받아야 합니다. 우리나라에서 혈액 투석을 받는 말기 신부전 환자는 10만

명이 넘습니다.

말기 콩팥병 환자에서 치매를 비롯한 인지기능장애는 16~ 38%의 환자에서 나타날 만큼 흔하다고 합니다. 인지기능장애를 일으키는 것은 뇌혈관질환, 요독 뇌병증, 부갑상선 호르몬 장애, 특히 혈액 투석을 받는 경우 알루미늄 중독 등이 원인으로 꼽힙니다. 물론 노령에 만성 신부전을 앓고 있는 환자의 경우 알츠하이머병 등 퇴행성 신경계 질환으로 치매가 올 수도 있지만, 이러한 원인으로 오는 치매의 경우 예방과 치료가 가능합니다.

혈액 투석을 받는 말기 콩팥병 환자의 인지기능이 저하되는 것은 만성 알루미늄 중독과 연관이 있습니다. 만성 신부전환자는 신기능의 저하로 고인산혈증을 나타내는데, 1970년대 초반에는 인산과 결합하는 능력이 뛰어난 알루미늄이 함유된 흡착제를 사용했습니다. 그러다가 1980년대에 들어 알루미늄이 체내에 축적됨에 따라 뇌증, 신성 골질환, 빈혈 등의 합병증을 일으킨다는 사실이 확인되면서 알루미늄의 사용이 제한되었습니다.

한때 알루미늄이 알츠하이머병의 원인으로 지목된 적이 있습니다. 알루미늄 광산을 비롯한 알루미늄 제품 생산 관련 작업장의 근로자들에게 신경 정신 증상이 나타나는 경우가 늘었기 때문입니다. 특히 1970~1980년대에 이루어진 실험에서 알츠하이머병으로 사망한 환자의 뇌에서 노인반과 신경원섬유 등에 알루미늄이 침착된 것을 발견하였습니다. 이런 연구 결과는 1990년 대에 들어서서 달라집니다. 또한 알루미늄 뇌증의 병소에서 발견된 신경원섬유의 경우, 이중나선형인 알츠하이머병과는 달리 단일섬유의 구조를 가진다는 차이가 있습니다. 또한 치매의 증상도 알츠하이머병과 사뭇 다른 점도 확인되었습니다. 알루미늄 뇌증이 치매와 유사한 증상을 나타낼 수 있기 때문에 알루미늄에 장기간 폭로되지 않도록 주의를 기울일 필요는 있습니다.

만성 콩팥질환 환자가 적절하게 치료받지 못하는 경우, 일시적으로 혼돈이나 혼미와 같은 의식장애를 포함하여 증상을 보일 수 있습니다. 처음에는 일시적인 정신착란, 무기력, 혼돈 상태를 보이다가 발작을 일으키고 의식불명 상태에 빠질 수 있습니다. 한 연구에 따르면 혈액 투석을 받는 55세 이상 환자 374명 가운데 12.7%만이 인지기능이 정상이었고, 나머지는 다양한 수준의 인지기능 손상을 보였습니다. 혈중에 쌓인 요소, 빈혈, 부갑상선 항진증 등이 요독 뇌증을 일으키는 원인으로 생각됩니다.

만성 콩팥병 환자에서 위와 같은 증상을 보일 때 의심해볼 수 있으며, 혈중 요소검사를 포함한 기본적인 검사실 검사, CT나 MRI 같은 영상검사, 뇌척수액 검사, 뇌파검사 등을 통해 진단할 수 있습니다. 한편으로는 중추신경에 작용하는 약물의 혈중 수치가 높아서 비롯된 것인지 확인해야 합니다. 그 밖에도 경뇌막하혈종, 뇌실내출혈, 수막염, 패혈증, 간성 뇌병증, 고혈압 뇌병증 등도 고려해봐야 합니다. 일단 투석을 통하여 혈중에 쌓인 요소를 제거하는 것이 중요하고, 혈중 전해질이나 알부민 등의 균형을 맞추어야 합니다.

미국 볼티모어에 있는 블룸버그 공공보건대학의 마라 맥애덤스-드마르코Mara A. McAdams-DeMarco 교수 연구진이 조사한 바에 따르면 혈액 투석을 시작한 노령 환자는 치매와 알츠하이머병이 발생할 위험이 높다고 합니다. 미국 콩팥 자료 체계에 등재된 국가 등록 자료를 분석하였는데, 2001년 1월부터 2013년 12월까지 혈액 투석을 받는 66세 이상인 환자 356,668명이 연구 대상이었습니다. 혈액 투석을 시작하고 1년 후와 5년 후에 치매로 진단받은 여성은 각각 4.6%, 16%였고, 남성은 각각 3.7%, 13%였습니다. 같은 나이의 혈액 투석을 받지 않는 정상인이 1년 후와 5년 후에 치매로 진단받는 경우가 여성은 각각 0.6%, 2.6%였고, 남성은 0.4%, 2.0%인 것보다 높은 결과입니다.

대만에서 나온 연구도 흥미로운 점이 있습니다. 타이완 가오슝 의과대학 공중보건학과의 린이팅林怡婷 교수 연구진은 타이완 전민건강보험자료Taiwan LHID를 분석한 결과를 2015년에 발표하였습니다. 1998년 1월부터 2007년 12월까지 혈액 투석을 받은 52,332명과 복막 투석을 받은 3,292명이 분석 대상이었습니다.

연구 기간 중에 혈액 투석을 받은 환자 가운데 3,775명이 치매로 진단되었습니다(1만 명당 177.5명). 복막 투석을 받는 환자 가운데는 181명이 치매로 진단되었습니다(1만 명당 145.9명). 하지만 보정 요소를 적용해보면 혈액 투석 환자와 복막 투석 환자 사이에 치매의 위험도는 통계학적으로 차이가 나지 않았습니다.

그런데 타이완 전민건강보험자료의 다른 기간을 분석한 결과는 다소 차이가 있습니다. 타이완 국립 첸쿵대학병원 임상의학센터의 차이컨제르(蔡光杰) 교수 연구진은 1999년 1월부터 2010년 12월까지 혈액 투석이나 복막 투석을 받은 72,934명과 조건을 맞춘 72,934명의 대조군을 비교하였습니다. 그랬더니 혈액 투석이나 복막 투석을 받는 만성 콩팥병 환자의 경우 정상 대조군에 비해 치매에 걸릴 위험이 2.21배 높았습니다. 혈액 투석이나 복막 투석을 받는 환자는 혈관성 치매나 비특이성 치매에 걸릴 위험이 높은 데 반하여 알츠하이머병의 위험은 혈액 투석 환자에게 높았다고 합니다.

투석을 받는 만성 콩팥병 환자의 경우 치료가 가능한 요독성 치매, 대사성 치매 등은 조기에 발견하여 치료하고, 혈관성 치매나 알츠하이머병을 예방하기 위해 일반인보다 더 노력해야 합니다.

나이가 들면 갑상선의 기능이 떨어지는 경우가 많습니다. 갑상선은 턱 아래, 목의 중앙에 있는 갑상연골의 아래쪽으로, 기관을 나비 모양으로 감싸고 있습니다. 각각의 날개는 폭이 2cm, 높이 5cm 크기로 무게는 양쪽을 합해서 15~20g입니다. 참고로 갑상연골은 여성보다 남성에게 두드러지는 까닭에 아담의 사과라고 합니다.

갑상선은 몸의 대사 속도를 조절하는 갑상선 호르몬을 만들고, 갑상선 호르몬이 많이 분비되면 대사가 빨라집니다. 갑상선 호르몬은 음식에 들어 있는 활력원을 분해하여 활성물질을 만들어내는 작용을 합니다. 따라서 갑상선 호르몬이 많이 분비되면 몸이 더워지고 땀이 많아집니다. 식사를 많이 해도 오히려 체중이 줄어듭니다. 체력 소모가 늘어서 쉽게 피로해지고 손발이 떨리며, 자율신경이 쉽게 흥분하므로 심장이 빨리 뛰고, 위장관의 운동도 빨라짐에 따라 대변을 자주 보거나 설사를 하기도 합니다. 신경이 예민해지고 쉽게 불안해집니다. 여성에서는 생리불순이 생기고 불임의 원인이 되기도 합니다.

갑상선 기능항진증은 자가면역질환인 그레이브스병에서 가장 흔하고, 중독성 다결절 갑상선종, 중독성 갑상선 결절에서도 나타납니다. 그 밖에 산후 갑상선염이나 바이러스 감염으로 생기는 갑상선염에서도 일시적으로 나타날 수 있습니다.

반면 갑상선 호르몬이 적게 분비되면 쉽게 피로해지고 의욕도 떨어지며, 기억력이 감퇴되고 집중력도 떨어지고, 손발이 붓고 체중이 증가합니다. 땀이 잘 나지 않기 때문에 피부가 건조해지고 추위를 타며 자율신경이 둔해져 맥박이 느려집니다. 위장관의 운동도 떨어져 변비가 잘 생깁니다. 여성은 월경의 양이 늘지만 갑상선 호르몬의 분비가 오랫동안 지속되면 월경량이 줄어들어 무월경이 되기도 합니다. 갑상선기능저하증은 자가면역성 갑상선염으로 가장 흔하게 올 수 있습니다. 그 밖에 수술로 갑상선을 떼어내거나, 방사성 동위원소 치료의 합병증으로 생길 수 있습니다.

갑상선 호르몬은 대뇌의 기저부에 있는 뇌하수체에서 분비하는 갑상선자극호르몬의 조절을 받아 만들어집니다. 갑상선 호르몬이 적게 만들어지면 뇌하수체에서는 갑상선자극호르몬을 분비하여 갑상선 호르몬의 분비를 촉진하게 됩니다. 갑상선 호르몬은 정상 범위에 있는데도 불구하고 갑상선자극호르몬이 많이 분비되는 경우를 무증상 갑상선기능저하증이라고 합니다.

국민건강보험공단이 발표한 자료에 따르면 갑상선기능저하증 환자가 점점 늘고 있다고 합니다. 2020년에 갑상선기능저하증으로 진료받은 환자는 56만 2,000명이었습니다. 2016년의 46만

2,000명에서 9만 1,000명이 늘어나서 연평균 증가율은 4.5%입니다. 남성은 2016년에 7만 1,000명이던 것이 2020년에는 9만 2,000명으로 29.4%, 여성은 2016년에 40만 명이던 것이 2020년에는 47만 명으로 17.4% 늘어났습니다. 인구 대비 비율을 보면, 2016년에 인구 10만 명당 929명이던 것이 2020년에는 1,095명으로 17.9%가 늘어난 것입니다.

연령별로는 50대 23.4%(13만 2,000명), 60대 21.6%(12만 2,000명), 40대 18.5%(10만 4,000명)의 순서였습니다. 물론 갑상선기능저하증은 나이가 많아지면서 증가하는 질환이기는 하지만, 나이가 들수록 건강검진을 받거나 다른 질병으로 병원을 찾았을 때 갑상선기능검사를 시행하는 경우가 많기 때문일 것으로 짐작됩니다.

우리나라에서 일반인을 대상으로 한 갑상선기능저하증의 유병률을 조사한 연구가 많지는 않습니다. 구미 차병원의 석성자 교수 연구진은 종합검진을 받은 성인 14,443명의 갑상선 관련 검사 결과를 조사하였습니다. 이들 가운데 갑상선기능저하증을 보인 사람은 인구 1,000명당 0.5명이었습니다. 하지만 50대 이상에서는 인구 1,000명당 2.5명이며, 특히 60세 이상의 여성에서는 5.0명에 달했습니다. 무증상 갑상선기능저하증인 사람은 인구 1,000명당 12.6명이었지만, 50대 이상에서는 22.2명으로 여자가 남자보다 4배 정도 많았습니다. 특히 50대의 여성에서는 35.0명,

60대 여성에서는 42.2명으로 나이에 따라서 유병률이 증가하는 경향이었습니다.

갑상선기능이상은 치매처럼 나이가 들어가면서 많아지는 질환입니다. 따라서 갑상선기능이상과 치매와의 상관관계를 찾는 연구가 광범위하게 이루어졌습니다. 연구결과에 따르면 증상이 있는 갑상선질환은 알츠하이머병을 비롯한 치매의 발생과 관련이 없다고 합니다. 증상이 없는 갑상선기능이상(갑상선 호르몬의 농도가 높아지거나 낮아지는 경우를 포함하여)인 상태에서 인지기능의 장애를 가지고 있거나 알츠하이머병으로 진단되는 경향이 있다는 연구가 나오고 있습니다.

갑상선기능저하증을 가지고 있는 환자가 기억력을 포함한 인지기능의 저하를 보이면 치매라고 오해할 수도 있습니다. 이런 환자에서는 갑상선기능을 나타내는 여러 가지 검사를 통하여 알츠하이머병 등과 쉽게 구분할 수 있습니다. 갑상선기능장애가 확인되면 치료로 증상이 개선될 수 있습니다. 다만 너무 오래 방치하면 인지기능이 완전히 회복되지 않을 수도 있습니다.

치매센터에서 수행하는 치매 검진에서도 갑상선을 필수적으로 검사하도록 지원하고 있으며, 건강보험심사평가원에서 시작한 치매평가사업에서도 치매로 진단하여 치료약제를 처방할 때는 갑상선기능검사를 통하여 갑상선기능장애를 확인하게 하고 있습니다. 정확한 진단이 치매를 제대로 치료하는 첫걸음입니다. 치매가 의심될 때 병원 가는 일을 차일피일 미루면 안 되는 이유가 바로 이 때문입니다.

⑨ 우울증 ⟩

우리나라는 OECD 국가 가운데 자살률이 가장 높은 나라입니다. 우리나라는 2003년부터 2019년에 이르기까지 리투아니아가 1위에 오른 2017년을 제외하고는 1위를 이어왔습니다.

OECD가 2020년에 발표한 자료에 따르면 우리나라의 표준 인구 10만 명당 자살 사망자수는 24.6명으로 OECD 평균인 11.3명의 2배가 넘습니다. 하루 평균 38명이 목숨을 끊는 셈입니다. 1990년대 초반까지 7~8명대이던 것이 1995년 10.8명으로 늘면서부터는 급격하게 늘어 2011년에는 31.7명으로 정점을 찍었습니다. 연령별로는 20세 미만에서 비교적 증가폭이 크지 않고, 20~60세에서는 완만하게 증가하는 경향이지만 60세 이상은 연령이 높아질수록 증가폭도 커졌습니다.

스스로 목숨을 끊는 원인은 다양하지만, 정신적 긴장이 크게 작용합니다. 해방 이후에 전통적 사회구조가 해체되고 급격하게 발전한 우리나라의 경우에는 안정적인 사회구조를 일찌감치 이룬 다른 나라에 비해 정신적 긴장이 높은 편이라고 할 수 있습니다. 초중고 학생들의 경우 만연되어 있는 왕따 현상을 비롯하여 부모의 이혼 등으로 해체된 가정이 늘고 있는 것도 우울증 증가의 원인입니다.

최근에는 군에서의 자살이 늘고 있는데, 위계에 따른 강압적 분위기에서 성희롱 문제를 비롯하여 얼차려 등의 관행이 변하지 않았기 때문입니다. 수험생은 성적과 진학의 문제, 대학생은 취업 문제, 무직자는 취업 실패와 경제적 독립, 직장인은 성과 달성의 문제로 정신적인 압박을 받고 있습니다.

노인층의 자살은 OECD 국가들 중에서도 독보적입니다. 지난 10년 사이에 2배로 늘어난 노인 자살률은 74세 이하에서는 인구 10만 명당 81.8명으로 일본의 17.9명, 미국 14.5명에 비하면 5~6배 높습니다. 75세 이상의 경우는 인구 10만 명당 160명이 넘는 것으로 나타났습니다. 사회적 고립과 상실감이 노인 자살의 주요 원인으로 지목되었습니다.

자살을 시도한 노인들의 24~60%가 홀로 생활하는 노인으로 가족은 물론 의지할 대상이 없었습니다. 배우자 등 가까운 가족이 오랜 투병 생활 끝에 죽음을 맞았을 때 생기는 상실감은 아주 커서, 외부 출입을 줄이고 고립된 상태로 생활하다 보면 우울증에 빠집니다.

노인들을 포함하여 전 세대에서 고독과 고립을 느끼는 사람이 늘고 있는 현상에 대하여 영국 정부가 적극적으로 대처하기에 나섰습니다. 영국 정부는 2018년 1월, 고독부Ministry for Loneliness를 신설하였습니다. "고독은 국가가 나서서 대처해야 할 사회문제"라는 것입니다. 고독은 개인의 문제인데 정부가 나서는 것이 옳은가 하는 의문도 있습니다. 이에 대하여 고독은 타자와의 관계성이 결핍된 사회적 고립이며, 사회적 대응이 필요한 영역이라는 설명이 있습니다.

수십만에 달한다는 은둔형 외톨이(引きこもり, 히키코모리)가 사회적으로도 커다란 문제인 일본도 영국의 사례를 본받아 내각관방에 '고독·고립대책담당실'을 설치하고 지방창생담당상이 업무를 맡았습니다. 장관이 직접 사회적 고립 문제를 챙기게 된 것입니다. 코로나바이러스 대유행으로 사회적 거리 두기가 강화되면서 사회적 고립 문제가 더욱 심각해졌기 때문입니다.

사람들이 스스로 목숨을 끊는 이유는 다양하지만, 우울증이 중요한 요인으로 지목되고 있습니다. 우울증 환자가 자살을 기도하는 과정은 잘 알려져 있지 않지만, 우울증이 심화되면 뇌기능도 전반적으로 떨어집니다. 특히 전두엽과 변연계의 기능 저하가 두

드러집니다.

전두엽은 이마 쪽에 위치하여 판단, 사고, 계획, 억제 등 고차원적인 정신 활동을 관장하고, 변연계는 뇌 기저부 깊숙한 곳에 위치하여 본능과 충동, 수면과 섭식, 기억을 관장하는 부위입니다. 전두엽의 기능이 떨어지면 기분이 우울해지고 의욕이 떨어지며 매사에 집중력이 떨어지고, 변연계의 기능이 떨어지면 불면증이 생기고 식욕이 떨어지며 감정의 기복이 커집니다.

변연계는 분노하거나 불안한 마음이 생기면 흥분하며, 과거에 받았던 정신적 긴장 상태를 회상할 때도 흥분합니다. 변연계가 흥분 상태에 빠지더라도 전두엽의 기능이 유지될 때는 변연계를 조절하여 충동적인 행동을 하지 않도록 통제합니다. 하지만 우울증 환자에서는 전두엽의 기능이 떨어져 있기 때문에 변연계를 제대로 통제하지 못하기 때문에 충동적으로 자살을 실행에 옮기는 것이라고 추측하고 있습니다.

우울증은 개인의 연령이나 성별, 직업, 건강 상태와 같은 개인적 특성은 물론 계절적 요인 등에 따라 다양한 양상으로 나타납니다. 특히 노년은 오랫동안 해오던 일을 내려놓고 여생을 즐기는 시간이라고 생각할 수 있지만 노년기에도 정신적 긴장을 피할 수 없습니다. 우선 오랫동안 하던 일에서 은퇴하는 것부터 커다란 충격입니다. 매일 익숙하게 만나던 사람들과의 이별, 특히 가족이나 친지의 사망으로 느끼는 충격도 만만치 않습니다. 몸이 불편하고 경제적으로 어려운 상황이라면 정신적 압박감은 이루 말할 수 없습니다. 이런 상황에서는 우울증이 일찍 시작되고 빠르게 진행됩니다.

노년층에서 생기는 우울증은 정서적 우울보다는 신체 증상이 두드러지는 특징이 있습니다. 흔히 소화가 잘 안 되는 것 같다거나, 온몸이 구석구석 아프다거나 등의 증상을 호소하는데, 병원에 가보면 특별한 이상을 찾아낼 수 없는 경우가 많습니다. 일종의 망상적 우울증입니다. 이렇듯 자신이 호소하는 신체의 이상을 가족이나 주변에서 질병이라고 생각하지 않는 데서 오는 좌절감이 우울증을 심화시키고 결국은 스스로 생을 마감하기도 하는 것입니다.

알츠하이머병 환자는 우울증이 치매의 첫 증상일 수도 있습니다. 우울증을 앓은 적이 있는 노인은 그렇지 않은 노인에 비해 치매 발병 가능성이 2~3배가량 높다고 알려졌습니다. 반면 노인 우울증을 치매의 위험 요소라기보다는 치매의 초기 증상이라고 해석하는 것이 옳다는 주장도 있습니다.

하지만 노인에게 생기는 우울증 증상을 보면 인지기능장애와 기억력 저하 집중력 및 판단력 저하 등을 보이는 경향이 있어 치매로 오진하는 경우가 많습니다. 따라서 노인성 우울증에서 보이는 인지기능장애를 가성치매라고도 합니다. 노인성 우울증인데 치매라고 오인하여 치료를 포기하는 경우도 있습니다.

치매 환자가 보이는 우울증도 물론 가려내서 치료해야 하지만, 노인 우울증 환자가 보이는 가성치매는 우울증을 치료하면 치매 증상이 사라지기 때문에 정확하게 진단하여 치료해야 합니다. 우울증의 진단은 고혈압, 당뇨 등과 같이 진단검사를 통하여 객관적으로 확인할 수 없습니다. 그 대신, 환자가 호소하는 증상과 병력을 듣고 우울증을 진단하는 몇 가지 척도를 적용하여 진단할 수 있습니다. 정신건강의학과 전문의는 우울과 불안, 수면과 식욕 문제, 집중력 저하 등 우울증에서 볼 수 있는 다양한 증상들을 확인하고, 증세가 얼마나 심각한지를 따져보고 증상의 지속 기간 등을 고려하여 진단을 정합니다.

흔히 사람들은 정신건강의학과에서 진료받는 것을 부담스러워 하는 경향이 있습니다. 하지만 우울증을 비롯하여 정신 건강의 문제가 생겼을 때는 정신건강의학과 전문의를 찾아 정확히 진단을 받아야 치료할 수 있습니다. 가벼운 우울증은 환자를 둘러싼 환경을 개선하는 것으로 증상을 호전시킬 수 있습니다.

하지만 우울증의 정도가 심하면 상담 치료와 선택적 세로토닌 흡수 억제제와 같은 항우울증 약제로 약물치료를 병행합니다. 항우울제는 속이 미식거리거나, 불면증이 생기거나, 성욕이 떨어지고, 체중이 증가하는 부작용이 나타날 수 있습니다. 항우울제는 대체적으로 금단 증상이 없기 때문에 상황에 따라 약을 끊어도 큰 문제가 없습니다. 혹자는 항우울제를 오래 복용하면 치매에 걸린다고도 하지만 사실이 아닙니다.

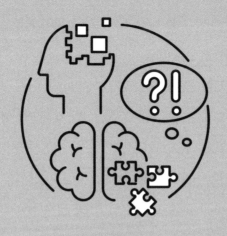

제4장

치매 진단,
대충 하면 큰일 나요

흔히 치매라고 하면 집을 나가 배회하거나, 말이 통하지 않고 고집을 부린다거나, 해야 할 일을 까맣게 잊는다거나, 심해지면 대소변을 가리지 못하는 등 심각한 상황을 떠올리기 마련입니다. 이런 것은 치매 증상이 많이 진행된 뒤에야 눈에 띄는 증상입니다. 어쩌면 치매 증상이 심해질 때까지 가족들도 알아차리지 못하거나, 알게 되더라도 다른 사람들에게 감추는 경향이 있었습니다. 특히 영화나 연속극 등에서는 치매 환자를 다룰 때 치매가 어느 정도 진행되어 누가 보아도 문제가 있어 보이는 것부터 이야기합니다. 최근에는 기억력 감퇴 등으로 환자가 스스로 병원을 찾아 문제가 있다는 사실을 알게도 됩니다. 기억력이 떨어졌다거나, 물건이나 사람들의 이름을 금세 기억해내지 못하는 가벼운 치매 증세는 흔히 나이가 들면서 나타날 수 있는 변화라고 생각하기 때문에, 이런 증상을 보인다고 해서 병원에 가서 치매 진단을 받는 사람은 별로 없습니다.

이번 장에서는 치매 증상을 나타내는 여러 질환을 정확하게 진단하는 방법을 소개하고, 그동안 정부에서 추진해온 치매 환자 관리 정책의 개요를 정리하려 합니다. 치매를 진단하는 과정을 비교적 상세하게 설명해놓은 《치매와 함께 떠나는 여행》의 주인공 크리스틴 브라이든의 사례를 참고로 하여 치매가 의심될 때는 미루지 말고 치매를 전문으로 진료하는 병원을 찾아야 하는 이유를 알아보고, 치매 전문 병원에서 치매의 원인을 밝히는 과정을 설명하겠습니다. 이어서 우리 정부가 해온 치매 관리 대책이 어떻게 변해왔는지도 요약해보겠습니다.

《치매와 함께 떠나는 여행》의 주인공 크리스틴 브라이든은 46세가 되던 해에 심한 편두통이 잘 낫지 않아 CT를 촬영했습니다. 이혼을 앞둔 가정사와 업무로 인한 정신적 긴장으로 인한 것이라 생각했지만, 약을 먹어도 가라앉지 않자 병원을 찾은 것입니다. 영상 자료를 검토한 신경과 전문의는 "나이 든 사람의 뇌에서나 발견되는 여러 가지 특징이 보이는데, 특히 전두엽이 심각하게 위축된 모습 등으로 보아 알츠하이머병이 틀림없다"라고 했습니다. 이어서 심리 검사를 권했습니다. 그리고 당시 환자가 맡고 있던 수상내무부 1차관보와 같은 중책에서 퇴직하길 권고하였습니다.

환자는 정신적 긴장 때문에 지쳐 있고, 편두통으로 고생하고, 가끔 어지럼증을 느끼며, 자주 다니는 길을 헷갈린 적도 몇 번 있었는데, 이런 증상은 누구나 한 번쯤 겪는 일시적인 건망증으로 치부해왔던 것입니다.

알츠하이머병으로 진단된 뒤에 환자는 2~3년 전부터 업무로 인한 압박감이 갑자기 늘어났다는 점을 기억해냈습니다. 알츠하이머병이 정신적 긴장과 연관되어 있다면, 그 무렵에 시작되었을 것으로 생각한 것입니다. 하지만 알츠하이머병과 정신적 긴장과의 연관성은 아직 근거가 확립되어 있지 않은 상황입니다.

가족 주치의는 신경과 전문의의 무신경한 태도에 분노해서 다른 신경과 전문의에게 진단을 의뢰했습니다. 두 번째 진단 역시 CT 촬영부터 시작됐습니다. 두 번째 신경과 전문의는 검사 결과를 검토한 끝에 진단을 내리기에는 아직 이르다면서 치료 가능한 병일 수도 있으니 좀 더 지켜보자고 설명하고 심리 검사를 추천했습니다. 다만 업무와 치매 진단으로 인한 정신적 긴장이 어느 정도 사라질 때까지 기다리다가 몇 달 후에 검사받는 것이 좋겠다면서 6개월의 휴가를 신청하길 권했습니다.

치매 증상의 원인을 찾는 본격적인 검사는 또 다른 신경과 전문의를 만나 진행하였습니다. 첫 단계에서는 이틀에 걸쳐 혈액검사를 시행하였습니다. 에이즈를 포함하여 뇌에 손상을 미칠 수 있는 다양한 감염증의 가능성을 가려내는 검사, 호르몬 결핍증과 중독성 물질에 대한 검사도 실시했습니다. 뇌의 구조적 변화가 아니라 기능적 변화를 확인하는 SPECT 검사를 받았는데, 뇌에 공급되는 혈류가 제대로 흐르고 있는지, 즉 뇌의 각 부위에 산소가 제대로 공급되고 있는지 보는 것입니다.

두 달 반 정도 지난 뒤 심리 검사를 받았는데, 이틀에 걸쳐 4시간이 소요되었습니다. 마지막으로 전자 미로에서 길을 찾는 검사를 받았는데, 환자는 전자 미로 검사에서 단 한 번도 길을 찾지 못했습니다. 아마도 공간 지각 능력이 떨어졌기 때문인 듯합니다. 길눈이 어두워졌다는 뜻입니다.

그리고 다시 CT 촬영을 하는 동시에 요추천자와 소장 생검을 받았습니다. 요추천자는 감염병의 여부를 확인하고 소장의 생검은 휘플Whipple병이 있는지 확인하기 위해서라고 했습니다. 장에 생긴 휘플병이 치매 증상을 나타낼 수도 있기 때문입니다. 마지막으로 PET 검사를 받았는데, 뇌가 포도당을 사용하는 양상을 보는 것입니다. 당시 오스트레일리아에는 PET 검사 장비가 전국적으로 2대밖에 없었습니다. 우리나라는 2017년 기준 인구 100만 명당 PET 검사 장비가 3.9대로 OECD 평균 2.0대의 2배나 된다고 합니다.

검사 결과를 종합한 결과 치매 증상을 보이는 다른 질병의 가능성이 제외되면서 최종적으로 알츠하이머병으로 진단이 내려졌고, 당시 치매 치료제로 사용되던 타크린Tacrine이 처방되었습니다. 그리고 신경과 전문의는 공식적으로 퇴직을 권고했습니다. 타크린은 알츠하이머병 환자 가운데 3분의 1에게는 효과가 없고, 3분의 1은 기능 감퇴를 지연시킬 수 있으며, 나머지 3분의 1에게는 어느 정도 개선시키는 효능이 있다고 했습니다. 그리고 타크린의 효과는 6개월 동안 지속적으로 사용해본 뒤에 판정하기로 하였습니다.

참고로 1993년에 나온 타크린은 초기에서 중기에 이르는 알츠하이머병 환자들의 뇌에서 만들어진 신경전달물질 아세틸콜린이 분해되는 것을 억제하는 약리 작용을 합니다. 미국 식약국에서 알츠하이머병 치료제로 처음으로 공인받았지만, 간기능 이상을 보이는 부작용이 많아서 지금은 거의 사용되지 않습니다.

기억력이 예전 같지 않다거나 중요한 약속 등을 기억하지 못하는 등 치매에 걸렸을까 봐 걱정되는 사람은 치매가 의심되는 상황을 기록할 필요가 있습니다. 본인의 판단뿐 아니라 주변 사람들이 보기에 어떤 점이 옛날과 달라졌는지 들어보는 것도 좋습니다. 치매를 진단하기 위하여 환자 스스로 병원을 찾는 것이 바람직합니다. 하지만 환자의 가족들이 보기에도 치매가 의심되는 사건이 자주 일어난다면 환자를 설득하여 병원에 가야 합니다.

《치매와 함께 떠나는 여행》의 주인공 크리스틴 브라이든의 사례에서 보는 것처럼 치매가 의심되면 뇌 사진을 먼저 찍어보아야 한다고 생각하는 사람들이 많습니다. 정작 중요한 것은 환자의 상태를 정확하게 들어서 종합적으로 판단하는 일이 우선입니다. 의학적으로는 문진이라는 과정입니다. 문진에서 빠트리지 않아야 하는 4가지 중요한 사항이 있습니다.

첫째, 인지기능에 관한 질문입니다. 대표적인 치매 증상인 기억력 장애가 언제부터 시작되었는지, 기억력 장애가 갑자기 시작되었는지, 서서히 시작되었는지, 기억력 장애가 점점 더 심해지고 있는지, 어떤 것을 기억하지 못하는지 물어야 합니다. 일상에서 생기는 사소한 일은 아예 기억하지 않는 경향이 있기 때문에 기억력 장애를 평가하는 데 중요한 요소가 되지 않을 수도 있습니다. 하지만 중요한 것들, 사업상 중요한 인물을 만나서 주고받은 이야기와 같이 중요한 사항을 기억하지 못하는 것은 문제가 될 수 있습니다.

기억력 이외에도 언어 표현이나 남이 하는 말을 제대로 이해하는지도 물어야 합니다. 이때 평소와 달라진 점이 중요합니다. 평소에 잘 사용하던 언어를 제대로 떠올리지 못하고 말을 빙빙 돌리거나 평소 같으면 한 단어로 깔끔하게 표현할 상황인데도 비유를 들거나 장황하게 설명하는 경우에는 치매를 의심할 수 있습니다. 방향감각이나 계산 능력이 전과 달라졌는지 여부도 중요합니다.

둘째, 음식 만들기, 돈 관리, 옷 입기, 화장실 사용하기, 외출과 물건 사기, 대중교통 이용하기 등 일상생활 능력의 변화를 확인합니다. 외출을 꺼린다거나, 물건을 사고 거스름돈을 제대로 챙기지 않는다거나, 버스나 지하철을 잘못 타서 엉뚱한 곳으로 간다거나 하는 등의 사건들이 자주 일어날 수 있습니다. 음식을 만들 때 재료를 빠트리거나, 예전과는 달리 지나치게 짜거나 달게 조리합니다. 나이가 들면 맛을 느끼는 감각이 떨어지기 때문에 맛을 보면서 양념을 넣다 보면 음식이 지나치게 달거나 짜기 마련입니다. 하지만 치매 환자는 무슨 양념을 어떻게 넣어야 하는지 잊기 때문에 전혀 어울리지 않는 양념을 넣는 경우도 생깁니다.

셋째, 행동이나 성격이 변했는지 확인합니다. 평소에는 점잖던 사람이 화를 잘 내고 폭력을 휘두른다거나 하는 경우가 있습니다. 문제가 없는 상황에서 지나치게 불안해하거나 초조해하는 성향이 생겼다거나, 망상이나 우울증과 같은 정신의학적 문제, 같이 있는 사람에게는 들리지 않는 소리를 듣거나 사물을 보는 경우, 같은 행동을 반복하는 경우, 수면습관이나 식습관의 변화도 확인해야 합니다.

마지막으로 고혈압, 당뇨병, 심장질환, 뇌졸중을 앓고 있거나, 과거에 앓았는지 병력을 확인합니다. 그 밖에도 머리를 다친 적이 있는지, 성병이나 뇌염과 같은 전염병 등의 병력, 중금속이나 독성물질에 노출된 적은 없는지도 중요합니다. 그리고 술과 담배 등 기호품에 관해서도 묻습니다.

문진이 끝나면 신경학적 검사를 시행합니다. 사실은 환자가 진찰실에 들어오는 순간부터 진찰이 시작된다고 보아야 합니다. 문을 열고 진찰대에 앉기까지 환자의 움직임을 면밀하게 관찰하고, 눈동자의 움직임이나 얼굴에 마비는 없는지, 환자가 하는 말이 조리가 있는지 발음은 분명한지 봅니다. 그리고 진찰대에 뉘어 사지의 근력에 이상은 없는지, 뻣뻣하지는 않은지 등을 관찰하고, 반사망치와 같은 도구를 사용하여 이상 반사는 없는지 등을 검사합니다. 대뇌를 비롯한 신경계의 기능에 이상이 있는지를 보는 것입니다.

다음은 환자의 인지기능에 관해 검사합니다. 보통은 최소 신경검사를 선별 검사로 시행합니다. 환자의 기억력, 언어 능력, 시공간 능력, 계산력, 주의력, 판단력 등을 종합적으로 판단하는 검사입니다. 선별 검사의 결과가 치매를 의심할 수준으로 떨어져 있으면 정밀한 인지기능 검사를 시행합니다.

다음 단계는 혈액검사를 포함하는 진단 검사를 시행합니다. 특히 알츠하이머병이 아닌 치료가 가능한 대사장애나 비타민B_{12}나 엽산과 같은 영양소 부족으로 생기는 치매 증상을 가려내는 검사 단계입니다. 이런 검사에서 이상이 생긴 경우에는 원인을 고치면 치매 증상도 사라집니다.

요즘 들어 추진하고 있는 '치매 국가 관리제'는 지역에 설치된 치매센터에서 치매를 진단하는 과정에서도 25개의 검사 항목에 대하여 비용을 지원해주고 있습니다. 일반 혈액검사(백혈구수, 적혈구수, 혈색소, 헤마토크리트, 혈소판수, 백혈구백분율), 전해질 검사(소디움, 포타슘, 염소, 총칼슘, 인), 신장기능 검사(혈중 요소질소, 크레아티닌), 간기능

검사(총당백정량, 알부민, 총빌리루빈, 알칼리포스파타제, AST^SGOT, ALT^SGPT),
갑상선 검사(갑상선자극호르몬, 유리사이록신), 당 검사(정량), 요산 검사,
총콜레스테롤 검사, 매독 반응 검사(정밀) 등입니다.

최근에는 뇌척수액 검사를 추가하기도 합니다. 뇌척수액은 머
리뼈 안을 채운 투명한 액체로 뇌와 척수 등 중추신경계를 두개
골과 척추 등 골격으로 밀폐된 공간에 둥둥 떠 있도록 하는 안
전장치입니다. 뇌에서 일어나는 변화를 뇌척수액 검사를 통하여
알 수 있는데, 알츠하이머병의 경우는 원인 물질로 알려진 베타
아밀로이드라고 하는 이상 단백을 뇌척수액 검사에서 검출해야
합니다.

마지막으로 영상 검사입니다. CT와 MRI 검사를 하는데, 뇌가
위축되었는지, 뇌혈관이 막히거나 터졌는지, 뇌에 종양이 있는
지, 수두증이 있는지 확인합니다. 뇌종양, 수두증, 뇌출혈 등에 의
해 치매 증상이 나타난 경우, 관련된 상태를 치료하면 치매 증상
이 사라집니다. CT보다는 MRI가 정밀한 검사로, 뇌의 위축이나
뇌경색, 작은 크기의 출혈과 경색 등을 잘 볼 수 있습니다.

경우에 따라서는 《치매와 함께 떠나는 여행》의 주인공 크리스
틴 브라이든의 사례처럼 PET 검사가 필요할 수도 있습니다. 대뇌
피질이 포도당을 어떻게 사용하는지 보는 검사로, CT나 MRI로도
변화를 감지할 수 없을 만큼 초기 알츠하이머병이라도 대뇌피질

의 포도당 대사를 볼 수 있어서 알츠하이머병을 진단하는 데 도움이 됩니다. 최근에는 알츠하이머병 환자의 뇌에서 아밀로이드 단백질이 쌓인 것을 영상으로 확인할 수 있는 검사가 개발되어 진단에 큰 도움이 될 것으로 예상됩니다.

물론 치매가 의심될 때는 망설이지 않고 전문가를 만나 진찰을 받는 것이 중요합니다. 일찍 확인할수록 대응 방안을 마련할 수 있기 때문입니다. 나이가 들면 정기적으로 치매를 선별하는 건강검진을 받는 것이 좋겠습니다. 필자도 65세 되던 해에 지역 치매센터를 찾아 치매 선별 검사를 받았습니다. 그 뒤로는 치매와 관련한 다양한 정보도 받아보고 있습니다.

---

2 우리 정부의 치매관리종합계획 〉

필자는 1996년 동아일보 출판국에서 《치매 바로 알면 잡는다》를 출간하고 이듬해에는 KBS2TV '목요스페셜'에서 2회에 걸쳐 방영된 〈치매〉의 제작에 참여하는 등 치매에 대한 사회적 인식을 개선하기 위해 노력을 기울여왔습니다. 의료와 복지 등 다양한 분야에서 치매 전문가가 많아지면서 정부 차원의 대책을 마련하려는 움직임이 가시화되었습니다.

2005년 12월에는 보건복지부 노인요양제도팀에서 치매통합관리체계 구축을 위한 연구 용역을 발주하면서 치매 대책 마련에 나섰습니다. 당시 우리나라는 인구의 고령화가 세계적으로 유례가 없을 정도로 빠르게 진행되고 있어 고령사회에서 초고령사회로 진입하는 데 불과 8년이 걸릴 것으로 예상되었습니다. 치매의 가장 흔한 원인인 알츠하이머병의 원인 가운데는 나이가 꼽히므로 초고령사회에 진입할 때는 치매가 큰 사회적 문제로 대두될 것으로 예견되었습니다.

2005년 당시 치매 유병률은 전체 노인의 8.3%로 36만 명이었는데, 2007년에는 42만 명(8.6%), 2015년에는 58만 명(9.0%), 2020년에는 65만 명(9.0%)에 이를 것으로 추정하였습니다. 그런데 중앙치매센터는 2020년 우리나라 치매 환자 수가 835,870명이라고 발표하였습니다. 2005년 추정치보다도 훨씬 많은 것으로 나타난 것입니다. 이마저도 등록된 환자일 뿐, 실제로는 863,542명으로, 유병률은 7.23%로 추정하였습니다.

전통적으로는 가족에 의해 돌봄을 받던 노인들이 사회적 구조의 변화에 따라 외톨이로 버려지면서 국가 혹은 지방자치단체 차원에서 대책 마련이 시급한 상황이었습니다. 국가 차원의 치매 관리 대책은 크게 치매 환자를 초기 단계에서 발견하여 일찍 치료하여 치매의 경과를 개선시키는 방안과 중기 및 후기에 접어든 치매 환자들을 적절하게 돌보는 방안을 마련함으로써 치매 환자 관리가 유기적으로 연결될 수 있도록 하는 통합 관리 체계를 구축하는 것으로 나뉩니다.

정부는 2008년 8월 '치매와의 전쟁'을 선포하고, 연구 성과 등을 토대로 하여 제1차 치매종합관리대책(2008~2012년)을 발표하였습니다. 여기에는 1. 치매 조기 발견 및 예방 강화, 2. 종합적이고 체계적인 치매 치료 관리, 3. 효과적인 치매 관리를 위한 인프라 구축, 4. 치매 환자 부양 부담 경감 및 부정적 인식 개선 등의 4대 사업 목표를 내세우고 추진하였습니다.

사업이 종료되었을 때는 지역사회에서 치매 관리 사업을 효율적으로 수행하기 위하여 시군구 보건소에 치매상담센터를 설치하고, 치매 환자를 조기에 발견하고, 지속적 관리를 통하여 중증 치매로 발전하는 것을 지연시킬 수 있도록 치매 검진 사업이 활성화되었습니다. 또한 치매 환자들에게 치매 관리비를 지원하여 부담을 덜어주는 사업을 병행하였습니다.

2012년 7월에는 제1차 치매종합관리대책의 성과를 기반으로 하여 제2차 치매관리종합계획(2012~2015년)을 발표하였습니다. 이 계획에서는 1. 치매 조기 발견 및 예방 강화, 2. 맞춤형 치료 및 보호 강화, 3. 효과적인 치매 관리를 위한 인프라 구축, 4. 가족 지원 강화 및 사회적 인식 개선 등의 4가지 항목을 사업 목표로 삼 있습니다.

사업을 추진하면서 중앙 및 광역치매센터 및 치매상담콜센터를 설치하여 운영하기 시작했고, 공립요양병원의 치매 진료 기능을 보강하도록 지원하는 등 치매 관리 사업의 전달 체계 및 인프라를 확충하였습니다. 치매라는 질환에 대한 국민의 부정적인 인식과 막연한 두려움을 개선하기 위해 '치매 극복의 날' 행사, '치매 극복 걷기 대회' 등을 열었습니다.

2014년에는 치매 환자 가족의 간병 부담을 경감하기 위한 치매 관리 대책을 내놓았습니다. 그중에는 치매 환자를 간병하느라 지친 가족이 주야간 보호 시설을 이용하여 잠시라도 휴식을 취할 수 있도록 하는 '치매 가족 휴가제'가 포함되어 있습니다. 그리고 경증 치매 환자도 인지 활동 과정이나 방문간호 등을 이용할 수 있도록 하여 가족의 부담을 덜어주었습니다.

또한 '치매 예방 수칙 3-3-3', '치매 예방 운동법' 등을 개발하여 보급하는 생활 속 치매 대응 전략을 내놓았습니다. 생활습관을 건강하게 유지함으로써 치매 위험 요소를 피할 수 있도록 하는 전략이었습니다.

보건복지부는 2015년 12월, 제3차 치매관리종합계획(2016~2020년)을 발표하였습니다. 제1차와 제2차가 공급자 중심이었다면 제3차 치매관리종합계획은 수요자 중심으로 정책을 입안하였습니다. 즉, 지역사회를 중심으로 환자와 가족이 느끼는 부담을 실효적으로 줄이는 지원책을 마련한 것입니다. 1. 지역사회 중심으로 중증도별 치매 환자의 치료와 돌봄의 범위를 정하고, 치매 환자의 권리와 안전을 보장하며, 2. 가족 부담을 경감하는 지원 체계를 마련하는 것을 핵심 목표로 하였습니다. 궁극적으로는 치매 환자와 가족이 지역사회에서 편안하고 안전하게 살아갈 수 있는 사회를 만들겠다는 것입니다.

2017년 중앙치매센터는 감사원의 용역을 받아 치매 환자 관리 누락 방지를 위한 국가 치매 관리 체계 개선 방안을 연구하였습니다. 제1차와 제2차 치매 관리 계획의 성과를 검토하였더니, 조기 검진, 치료 지원, 돌봄 지원 등의 사업에서 사각지대가 있음을 확인하였습니다.

조기 검진의 경우 추정 치매 환자의 15% 정도가 치매 진단을 제대로 받지 못하는 것으로 추정되었습니다. 치매 조기 검진 사업의 경우 60세 이상의 노인 가운데 83.5%가 선별 검진을 받지 않고, 선별 검진을 받은 노인 가운데 인지기능이 떨어진 55.7%가 정밀 검진을 받지 않았습니다. 결국 중앙치매센터가 추진해온 선별 검사를 통하여 확진되는 치매 환자는 2.1%에 불과하여, 치매로 확진되는 전체 환자의 20% 수준에 불과했습니다.

치료 지원 분야의 경우, 전체 치매 환자 가운데 치매 치료제를 복용하는 환자는 45%에 불과하였습니다. 치매상담센터가 제공하는 인지 재활 과정을 이용하는 비율도 크게 낮았습니다. 배회 등 정신 행동 이상 증세가 심한 치매 환자를 돌볼 수 있는 전문 치료 시설이나 초로기 치매 환자 등 특성화된 전문 치료 시설이 크게 부족하였습니다.

돌봄 지원의 경우를 보면, 전체 치매 환자의 41%만이 노인 장기요양보험 수급자였습니다. 노인 장기요양보험의 등급을 충족하지 못하는 환자를 위한 재가 돌봄은 노인 종합 돌봄 서비스를 통하여 이루어져야 하는데도 현황조차 파악하지 못하고 있었습니다.

이와 같은 문제를 해결하기 위하여 예산을 추가로 투입하여 정밀 진단율을 높임으로써 치매 환자의 발견 비율을 높여야 할 것입니다. 기본적으로는 60세 이상 노인을 대상으로 하는 치매 조기 검진의 수검률을 높일 수 있는 방안도 마련해야 할 것입니다. 3년간 누적한 치매상병을 가지고 있는 환자 가운데 40%는 해가 바뀌면서 치매상병이 사라지거나 치매상병으로 진료받지 않은 것으로 나타나고 있어, 건강보험의 치매상병 환자의 진단이 타당하게 이루어진 것인지 체계적 검증이 필요하다고 제안하였습니다. 이는 건강보험의 자료를 분석한 결과로 보입니다.

치료 지원 분야의 경우도 치매상병자의 45%만이 적절한 약물

치료를 받고 있으며, 이마저도 지역별로 편차가 큰 것으로 나타났습니다. 따라서 산정 특례 적용 등의 보장성 강화를 통하여 치료비를 경감시킴으로써 치료율을 높일 수 있습니다. 또한 비약물 치료를 시행하는 기관과 인력, 항목을 발굴하여 약물치료를 보완할 수 있도록 하는 것이 좋겠다는 제안도 있습니다.

돌봄 지원의 경우는 치매 환자를 대상으로 한 장기요양보험의 급여 정책이 확대되었지만, 치매 환자의 절반은 여전히 장기요양보험의 수급을 받지 못하고 있어서 보장성을 강화하는 구체적 방안을 마련해야 할 것이라고 했습니다. 장기요양보험의 적용을 받을 수 없는 수준의 치매 환자의 경우도 노인돌봄사업의 수혜 대상이 될 수 있도록 보완할 필요가 있다고 하였습니다.

2017년 출범한 현 정부는 대통령 공약 사항인 치매국가책임제를 복지 정책의 중요 사업으로 추진하였습니다. 빠르게 진행되고 있는 인구의 고령화로 인해 곧 초고령사회로 진입하는 상황에서 국민들이 건강하고 품위 있는 노후 생활을 보낼 수 있도록 하겠다는 취지에서 나온 공약입니다. 정부는 2017년부터 전국 256개 보건소에 치매안심센터를 두고, 치매안심병원을 확충하였습니다. 2018년부터는 중증 치매 환자의 본인 부담을 낮추고, 비급여 항목이던 비싼 진단 검사도 건강보험 급여 대상으로 변경하였으며, 요양 시설에 입소하여 장기요양을 받는 치매 환자의 본인 부담을 줄이기로 하였습니다.

3 치매 환자 진료의 질 평가 〉

건강보험심사평가원에서도 치매 환자가 병원에서 받는 의료의 질을 관리하는 방안을 마련하였습니다. 2018년 용역 사업을 통하여 '치매 환자 의료 서비스 질 관리 방안 및 평가 기준 개발 연구'를 진행하였습니다. 한양대학교의 최호진 교수님이 주관하여 연구진과 몇 차례 회의를 진행하면서 연구 목표를 2가지로 정했습니다. 치매 초기에 진단을 정확하게 정하고 있는지, 말기 치매 환자를 제대로 돌보고 있는지를 평가하는 체계를 구성하기로 했습니다.

건강보험심사평가원에서 하는 평가 업무는 병원 등에서 하는 의료행위가 전문가들이 정한 바에 따라 정확하게 이루어지는지 여부를 확인하는 작업입니다. 치매 평가의 경우, 우리나라 전국에서 일정한 숫자 이상의 치매 환자를 진료하는 병원이나 의원에서 치매의 원인을 정확하게 확인하기 위한 다양한 검사를 제대로 하고 있는지 살펴봅니다.

평가의 틀을 정하기 위한 연구를 맡은 연구진은 목표를 달성하기 위하여 외국의 사례를 수집하여 분석하고, 치매 환자 진료에 참여하고 있는 전문가들을 대상으로 설문 조사와 심층 면담을 진행하였습니다. 세부 지표를 구성하는 데 있어서는 보건복지부 지정 노인성치매임상연구센터가 2009년에 마련한 한국형 치매임상진료지침을 반영하였습니다. 또한 2017년 건강보험 청구 자료를 분석하여 치매상병으로 외래와 입원 진료를 받는 환자의 현황을 파악하였습니다.

먼저 치매상병으로 진료를 받은 환자의 현황입니다. 2017년 1~12월에 상급종합병원, 종합병원, 병원, 요양병원, 의원 등에서 치매가 의심되어 외래 진료를 받은 환자는 752,350명이었고 입원 치료를 받은 환자는 139,630명으로, 처음 외래 진료를 받은 치매 환자는 366,848명이었습니다. 참고로 분석 대상은 F00(알츠하이머병에서의 치매), F01(혈관성 치매), F02(달리 분류된 기타 질환에서의 치매), F03(상세 불명의 치매), G30(알츠하이머병), G31(달리 분류되지 않은 신경계통의 기타 퇴행성 질환), F501(치매에 병발된 섬망), F067(경도 인지장애) 등의 범주에 포함되는 환자였습니다.

한국형 치매임상진료지침에서 권장하고 있는 치매를 진단하는 데 필요한 검사와 이를 시행한 비율은 다음과 같습니다. CT(32.33%), MRI(3.81%), 인성 검사(23.24%), 치매의 등급 척도인 전반적 퇴화 척도GDS, Global Deterioration Scale(13.47%), 치매 환자의 전반적인 인지 및 사회 기능 정도의 등급 척도인 임상 치매 척도 (Clinical Dementia Rating CDR scale, 9.85%), 하세가와 검사(0.95%), 7분 치매 선별 검사(0.24%), 치매 일상활력 척도(5.93%), 치매 정신 증상 척도(5.93%), 증상 및 행동 평가 척도(5.68%), 신경학적 검사(2.63%), 일반 혈액검사(9.95%), 일반 생화학 검사(8.79%), 갑상선기능 검사(6.17%), 비타민B12(2.51%), 매독 반응 검사(2.04%) 등입니다. 그런데 검사를 하나라도 한 환자는 118,600명으로 32.33%에 불과하였습니다. 이는 치매를 정확하게 진단하기 위한 기본 검사를 제대로 시행하지 않고서 치매로 진단하였다고 볼 수도 있습니다. 다만 치매안심센터에서 시행된 검사를 중복해서 하지 않았을 가능성을 고려할 필요가 있습니다.

2017년에 새로 진단된 치매 환자가 외래에서 치료제를 처방받은 비율은 따로 조사되지 않았습니다. 다만 2017년에 각급 요양기관의 외래를 방문한 822,498명의 치매 환자 가운데 치매 관련 약물을 처방받은 비율을 보면, 도네페질, 갈란타민, 리바스티그민, 메만틴 등 치매 치료제를 처방받은 환자는 325,751명으로 39.61%, 발프로산나트륨, 탄산리튬, 카르바마제핀, 레비티라세탐, 토피라메이트, 라모트리진 등 항전간제를 처방받은 환자는 15,571명으로 1.89%, 할로페리돌, 리스페리돈, 올란자핀, 쿠에티아핀, 아리피프라졸 등 항정신병약을 처방받은 환자는 77,208명으로 9.39%였습니다. 외래에서 치료받은 치매 환자의 요양기관 등급별, 약제별 투약 순응률은 65.1%에서 90.1%로 다양했습니다.

　이상의 현황 자료를 검토하여 외래에서 이루어지고 있는 치매의 진단 검사와 약물 사용에 대한 적절한 평가를 통하여 외래에서의 치매 진단의 정확도를 높이고 치매 약물을 안전하게 사용할 수 있을 것으로 기대하였습니다.

　연구에서는 외래에서의 치매 환자의 진단 정확도를 위한 평가 지표로서, 1. 치매 진단을 위한 구조적 뇌 영상 검사 비율, 2. 치매 진단을 위한 간이 인지기능 검사 비율, 3. 치매 진단을 위한 일반 혈액검사, 당, 간기능, 신장기능, 갑상선기능, 비타민B$_{12}$를 포함한 생화학 검사 비율 등 3개의 과정 지표를 평가 기준으로 삼았습니다. 또한 1. 치매 진단 환자의 신경 인지기능 검사 비율, 2. 치매 진단 환자의 일상생활 장애에 대한 평가 비율, 3. 치매 진단 환자의 이상행동 증상(우울증 포함)에 대한 평가 비율, 4. 치매 진단 후 환자 보호자에게 치매 관리 교육 진행 비율 등, 4개의 과정 지표를 모니터링 지표로 제안하였습니다.

　연구 결과를 바탕으로 2019년 4월부터 모두 8차례 열린 전문가 자문회의를 통하여 평가 대상, 지표의 구성 및 세부 기준 등을 정하였습니다. 2019년 9월에는 평가 대상 및 지표 등, 치매 평가의 추진 현황을 설명하기 위하여 중앙치매센터와 자문회의를 개최하였습니다. 이 회의에서는 심평원이 치매 평가를 수행할 때 치매안심센터에 있는 정보를 연계할 수 있는지, 중앙치매센터의 정책 결정에 심평원의 치매 평가가 기여할 수 있는지에 대한 논의가 이루어졌습니다.

2019년 11월 의료평가조정위원회에 치매 외래 진료에 대한 평가 계획을 상정하여 승인을 받았습니다. 그리고 치매 예비 평가 자료 수집을 위하여 상급 종합병원 2개소, 종합병원 3개소, 병원 2개소, 요양병원 1개소, 의원 1개소 등 모두 9개 의료기관을 방문하였습니다. 이들 기관에서 761명의 환자를 조사하여 신규 치매 외래 환자의 치매 관련 검사 실시 유무 및 항정신병 약물 관련 기록, 보호자 교육 및 지역사회 연계 등에 관하여 의무 기록을 조사하였습니다.

2020년 1~6월에 예비 평가가 진행되었고, 평가 대상 기간은 2018년 1~12월이었습니다. 평가 대상 기관은 상급 종합병원, 종합병원, 병원, 요양병원, 의원이고, 평가 대상 환자는 동일 기관에서 치매상병(주상병, 제1부상병) 외래 진료 이력이 있는 신규 치매 외래 환자로 하였습니다. 신규 치매 외래 환자의 조작적 정의는 "대상 기간에 치매상병으로 치매 치료제(도네페질, 갈란타민, 리바스티그민, 메만틴 제제)를 처방받은 환자 중, 치매 치료제의 최초 처방 시점에서 12개월 이내에 치매상병으로 치매 치료제 처방 이력이 없는 환자"로 하였습니다.

2018년 1~12월에 외래에서 신규 치매 환자를 진료한 기관수는 모두 4,305개소였으며, 신규 치매 환자는 114,284명이었습니다. 요양기관의 종별에 따른 평가 대상 기관수와 평가 대상 환자는 다음과 같습니다. 상급 종합병원 42개소(1.0%)에서 11,639명(10.2%), 종합병원 283개소(6.6%)에서 45,791명(40.1%), 병원 543개소(12.6%)에서 20,650명(18.1%), 요양병원 387개소(9.0%)에서 3,913명(3.4%), 의원 3,050개소(70.8%)에서 32,291명(28.3%)이었습니다.

평가 지표는 '신규 치매 외래 환자 담당 의사 중 신경과, 정신건강의학과 전문의 혹은 치매 관련 교육을 이수한 의사 비율'을 구조 지표로 하고, 1. 치매 진단을 위한 구조적 뇌 영상 검사 비율, 2. 치매 진단을 위한 필수 혈액검사 비율, 3. 치매 진단을 위한 선별 및 척도 검사 비율 등 3건을 과정 지표로 하였습니다. 그리고 1. 치매 진단 환자의 신경 인지기능 검사 비율, 2. 치매 진단 환자의 이상행동 증상에 대한 평가 비율, 3. 치매 진단 환자의 일상생활장애에 대한 평가 비율, 4. 항정신병 약물 투여율 등 4건의 과정 지표를 모니터링 지표로 하였습니다.

평가 지표 3개 항목은 청구 자료를 기반으로 조사하였는데, 모니터링 지표 4개 항목은 치매안심센터의 자료로 대체하는 경우도 있어 청구 자료만으로 조사하는 데 한계가 있었습니다. 앞서 말한 9개 요양기관을 직접 방문하여 의무 기록을 조사하여 수집한 761명의 자료를 분석하였습니다. 761명 가운데 지표별로 분석 가능한 숫자는 다소 차이가 있었습니다. 예비 평가의 결과는 다음과 같습니다.

지표 1은 '신규 치매 외래 환자 담당 의사 중 신경과, 정신건강의학과 전문의 혹은 치매 관련 교육을 이수한 의사 비율' 항목입니다. 치매 진료에 대한 전문성을 갖춘 의사가 신규 치매 환자를 진료했는지에 대하여 평가하였습니다. 4,305개 요양기관에서 8,096명의 의사가 치매 진료를 하고 있고, 1,783개 기관에서 3,758명의 의사가 지표를 충족하여 평균적으로 46.5%의 지표 충족률을 보였습니다.

한편, 요양기관의 종별로 심한 차이를 보였습니다. 상급 종합병원은 평균 67.8%, 종합병원은 64.0%로 중간 이상이었지만, 병원은 42.6%, 요양병원은 42.7%, 의원은 31.8%에 머물렀습니다. 4분위수를 보면 상급 종합병원은 61.1%, 종합병원은 42.9%, 병원, 요양병원 그리고 의원의 경우 0.0%로 나타나 기관별로도 차이가 심한 것으로 나타났습니다.

지표 2는 '치매 진단을 위한 구조적 뇌영상 검사 비율'입니다. 치매 증상을 유발할 수 있는 대뇌의 병소 및 원인질환을 감별하기 위하여 두부 CT 혹은 뇌(뇌혈관) MRI를 시행했는지 평가하였습니다. 4,305개 요양기관, 114,284명의 환자 중에 60,151명에게 검사가 시행되어 평균 52.6%에게서 검사가 이루어졌습니다.

역시 요양기관의 종별로 심한 차이를 보였습니다. 상급 종합병원은 평균 51.5%, 종합병원은 69.4%로 중간 이상이었지만, 병원은 63.8%, 요양병원은 45.3%, 의원은 23.0%에 머물렀습니다. 4분위수를 보면 상급 종합병원은 43.8%, 종합병원은 59.6%, 병원은 9.3%, 요양병원과 의원의 경우 0.0%로 나타나 기관별로도 차이가 심한 것으로 나타났습니다.

지표 3은 '치매 진단을 위한 필수 혈액검사 비율'입니다. 인지기능에 영향을 주거나 치매의 일차적인 원인이 될 수 있는 의학적 상태를 평가하기 위한 필수 혈액검사 27개 항목을 모두 시행했는지를 평가하였습니다. 4,305개 요양기관, 114,284명의 환자에 대하여 필수 혈액검사 27개 항목을 모두 시행한 환자는 5,147명으로 4.5%에 불과했습니다.

역시 요양기관의 종별로 심한 차이를 보였습니다. 상급 종합병원은 평균 6.1%, 종합병원은 6.4%로 중간 이상이었지만, 병원은 4.8%, 요양병원은 2.7%, 의원은 1.3%에 머물렀습니다. 4분위수를 보면 상급종합병원은 2.0%, 종합병원은 0.4%, 병원, 요양병원, 의원의 경우 0.0%로 나타나 기관별로도 차이가 심한 것으로 나타났습니다. 엽산 검사가 16.7%, 비타민B$_{12}$ 검사가 18.3%로

저조하였으며, 갑상선 검사도 40% 수준에 머물렀습니다.

지표 4는 '치매 진단을 위한 선별 및 척도 검사 비율'입니다. 인지기능과 치매 여부를 확인하고, 치매의 중등도를 평가하기 위하여 치매 선별 검사와 치매 척도 검사를 모두 시행하였는지 평가하였습니다. 이 지표는 간이 정신상태 검사, 하세가와 치매 검사, 7분 치매 선별 검사, MoCA-K 등 치매 선별 검사 가운데 1개 이상을 시행하고, CDR와 GDS 등 치매 척도 검사 중 1개 이상 시행한 경우 충족한 것으로 보았습니다. 모두 716명의 환자가 평가 대상이었는데, 674명이 지표를 충족하여 충족률은 94.1%였습니다. 674명 가운데 130명은 치매안심센터의 자료로 대신하고 있었습니다.

지표 5는 '치매 진단 환자의 이상행동 증상에 대한 평가 비율'입니다. 세부 인지 기능을 평가하고 치매 원인질환에 대한 감별 진단의 참고자료로 활용하고, 추적 관찰로 경과를 파악할 수 있도록 하기 위하여 여러 가지 영역의 신경 인지기능을 객관적이고 세밀하게 평가하는 신경 인지기능 검사를 시행하였는지 평가하였습니다. 검사 도구는 SNSB Seoul neuropsychological screening battery, CERAD-K, LICA(노인 인지기능 검사), LICA-단축형 등이 있습니다. SNSB는 주의 집중 능력, 언어 및 그와 관련된 기능, 시공간 기능, 기억력, 전두엽 집행 기능 등을 평가하는 검사 도구로, 589명의

266

환자 가운데 370명에게 시행하여 62.8%의 충족률을 보였습니다. 370명 가운데 82명은 치매안심센터의 자료로 대신하고 있었습니다.

지표 6은 '치매 진단 환자의 이상행동증상에 대한 평가 비율'입니다. 이상행동이나 성격 변화 등을 초기 증상으로 하는 치매 환자가 있습니다. 따라서 치매를 진단할 때 이상행동 증상에 대한 평가를 실시해야 합니다. 뿐만 아니라 이상행동은 돌봄 제공자에게 커다란 부담을 주고 입원 치료의 원인이 됩니다. 따라서 증상 평가를 통하여 드러난 이상행동은 관리가 필요합니다.

약물 혹은 비약물 치료로 증상 조절이 가능하므로 적절한 치료를 위해 이상행동 증상에 대한 평가가 필요합니다. 모두 716명의 환자가 평가 대상이었는데, 189명에서 지표를 충족하여 충족률은 26.4%로 저조한 편이었습니다. 189명 가운데 20명은 치매안심센터의 자료로 대신하고 있었습니다. 특히 요양병원과 의원에서는 시행률이 0%였습니다.

지표 7은 '치매 진단 환자의 일상생활 장애에 대한 평가 비율'입니다. 치매 진단에 필수적이고 치매 치료제의 효과를 판단하는 기준이 되며, 돌봄 정도를 파악하여 간병 계획에 유용한 정보를 얻을 수 있는 지표입니다. 검사 도구로는 기본적, 도구적 ADL Activities of Daily Living, MBIModified Bathel Index, 치매 일상생활력 척도 등을 사용하였습니다. 모두 716명의 환자가 평가 대상이었는데, 326명이 지표를 충족하여 충족률은 45.5%였습니다. 326명 가운데 29명은 치매안심센터의 자료로 대신하고 있었습니다. 특히 요양병원에서는 시행률이 0%였습니다.

지표 8은 '항정신병 약물 투여율'입니다. 치매 이상행동 증상 조절을 목적으로 항정신병 약물을 투여하는 경우 낙상, 폐렴 등의 부작용이 생길 가능성이 있습니다. 따라서 항정신병 약물 사용을 줄일 필요가 있습니다. 청구명세서를 이용하여 조사하였더니 4,305개 요양기관 가운데 1,615개소(37.5%)에서 항정신병 약물을 처방하였습니다. 114,284명의 전체 환자 가운데 13,862명(12.1%)이 항정신병 약물을 처방받았습니다.

예비 평가의 결과를 종합해보면 다음과 같습니다. 1. 의료인의 보호자 교육과 관련하여, 치매 환자의 적절한 치료와 지속적인 관리를 위해 진료 의사의 전문성을 강화할 필요가 있습니다. 2. 진단의 정확성과 관련하여, 정확한 진단에 따른 치료로 중상의 진행을 지연시키기 위하여 치매 관련 검사 여부를 지속적으로 추적하여 검사의 시행률을 높여야 하겠습니다. 3. 증상 평가와 관련하여, 치매 환자의 효과적인 치료 계획을 수립하고 증상의 변화를 적절하게 관리하기 위하여 증상 평가를 활성화해야 하겠습니다.

예비 평가의 결과를 토대로 치매 환자를 1차 의료기관을 중심으로 적절하게 진단하고 관리하기 위하여 의원급 이상 요양기관에 대한 본 평가를 시행하는 것이 타당하며, 예비 평가에 적용한 평가 지표를 사용해도 좋겠다고 판단하였습니다. 원활한 평가 수행을 위하여 치매안심센터와 연계하여 평가 관련 자료를 활용하면, 중복 검사를 피하고 평가의 정밀도를 높일 수 있을 것으로 보았습니다. 또한 보건복지부가 수행하는 치매 정책 사업의 지침을 개정하여 필수 검사 항목에서 빠져 있는 엽산과 비타민B$_{12}$를 필수 검사에 포함하도록 요청하였습니다.

　또한 앞으로는 새로이 치매 진단을 받은 환자들이 적절한 치료와 관리를 받는지 여부를 평가하는 체계를 구축하도록 하는 것이 좋겠습니다. 즉, 신규 치매 환자에 대한 평가는 지속적으로 유지하며, 이를 토대로 해당 환자의 치료 및 관리, 보호자 교육 및 지지에 대한 평가를 추가하는 방안을 모색할 것입니다. 예를 들면, 치매약제 처방 지속율, 주기적인 검사 실시율, 보호자 교육 및 상담 여부 등을 지표화할 수 있을 것입니다. 또한 환자 중심의 요양기관과 지역사회의 연계를 활성화하기 위하여 국가 치매 정책 사업 등과 연계하여 지역사회 연계 정도를 평가지표로 발굴하여 본 평가에서 적용하기로 하였습니다.

　치매 예비 평가의 결과는 2020년 6월 의료평가조정위원회에

보고되었고, 본 평가 계획을 심의하여 의결하였습니다. 치매평가 분과위원회를 구성하여 본 평가를 위한 사항들에 대하여 전문가들의 논의를 거쳐 2020년 12월에는 치매 진료에 참여하는 기관 및 의료인의 의견을 수렴하였습니다. 2021년 1월부터 5회에 걸쳐 전문가 회의와 유관 기관과의 업무 회의를 개최하여 신규 지표 도입과 관련하여 논의하였습니다. 2016년 6월에는 제1차 치매적정성평가 세부 계획을 의료평가조징위원회에서 심의하여 의결하였습니다.

제1차 치매적정성평가 세부 계획에 따르면 평가 대상 기간은 2021년 10월부터 2022년 3월까지입니다. 평가 대상 기간은 상급 종합병원, 종합병원, 병원, 요양병원, 정신병원, 의원까지입니다. 다만 평가 대상 기간인 6개월 동안 평가 대상인 신규 치매 환자의 총 진료 인원이 15명에 미달될 때는 평가 대상에서 제외됩니다. 평가 대상 환자는 건강보험, 의료급여, 보훈 대상의 신규 치매 외래 환자입니다.

신규 치매 외래 환자의 조작적 정의는 "평가 대상 기간 동안 동일 기관에서 치매상병(주, 제1부상병)으로 1회 이상 외래 진료를 받은 환자 중, 치매 치료제(도네페질, 갈란타민, 리바스티그민, 메만틴 제제)의 최초 처방 시점에서 이전 1년(365일) 이내에 치매상병으로 치매 치료제의 처방 이력이 없는 환자"로 하였습니다.

치매에 해당하는 상병 코드로는 F00(알츠하이머병에서의 치매), F01(혈관성 치매), F02(달리 분류된 기타 질환에서의 치매), F03(상세 불명의 치매), F051(치매에 병발된 섬망), G30(알츠하이머병), G3100~G3104, G3182(행동변이전두측두치매 등) 등의 범주에 포함되는 환자입니다. 다만 평가 기간 중에 치매 상병으로 입원한 이력이 있는 환자는 평가 대상에서 제외됩니다.

평가 지표는 '신규 치매 외래 환자 담당 의사 중 신경과, 정신건강의학과 전문의 혹은 치매 관련 교육을 이수한 의사 비율'을 구조 지표로 하고, 1. 치매 진단을 위한 구조적 뇌 영상 검사 비율, 2. 치매 진단을 위한 필수 혈액검사 비율, 3. 치매 진단을 위한 선별 및 척도검사 비율 등 3건의 과정 지표로 하였습니다. 그리고 1. 치매 진단 환자의 신경 인지기능 검사 비율, 2. 치매 진단 환자의 이상행동 증상에 대한 평가 비율, 3. 치매 진단 환자의 일상생활장애에 대한 평가 비율, 4. 항정신병 약물 투여율, 5. 치매 환자 지역사회 연계 비율 등 5건의 과정 지표를 모니터링 지표로 하였습니다. 다만 '치매 환자 지역사회 연계 비율' 지표는 국가 단위로 산출할 예정입니다. 2021년 8월에 온라인으로 요양기관을 대상으로 평가설명회를 개최했으며, 평가 결과는 2022년 말경에 나올 것으로 보입니다.

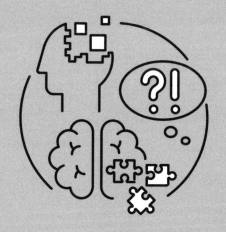

제5장

치매 예방,
젊어서부터 전략적으로

치매 증상은 대부분 나이가 들면서 나타날 위험이 높아집니다. 치매 증상을 일으키는 원인질환도 다양하고, 그 가운데 일부는 완치가 가능합니다. 하지만 치매 증상을 나타내는 가장 흔한 원인질환인 알츠하이머병을 비롯하여 파킨슨병, 전두엽측두엽 치매 등 신경계의 퇴행성 질환은 대부분 발생 원인이나 경과가 밝혀지지 않은 경우가 많습니다. 따라서 예방이나 치료 방법이 구체적으로 확립되지 않고 있습니다. 다만 역학조사 등을 통하여 증상의 발현을 더디게 하는 방법이 알려져 있습니다.

감염병이나 대사장애로 인하여 치매 증상이 나타나기도 합니다. 이런 경우에는 문제가 되는 감염병이나 대사장애질환을 예방하거나 치료하면 됩니다. 뇌졸중후 치매나 혈관성 치매의 경우 일단 뇌졸중을 예방하고, 혈관 변성을 일으키는 여러 가지 질환을 예방하고 조기에 발견하여 치료하는 것으로 치매를 예방할 수 있습니다. 즉, 예방 가능한 치매는 확실하게 예방하고, 알츠하이머병과 같은 퇴행성 질환으로 생기는 치매라면 증상이 나타나는 시기를 미루는 것도 좋은 예방법입니다. 따라서 알츠하이머병을 비롯한 치매의 위험을 높이는 요소와 치매를 방지하는 방법을 잘 알아두어야 하겠습니다.

치매의 위험을 높이는 요소나 치매를 방지하는 방법은 크게 유전적 요소와 환경적 요소로 구분할 수 있습니다. 물론 유전적 요소와 환경적 요소는 서로 작용하여 치매 증상이 발현하거나 지연시킨다고 보고 있습니다. 어떤 요소는 젊어서는 중년에 위험 요소로 작용하지만, 노년에는 위험도가 감소하는 경우도 있습니다. 예를 들면 청소년기로부터 장년기 사이에 고혈압이나 비만이 생기거나, 혈중 콜레스테롤 양이 높으면 알츠하이머병 등 치매의 위험이 높습니다. 하지만 노년에는 이런 요소들이 위험도가 그리 크지 않습니다. 그래서 생애주기에 따라 치매를 예방하는 전략을 수립하는 것도 좋을 것입니다. 먼저 치매의 위험 요소와 예방 요소를 알아보고 나이에 따른 치매 예방 전략을 정리해보겠습니다.

치매의 위험 요소와 예방 요소

1 치매의 위험 요소 〉

첫 번째 위험 요소: 유전적 요인

알츠하이머병은 여성이 남성보다 13%가량 더 발병할 가능성이 높습니다. 그리고 알츠하이머병 가운데 유전자 변이로 인하여 알츠하이머병이 대대로 유전되는 집안이 있다는 사실이 알려졌습니다. 하지만 그런 경우는 아주 희귀합니다. 우리나라에서는 아직 보고된 바가 없으니 대물림하는 알츠하이머병은 없다고 보면 되겠습니다. 희귀하게 유전되는 경우를 제외하고는 대부분의 산발형 알츠하이머병에서는 아직 알려진 유전적 요인은 없습니다. 다만 집안에 알츠하이머병을 앓는 가족이 있는 경우 알츠하이머병을 앓을 위험이 높은 편입니다.

알츠하이머병이 대물림되는 가족성 알츠하이머병으로는 1번, 14번, 21번 염색체에 돌연변이가 발생한 사례가 있습니다. 이처럼 유전자의 돌연변이에 의하여 알츠하이머병이 생기는 경우는 자손들 모두 알츠하이머병이 발병하게 됩니다. 가족성 알츠하이머병의 경우, 나이가 들어서 발병하는 산발형 알츠하이머병과는 달리 20대 후반에도 증상이 나타날 수 있습니다

대한치매학회의 자료에 따르면 일란성 쌍둥이의 경우 한쪽이 알츠하이머병이면 다른 형제도 알츠하이머병에 걸릴 위험성이 40~50% 정도 올라간다고 합니다. 부모가 모두 알츠하이머병에 걸렸다면 자녀들이 80세에 이를 때까지 알츠하이머병에 걸릴 위험성은 54% 높아집니다. 부모 가운데 한쪽이 알츠하이머병일 때보다 1.5배, 부모 모두가 건강할 때보다는 무려 5배나 위험하다는 것입니다.

필자가 미국에서 공부하던 실험실에서는 치매가 의심되는 환자의 부검뇌를 검사하여 진단하는 일을 했습니다. 우리나라와 마찬가지로 미국 역시 사망한 다음에 실시하는 부검에 대하여 보험에서 비용을 대주지 않기 때문에 가족들이 별도로 비용을 부담해야 합니다. 부검이 서양 의학을 발전시키는 데 크게 기여했다는 것은 잘 알려진 사실입니다. 하지만 제2차 세계대전 이후에 영상의학 등이 발전하면서 사후에 부검하는 비율이 급속하게 줄어서 20세

기 말에는 10% 내외에 머물고 있습니다.

그런데 1990년대 말부터는 치매 증상을 보이는 환자가 죽으면 부검하는 비율이 빠르게 늘고 있습니다. 특히 뇌에만 제한적으로 부검을 하기도 합니다. 치매 증상의 원인이 무엇인지를 분명히 함으로써 유가족들이 치매에 대한 대책을 마련하기 위해서였던 것 같습니다.

가족성 알츠하이머병과는 다소 다른 요소입니다만, APOE의 유전자형으로 ε4유전자를 가지고 있는 사람의 경우 ε2나 ε3유전자를 가진 사람에 비하여 알츠하이머병이 올 위험이 3~10배 높습니다. 다만 ε4유전자를 가진 사람이 과음, 흡연, 운동량 부족, 포화지방산의 과량 섭취 등의 환경적 요소로 인한 세포손상에 저항하는 능력이 떨어집니다. 따라서 이러한 유전적 소인을 가지고 있는 사람의 경우 치매의 위험이 큰 환경적 요인을 없애기 위한 노력을 더 기울여야 하겠습니다.

APOE는 혈액 속에 들어 있는 5가지의 주요 지단백 가운데 하나로 간과 뇌에서 만들어집니다. 지단백은 만들어지거나 흡수되면서 바로 지질과 결합하여 저장 장소로 이동시키는 역할을 합니다. 그리고 몸 안에 쌓이는 콜레스테롤이나 지질을 몸 밖으로 내보내기 위하여 간으로 이동시키는 역할도 합니다.

사람의 몸에 있는 유전자는 부모로부터 각각 물려받은 한 쌍으로 이루어집니다. 그런데 APOE를 만드는 유전자는 $\varepsilon2$, $\varepsilon3$, $\varepsilon4$ 등 3종류가 있습니다. 대립형질이라고 이야기합니다만, 3종류 가운데 어떤 조합이든 2개로 구성되어 형질을 결정하는 것입니다. 우리나라 사람들의 경우 60%가 $\varepsilon3$유전자로 구성되어 있습니다.

APOE 유전자 검사는 통상적으로 실시하는 검사는 아닙니다. 심혈관질환의 진단과 치료에 도움을 얻기 위하여 시행하거나, 치매 증상이 있는 성인의 후발성 알츠하이머병 가능성을 진단하는 데 도움을 얻기 위하여 시행하고 있습니다.

두 번째 위험 요소: 혈관 요인

뇌졸중이 와서 생명을 구한다고 해도 뇌졸중으로 손상을 입은 뇌의 부위에 따라서 치매 증상이 나타날 수 있습니다. 뇌졸중은 피떡이나 심혈관 계통에서 떨어져 나온 조직의 조각들이 혈류를 타고 뇌혈관으로 흘러와 막음으로써 생기는 허혈성 뇌졸중과 뇌혈관이 여러 가지 원인으로 취약해지거나, 고혈압 상태에서 혈관벽이 혈압을 버텨낼 수 있는 한계를 초과하여 생기는 출혈성 뇌졸중으로 나눌 수 있습니다.

뇌졸중의 발생과 연관이 있는 요소들을 병태생리학적 원인에 따라서 구분하기도 합니다. 고혈압과 당뇨병 등은 죽상경화성 위험 인자, 심방세동이나 허혈성 심장질환 등은 심장성 위험 인자,

흡연과 운동 등은 환경성 위험 인자라고 합니다. 하지만 여기에서는 뇌졸중의 위험 인자를 예방적 측면에서 구분하는 것이 더 좋을 것 같습니다.

예방적 측면에서 뇌졸중의 위험 인자를 나누어보면 나이, 성별, 인종, 뇌졸중 가족력이나 병력과 같이 뇌졸중의 위험을 조절할 수 없는 '조절 불가능 인자'들이 있고, 고혈압, 당뇨병, 이상지질혈증, 흡연, 심장질환, 비만 등 환자의 의지로 조절이 가능하고 조절하면 뇌졸중의 위험이 줄어드는 '근거가 확실한 조절 가능한 위험 인자'가 있습니다.

그리고 음주량, 고호모시스테인혈증, 만성염증, 급성감염, 대사증후군 등과 같이 환자의 의지로 조절이 가능하지만, 아직은 뇌졸중의 위험이 얼마나 줄어드는지는 분명치 않은 '근거는 부족하지만 조절 가능성이 있는 위험 인자'가 있습니다. 따라서 근거가 확실한 조절 가능한 위험 인자들은 뇌졸중으로 인한 개인적, 사회적 부담을 덜기 위해서라도 철저하게 조절해야 합니다. 당연히 근거는 부족하지만, 조절 가능성이 있는 위험 인자들도 조절하려는 노력을 기울이면 뇌졸중의 위험을 줄이는 데 도움이 되겠습니다. 뇌졸중의 위험을 줄이면 뇌졸중 치매는 당연히 예방됩니다.

뇌졸중이 오고 3개월 정도 지나면 13.6~31.8%에서 치매가 옵니다. 그런데 40세가 넘어 뇌졸중이 오는 환자 가운데 16% 정도는 뇌졸중이 발병하기 전에 이미 치매 증상을 나타낸다고 합니다. 알츠하이머병에 뇌졸중이 더해질 수도 있고, 급성 뇌졸중이 오기 전에 이미 뇌혈관에 생긴 변화로 인하여 치매가 시작하여 진행 중인 상황에서 혈관 손상이 심해지면서 뇌졸중이 온 상황일 수도 있습니다. 그래서 뇌혈관질환을 앓은 뒤에 생기는 치매를 뇌졸중후 치매 혹은 혈관성 치매라고 부르기도 합니다. 이는 임상적 관점에 따른 차이로 이해할 수 있습니다. 뇌졸중후 치매는 뇌졸중의 원인이 무엇이든 뇌졸중이 발생한 뒤에 생기는 치매를 말합니다. 반면 혈관성 치매는 뇌혈관에 이상이 생김에 따라 치매가 오는 경우를 말합니다.

물론 뇌졸중은 치매를 일으키는 중요한 병입니다. 따라서 치매 증상을 가져올 수 있는 뇌졸중은 물론, 뇌졸중까지는 일으키지 않더라도 혈관의 변화를 초래하는 여러 가지 조건들을 사전에 예방할 필요가 있는 것입니다.

세 번째 위험 요소: 생활양식

고혈압, 당뇨, 비만 등을 생활습관병이라고도 합니다. 이러한 생활습관병이 뇌졸중의 위험 요소이므로 뇌졸중후 치매나 혈관성 치매의 원인이 될 수도 있지만, 알츠하이머병의 위험을 높이는 요소가 되기도 합니다.

고혈압을 살펴보면, 수축기 혈압 120mmHg 미만, 이완기 혈압 80mmHg 미만인 경우 정상 혈압이라고 합니다. 과거에는 수축기 혈압 140mmHg 미만, 이완기 혈압 90mmHg 미만인 경우를 정상 혈압이라고 했지만, 기준이 강화되면서 수축기 혈압 120~139mmHg, 이완기 혈압 80~89mmHg의 경우 전고혈압 단계로 정하고 혈압을 관리하도록 하고 있습니다.

원인에 따라 고혈압을 본태성 고혈압과 속발성 고혈압으로 구분합니다. 속발성 고혈압은 콩팥 위에 있는 부신에 생긴 종양, 소염제나 스테로이드 제제를 오랫동안 복용한 경우, 갑상샘에 이상이 있는 경우에 혈압이 상승할 수 있습니다. 이처럼 다른 질병으로 인하여 고혈압이 생긴 경우를 속발성 고혈압이라고 하는데, 전체 고혈압 환자의 10% 정도를 차지합니다.

나머지 90%의 뚜렷한 원인이 없는 고혈압을 본태성 고혈압이라고 합니다. 본태성 고혈압 가운데 유전이나 비만처럼 인과관계가 뚜렷한 경우도 있습니다. 하지만 과다한 염분 섭취, 수분 섭취 부족, 술, 담배, 커피 등 기호식품, 스트레스와 정신적 갈등, 한랭기후와 같은 환경 요건, 과로 등 생활양식의 요소가 고혈압이 생기는 것과 관련이 있다고 의심됩니다. 따라서 비만과 같은 확실한 요소는 물론이고 의심이 가는 요소들도 잘 관리함으로써 고혈압의 위험을 줄일 수 있습니다.

필자는 3년 전에 대장내시경을 처음 받으면서 수축기 혈압이 150mmHg를 넘나드는 수준으로 고혈압이 의심된다는 이야기를 들었습니다. 하지만 정밀 검사를 해본 결과 아직은 약을 먹을 단계는 아니라는 진단을 받았습니다. 그 무렵 체중이 83kg에 이를 정도로 많이 늘어 있었기 때문에 우선 체중 줄이기에 들어갔습니다. 2년에 걸쳐 5kg 정도를 줄였지만, 혈압은 전고혈압 단계인 140mmHg를 넘나드는 정도에 머물렀습니다.

결국 올해 초부터는 고혈압 치료제를 복용하기 시작했습니다. 고혈압 치료제를 복용하면서 혈압이 정상 범위로 내려왔고, 그 상태를 잘 유지하고 있습니다. 체중을 줄이기 위하여 식사량을 조절하고 일주일에 50km 이상 걷기 시작했습니다. 9개월 정도 지나자 체중은 73kg으로 줄었고 혈압도 안정적으로 유지하고 있습니다. 생각 같아서는 혈압 치료제를 끊고 싶지만, 최근 오스트레일리아 국립대학의 니콜라스 셔빈 교수 연구진에 따르면 뇌 건강을 지키려면 수축기 혈압 110mmHg, 이완기 혈압 70mmHg를 유지해야 한다고 해서 고민하고 있습니다.

셔빈 교수 연구진은 중년(44~46세) 남녀 432명, 노년(60~64세) 남녀 478명을 실험에 참여시켜 혈압을 측정하고 MRI 검사를 시행하였습니다. 12년 이상 실험에 참여하면서 MRI를 2차례 미만으로 시행한 사람과 신경학적 이상, 뇌졸중, 간이 정신상태 검사 값이 25 미만인 경우, 파킨슨병이나 치매 증세를 보인 경우를 제외하였습니다. 최종적으로 분석 대상이 된 사람들은 중년일 때 실험에 참여한 335명(여성 52%), 노년일 때 실험에 참여한 351명(여성 46%)이었습니다.

연구 결과는 혈압을 110/70mmHg보다 낮게 유지하는 사람은 정상 혈압(120/80mmHg)보다 높은 사람과 비교하였을 때 뇌 연령이 6개월 이상 젊은 것으로 나타났습니다. 그리고 정상 혈압(120/80mmHg) 범위를 유지하는 사람들도 110/70mmHg보다 낮은 사람들은 뇌의 노화가 비교적 빨리 진행됐습니다. 제 경우는 혈압 치료제를 복용하면서 대체적으로 110/70mmHg를 유지하고 있기 때문에 혈압 치료제를 지속해야 할 것 같습니다.

고혈압, 비만, 고콜레스테롤혈증 등의 경우 특히 중년에서 제대로 관리하지 않는 경우가 노년의 치매 증상이 나타나는 위험 요소가 된다고 합니다. 뿐만 아니라 흡연과 폭음 역시 치매의 위험 요소가 되는 것으로 알려져 있습니다. 기호품은 물론 식사 취향에도 치매의 위험 요소가 숨어 있습니다. 특히 포화지방산과 호모시스테인이 많이 들어 있는 식품이 치매의 위험 요소로 꼽히고 있습니다.

포화지방산은 지방산을 구성하는 탄소 사슬이 대부분 단일 결합으로 되어 있는 지방산입니다. 대부분의 포화지방산은 실온에서 고체 형태입니다. 크림, 치즈, 버터를 비롯한 기타 유제품과 콜레스테롤을 함유한 지방이 많은 육류 등에 포화지방산이 많이 들어 있습니다. 식물성 기름이 좋다고는 하지만 코코넛 기름과 팜핵유 등은 포화지방산이 많이 들어 있습니다.

기타 위험 요소: 우울증

우울증이 치매의 위험 요소인지 아니면 우울증이 치매의 전조 증상인지는 아직 분명치 않은 점이 있습니다. 하지만 노년에 생긴 우울증을 치매로 잘못 진단하여 불필요한 치매 치료를 하는 경우도 있는 만큼 우울증에 대한 적극적인 치료가 필요하겠습니다. 우울증과 치매 사이의 관계에 대하여는 '제2장 사실 확인: 치매 위험 질환'을 참고하기 바랍니다.

건강보험심사평가원 자료에 따르면 2019년 한 해 동안 우울증 상병으로 진료를 받은 환자는 796,393명이었습니다. 그런가 하면 국민건강보험공단의 자료에 따르면 2019년 우리나라의 우울증 환자 가운데 60대 이상이 40.4%로 10~20대의 17.9%보다 2배 이상 많습니다.

노인층에서 우울증이 오는 가장 큰 이유는 주로 은퇴와 함께 현역에서 해오던 역할을 더 이상 할 수 없다는 생각에서 출발하는 허탈감과 무기력감, 나아가서는 외로움 때문입니다. 특히 변화된 주변 상황이나 인간관계에 잘 적응하지 못하는 사람의 경우 쉽게 우울증이 찾아옵니다. 부부 관계에 변화가 생기는 경우에 심각한 양상으로 나타날 수 있습니다.

젊은이들은 우울감, 슬픔 등 심리적 문제를 주로 호소하는 반면, 노인들은 불면증, 집중력과 기억력의 저하, 피로감, 설사나 변비, 그리고 어디가 아프다는 등의 건강과 관련된 증상을 호소하는 경향이 있습니다. 특히 노인들은 망상이 동반되기도 해서 치매 증상과 구별이 어려울 수도 있습니다.

우울증을 앓고 있는 노인들이 특히 인지기능의 저하를 동반하는 경향이 있습니다. 그런가 하면 치매 환자 가운데 우울증을 보이는 환자가 적지 않습니다. 우울증을 앓고 있는 환자를 추적 조사해보면 우울증이 없는 사람보다 치매 위험이 더 높게 나타난 연구도 있습니다.

한편 우울증이 치매와 동시에 발생하기도 하고, 우울증이 치매에 선행하기보다는 뒤에 온다는 연구도 있습니다. 미국 캘리포니아 대학교 샌프란시스코 분교 정신의학과의 로라 미들턴Laura E. Middleton 교수와 크리스틴 야페Kristine Yaffe 교수는 치매와 우울증 사이의 관계를 다음과 같이 설명합니다. 1. 우울증은 치매의 초기 증상이고, 2. 특히 초기 단계에서 우울증을 진단하기 위하여 시행하는 임상 검사에서 치매가 진단될 수도 있으며, 3. 일찍 생긴 인지기능장애가 우울증을 만들기도 합니다.

우울증이 생기면 코르티솔의 수준이 올라가고 코르티솔은 기억 중추인 해마를 직접 공격하여 손상을 입혀 치매 증상이 나타나도록 한다고 설명합니다. 최근의 연구에서는 우울증 환자에게서 베타아밀로이드의 침착을 촉진시킨다고 밝혀내기도 했습니다. 인지기능이 저하된 우울증 환자의 우울증을 치료하면 인지기능이 개선되는 경우도 있습니다. 하지만 정상 수준까지 회복되지는 않았습니다.

우울증이 치매의 직접적인 원인이라는 점을 아직 분명하지는 않지만, 우울증이 치매로 잘못 진단된다면 필요한 우울증 치료 대신 엉뚱한 치매 치료를 하는 결과를 낳을 수 있는 만큼, 노인 우울증은 면밀한 검사를 통해 치매를 배제할 필요가 있습니다.

② 치매의 예방 요소 〉

첫 번째 예방 요소: 사회심리적 요소

먼저 고학력과 사회경제적 상태가 있습니다. 2가지 요소는 치매의 원인을 규명하기 위한 초창기 역학조사를 통하여 치매 예방에 긍정적인 요소라고 밝혀진 것입니다. 학력이 높을수록 더 많은 것을 배우게 되고, 그렇게 앎을 쌓아가는 과정에서 신경세포들을 서로 연결하는 신경세포 그물망이 촘촘해집니다. 따라서 알츠하이머병 혹은 다른 질환으로 신경세포의 일부가 손상을 입어도 기능을 대체하는 것으로 추정됩니다. 즉, 알츠하이머병이나 다른 질환으로 인한 치매 증상이 나타나는 것을 지연시키는 효과가 있습니다. 그리고 현재 치매를 진단하는 과정을 보면 간이 정신상태 검사와 같은 선별 검사나 치매 진단 검사의 경우 아무래도 학력이 많은 사람이 제대로 답변할 가능성이 높습니다. 사회경제적으로 여유가 있는 사람들은 치매를 잘 이해하고 있고, 치매를 예방할 수 있는 다양한 방법을 직접 해볼 수 있습니다. 따라서 사회심리적 요소들은 치매를 완전하게 예방하기보다는 치매 증상의 발현을 늦추는 역할을 한다고 짐작됩니다.

복잡한 과정으로 구성된 작업이나 정신적으로 자극이 많은 작업도 치매의 발현을 늦추는 효과가 있습니다. 이 또한 학력이 많은 사람에서 치매 증상이 덜 생기는 이유와 비슷하다고 보면 되겠습니다. 복잡한 업무에 익숙해지는 과정에서는 신경세포들의 그물망이 촘촘하게 구성될 것으로 짐작됩니다. 사회관계망이 풍부하거나 사교적인 약속이 많은 사람의 경우도 그와 같은 관계를 유지하기 위하여 정신적으로나 신체적으로 많은 노력을 해야 하므로 그 성과가 있는 것으로 이해됩니다.

두 번째 예방 요소: 생활양식

운동을 열심히 하면 비만, 고혈압, 당뇨, 고지질증과 같은 생활습관병을 예방하고 치료하는 효과가 있습니다. 이러한 생활습관병은 뇌졸중의 위험을 높이기 때문에 운동을 통하여 생활습관병의 위험을 줄이면 뇌졸중후 치매는 물론 혈관성 치매의 위험도 줄어듭니다.

운동의 효과만으로도 심장과 혈관이 강화되고, 그 결과 뇌로 혈액 공급이 원활해지면서 신경세포에도 산소와 영양의 공급이 활발하게 일어나게 됩니다. 뿐만 아니라 운동을 준비하는 과정이나 운동을 통해 이루어지는 다양한 사회활동을 통하여 정신 활동이 강화되면 신경세포의 연결망이 풍부해지면서 인지기능의 개선이 이루어질 수 있습니다.

치매의 위험 요소나 예방법을 이야기하면서 식사를 별도로 다루기도 합니다만, 식사의 취향도 일종의 생활양식에 속한다고 보아서 치매 위험을 높이는 먹거리를 생활양식에서 다루었던 것입니다. 치매를 예방하는 효과가 있다면서 다양한 먹거리나 식이요법이 추천되고 있습니다. 특히 지중해 지역에서는 기름진 음식을 많이 먹는 편인데도 치매에 걸리는 사람이 많지 않은 점을 고려하여 지중해 식단이 치매를 예방하는 효과가 있다고 추천됩니다.

지중해 식단은 붉은색 고기나 버터와 같은 동물성 지방 대신 생선과 가금류, 적당량의 유제품에 풍부한 채소와 과일 그리고 전곡류로 구성되며, 올리브오일을 많이 사용하고 붉은 포도주를 적당하게 곁들입니다. 그리고 낮에 신체 활동을 왕성하게 합니다. 식단이 어떻게 구성되는지도 중요하지만, 가족 혹은 친지와 함께 식사하면서 대화를 나누며 교감하는 것도 중요합니다.

지중해 식단에 이어 치매를 예방한다고 추천되는 것으로는 고혈압을 잡아준다는 DASH Dietary Approaches to Stop Hypertension(고혈압을 잡아주는 식이요법) 식단이 있습니다. DASH 식단의 핵심은 전곡류, 저지방 단백질 및 유제품, 채소, 과일, 견과류의 섭취는 늘리고 포화지방, 염분의 섭취는 줄임으로써 혈압 수치를 낮추는 것입니다. 고혈압을 예방하거나 치료하는 과정에서 염분, 즉 나트륨의 섭취를 줄여야 하는데, 나트륨만 줄여서는 효과가 크지 않고, 칼륨, 칼슘, 마그네슘과 같이 몸에 좋은 무기질의 섭취는 늘려야 합니다.

DASH 식단 구성의 핵심을 정리하면, 1. 통밀, 현미, 보리와 같이 섬유질이 많고 정제되지 않은 곡물, 2. 붉은색 고기 대신 닭고기와 같은 흰 살코기와 생선 등 저지방 단백질, 3. 채소와 과일, 4. 콩과 견과류를 많이 먹고, 5. 소금 섭취를 줄이는 것입니다.

치매 예방에 도움이 되는 식품의 요소를 보면, 불포화지방산, 비타민B6, B12 그리고 엽산, 비타민C, 비타민E 등이 있습니다.

먼저 불포화지방산은 지방산을 구성하는 탄소 사슬 중간에 이중 결합이 들어 있는 지방산입니다. 이중 결합 위치에 따라 오메가-3, 오메가-6 지방산이라고 부릅니다. 이중 결합의 숫자에 따라서 단일불포화지방산, 다불포화지방산으로 구분합니다. 다불포화지방산은 심장과 혈관의 건강에 유익하나 단일불포화지방산은 그렇지 않습니다. 다만 다불포화지방산은 이중 결합이 많아서 산화 작용에 취약하기 때문에 신선한 상태로 섭취하는 것이 좋습니다.

팔미톨레산, 올레산, 리놀레산, 아라키돈산 등이 대표적인 불포화지방산인데, 불포화지방산을 많이 함유하는 식품으로는 아마, 참깨, 콩, 해바라기 씨, 호두 등 견과류를 비롯하여 옥수수기름, 콩기름, 해바라기씨 기름과 같은 식물성 기름이 있습니다. 또한 생선류에는 불포화지방산이 많이 들어 있습니다.

비타민C, 비타민E 등은 항산화 효과를 가지고 있어서 세포 내에서 일어나는 산화 작용으로 인한 손상을 방지해줍니다. 비타민 B_6, B_{12} 그리고 엽산 등은 우리 몸 안에서 호모시스테인이 메티오닌으로 전환하도록 도와줍니다. 이와 같은 비타민이 부족해지면 특히 뇌 안에서 호모시스테인이 쌓이는데, 그 결과 뇌의 위축이 일어납니다.

영역별 치매 예방 전략

  2021년에 세계보건기구가 발표한 자료에 따르면 전 세계적으로 5,500만 명의 치매 환자에게 소요되는 의료비가 150조 원에 이른다고 합니다. 10년 후인 2030년에는 지금보다 40%가 늘어난 7,800만 명, 2050년에는 1억 3,900만 명의 치매 환자가 발생할 것으로 추산된다고 합니다.

  치매 환자가 얼마나 새로 생기는가를 나타내는 유병률은 나라마다 차이가 있습니다. 선진국에 속하는 나라들은 비교적 높은 유병률을 보입니다. 미국은 13.9%, 캐나다 8%, 영국 6.6%, 이탈리아가 8.3%의 치매 유병률을 보입니다. 개발도상국은 전반적으로 낮은 편입니다. 예를 들면 중국은 1.8~4% 그리고 인도 1.1%였습니다. 아마도 인종적 혹은 환경적 차이의 영향을 받을 뿐 아니라 연구 방법도 영향을 미칠 것으로 추정됩니다.

우리나라는 2012년에 실시된 전국치매역학조사 결과 치매 환자수는 540,755명(남성 155,955명, 여성 384,800명)으로 추정되었는데, 65세 이상인 노인의 치매 유병률은 9.18%였습니다. 2020년에는 치매 환자가 840,010명으로 늘어 유병률은 10.39%가 되었는데 2030년에는 1,272,444명으로 유병률은 10.03%, 2050년에는 2,710,032명으로 유병률은 15.06%가 될 것으로 전망됩니다.

2008년 기준으로 미국의 메디케어Medicare(65세 이상의 노인이나 신체 장애인에 대한 의료 보험 제도)에서 알츠하이머병 치료에 쓴 비용은 910억 달러였는데, 2015년에는 1,890억 달러로 2배가 넘었다고 합니다. 또 알츠하이머병이 시작하는 나이를 전체적으로 5년씩 늦출 수 있다면, 10년 뒤에는 100만 명, 50년 뒤에는 400만 명의 알츠하이머병 환자를 줄일 수 있을 것으로 전망했습니다.

최근에는 많은 암 질환의 조기 발견을 위한 검진 사업이 정착되었고, 다양한 치료 방법이 개발되면서 완치가 가능해졌으며, 암으로 진단받더라도 생존 기간이 길어져 만성질환의 하나로 생각하기에 이르렀습니다. 알츠하이머병을 비롯한 퇴행성 신경계통의 질환들은 아직 완치시킬 수 있는 치료법이 개발되어 있지 않습니다. 하지만 혈관성 치매 등은 고혈압 등 위험 요인을 잘 관리하여 치매가 생기지 않도록 하는 것이 중요하고, 대사질환 등 완치가 가능한 질환을 조기에 발견하여 치료받는 것이 중요합니다. 여기에서는 영역별로 치매의 위험 요소를 어떻게 줄여나갈지 살펴보겠습니다.

① 혈관성 위험 요소 감축 ＞

　　뇌졸중후 치매는 물론 혈관성 치매가 심뇌혈관에 변성을 가져오는 여러 요인에 의하여 생깁니다. 뇌졸중이 생기면 신경세포가 죽고 신경세포의 연결망이 파괴됨에 따라 치매 증상이 나타나게 됩니다.

　뇌졸중이 일어나지 않더라도 뇌혈관의 변성으로 인하여 뇌에 공급되는 혈액이 줄어들면 신경세포의 기능이 떨어지고 결국에는 신경세포가 죽기 때문에 치매 증상이 나타나게 됩니다. 뇌에 공급되는 혈류에 영향을 미치는 모든 요인이 같은 효과를 나타냅니다. 예를 들면 만성 심부전, 맥압의 저하, 이완기 혈압의 저하, 죽상동맥경화증, 당뇨 등으로 심장 및 심뇌혈관이 제 기능을 다하지 못하면 혈관성 치매는 물론 알츠하이머병의 위험이 증가하는 것입니다. 따라서 혈관성 위험 요소를 줄이면 혈관성 치매를 물론 알츠하이머병을 비롯한 모든 치매의 위험도를 줄이는 셈입니다.

고혈압, 이상지질혈증, 비만, 당뇨병 등이 대표적인 혈관성 위험성 인자들입니다. 이와 같은 질병을 제대로 치료하지 않으면 나이가 들어서 치매가 올 위험성이 높습니다. 당뇨가 있는 노인들에서 치매나 경도의 인지 저하가 생길 위험은 당뇨가 없는 사람보다 2배나 높습니다. 과거에는 당뇨 환자와 혈관성 치매가 아주 높은 수준으로 연관을 가지고 있다는 연구들이 많이 있었습니다.

최근에는 알츠하이머병의 위험도 아주 높다는 연구가 나오고 있습니다. 당뇨병이 알츠하이머병과 연관이 있다는 점은 인슐린이 많아지면 알츠하이머병에서 많아지는 이상 단백질, 베타아밀로이드가 세포 밖에서 많아지는 것과 관련이 있습니다. 즉, 인슐린에 대한 저항성이 커져서 생기는 제2형 당뇨병 환자는 혈중 인슐린의 수치가 높아지는데, 이렇게 높아진 인슐린이 베타아밀로이드를 쌓이게 만든다는 해석이 가능한 것입니다.

중년부터 고혈압을 앓기 시작한 환자는 나이 들어 알츠하이머병은 물론 모든 원인의 치매가 생길 위험이 증가한다고 알려져 왔습니다. 하지만 나이 들어 생긴 고혈압과 치매의 위험성에 관해서는 논란이 있습니다. 즉, 나이 들어서 수축기 혈압이 아주 높거나 이완기 혈압이 아주 낮은 경우에는 알츠하이머병 등 치매의 위험을 증가시킨다는 연구도 있지만, 나이 들어 생긴 고혈압의 경우는 치매의 위험을 높인다고 보기 어렵다는 것입니다.

　나이가 들어서 혈중 콜레스테롤과 LDL의 수치가 높은 경우에는 인지기능장애와 뇌졸중 후 치매가 생길 위험이 높습니다. 다만 고혈압이나 당뇨보다는 다소 위험이 낮다고 볼 수 있습니다. 중년에 비만인 경우에는 나이가 들어서 치매가 생길 위험이 높다고 합니다. 그럼에도 불구하고 치매 환자는 마른 체형인 경우가 많습니다. 아마도 치매 증상이 생긴 뒤에 영양을 제대로 섭취하지 못하기 때문에 따르는 결과가 아닐까 싶습니다.

　혈관성 위험 요소들이 단독으로 치매의 위험을 높이기보다는 여러 요소들이 겹쳐서 서로 작용하는 경향이 있습니다. 중년에 당뇨, 고혈압, 고콜레스테롤혈증이 생긴 사람이 흡연하는 경우, 나이가 들어 치매가 생길 위험이 아주 높다는 것입니다. 개별 요소들은 그러한 위험을 더하는 효과를 보입니다.

　이와 같은 요소들은 산화 작용을 통하여 신경세포에 손상을 입히거나, 혈관의 내부를 감싸는 내피세포의 기능장애를 가져오거나, 인슐린 저항성을 높이거나, 염증 반응을 유발하거나, 피질 아래 부위에 혈관질환을 일으키는 등의 변화를 일으켜 결국은 치매가 생기게 합니다. 그 과정을 살펴보면 이런 요소들이 뇌혈관에서 퇴행성 변화를 일으키고, 그 결과 혈관내피세포와 혈관-뇌장벽의 기능이 제대로 작동되지 못하게 합니다.

혈관내피세포에서는 다량의 자유기free rarical를 만들어냅니다. 자유기란 안정 상태에 있는 원자나 분자에서는 전자가 쌍을 이루고 있는 데 반하여, 쌍을 이루지 못하고 하나의 전자를 가진 원자나 분자를 말합니다. 자유기는 산화-환원 반응에서 강한 작용을 나타냅니다. 결과적으로 산화 반응이 이어지면서 혈관-뇌 장벽의 투과성이 증가되고, 알츠하이머병 환자에서 보는 이상 단백질인 베타아밀로이드가 만들어지는 것입니다.

살이 찐 사람의 경우 피하지방이나 내장지방이 많아지는데, 지방세포는 대사나 염증에 관련된 물질을 분비합니다. 특히 염증성 아디포카인Inflammatory adipocytokine은 신경세포의 퇴행성 변화를 유도한다고 합니다.

2 식이요법 〉

혈관성 위험 요소 가운데 고혈압, 당뇨병, 비만 등은 식사 습관과 밀접하게 관련되어 있습니다. 그 밖에도 비타민B_6, 비타민B_{12}, 엽산 등이 부족하면 치매 증상을 나타낼 수 있습니다. 비타민C나 비타민E와 같이 항산화 효과가 큰 물질이 많이 들어 있는 식품을 멀리하면 치매의 위험이 높아집니다. 그만큼 어떤 음식을 좋아하는가 하는 식사 취향이 치매의 발병과 밀접한 연관이 있는 것입니다.

지중해 식단을 즐겨 먹는 노인들에서 치매의 위험이 적다는 것이 대표적인 경우입니다. 지중해 식단은 과일과 채소가 많고 붉은 포도주를 곁들이는 식단으로 항산화 효과가 큰 요소가 많이 들어 있습니다. 또한 생선을 많이 먹는 사람들에게서 치매가 생길 위험이 낮습니다. 이 경우는 생선에는 다불포화지방산이 많이 들어 있기 때문에 신경세포가 산화작용을 받을 위험이 그만큼 낮아진다고 설명할 수 있습니다.

물론 항산화물질이 많은 채소나 과일을 섭취한 사람이나 불포화지방산이 많은 생선을 즐기는 사람의 치매 발병 위험이 그렇지 않은 사람과 비교해서 별 차이가 없다는 연구도 없지는 않습니다. 치매의 발병을 줄일 수 있는 확실한 근거가 있는 식이요법은 없다는 주장도 있습니다. 기왕이면 다홍치마라고, 치매를 예방한다고 알려진 식품을 많이 먹는 것도 나쁘지 않을 것입니다.

③ 인지 활동 ⟩

치매에 관한 이야기에서 가장 많이 나오는 단어가 인지

기능입니다. 대한치매학회에서는 인지기능이란 기억력을 포함하여, 언어 능력, 시공간을 파악하는 능력, 주의 집중력, 판단력 및 추상적인 사고력 등 다양한 지적 능력이라고 정의합니다. 신경과학 영역에서 전문적인 용어라서 어려운 듯하지만, 새겨보면 이해가 어렵지 않겠습니다.

인지기능을 높이기 위한 노력을 인지 활동이라고 말합니다. 쉽게 이야기하면 머리를 쓰는 일이라고 할 수도 있습니다. 머리를 쓴다는 말에 부정적인 느낌이 숨어 있으므로, '정신을 자극하는 활동'이라고 설명해보겠습니다. 정신을 자극하는 활동으로는 책이나 신문을 읽고 생각하는 일, 새로운 무언가를 배우는 일, 경기를 하는 일 등이 속합니다. 하지만 책, 잡지, 신문 등을 읽는 것 말고도 영화나 드라마를 보거나 음악을 듣는 등의 오감을 자극하는 모든 활동으로 확대시킬 수도 있습니다. 다만 읽고, 보고, 듣는 것을 피상적으로 해서는 큰 효과가 없습니다. 느끼고, 생각하고, 그 결과를 적어둔다면 그야말로 금상첨화일 것입니다.

그런 점에서 본다면 책을 읽고 그 느낌을 글로 적어두는 활동이 인지 활동 가운데 가장 효과가 좋습니다. 이러한 인지 활동은 나이 들어서 시작하는 것보다는 젊어서 시작하는 것이 훨씬 효과가 좋습니다. 물론 젊어서는 먹고사느라 바빠서 소홀했다면, 나이가 들어서라도 시작하는 것이 하지 않은 것보다는 낫겠습니다.

인지 활동이 치매의 위험을 낮춘다는 생각은 치매에 대한 초기의 역학 연구에서 교육을 많이 받은 사람에게 치매 환자가 덜 생긴다는 사실에서 출발했습니다. 최근에는 교육뿐 아니라 직업이나 여가 활동 등으로 범위가 확대되었습니다. 그러니까 무언가를 배우는 활동이면 정신을 자극하는 인지 활동이라고 할 수 있습니다. 인지 활동을 활발하게 하는 노인들의 경우 기억력이 향상되고, 추론과 정신 작용의 속도가 빨라지는 효과를 보입니다.

기억력이 손상된 사람은 기억력이 보존된 사람에 비하여 기억력 증진 훈련의 효과가 떨어지는 것은 사실입니다. 그러나 나이 들어서 기억력이 떨어진 사람이 기억력 증진 훈련을 통하여 치매의 위험을 줄일 수 있다는 근거는 분명치 않은 것 같습니다.

4 신체 활동 〉

몇 해 전에 아프리카를 여행했습니다. 여행은 즐거웠는데 남아프리카공화국까지 오가는 비행기를 타는 일이 고역이었습니다. 좌석이 얼마나 딱딱한지, 앉아 있는 내내 엉덩이가 아파서 혼이 났던 것입니다. 나이가 들어가면서 엉덩이 근육이 줄어든 탓인 듯합니다. 엉덩이 살은 빠지는데 뱃살은 왜 빠지지 않는지 모르겠습니다. 사실은 근육이 아니라 지방이라서 잘 빠지지 않는 것이겠지요. 사실은 나이가 들수록 근육량을 지키는 운동을 해줘야 하는데, 그저 걷기 운동만 하고 있으니 신체의 균형이 맞지 않는 것 같습니다.

신체 활동이 치매의 위험을 줄여준다는 사실은 최근에야 알려졌습니다. 역학조사에 따르면 신체 활동이 많은 사람들은 정적인 사람들에 비하여 인지기능의 저하나 치매의 위험이 낮다고 합니다. 특히 중년 무렵 신체 활동이 왕성했던 사람들은 알츠하이머병이나 혈관성 치매를 비롯하여 모든 치매가 발생할 위험이 낮다고 합니다. 전향적 실험에서도 단기간 운동 훈련을 했더니 인지기능이 향상되는 것이 확인되었습니다.

신체 활동이 인지기능의 저하를 막는 이유를 설명하기란 쉽지 않습니다. 신체 활동과 인지기능 사이의 관계가 복잡하게 얽혀 있기 때문입니다. 다만 신체 활동이 많은 사람에서는 혈관성 위험 요소가 줄어드는 효과를 나타내는데, 혈관성 위험 요소가 줄면 혈관성 치매는 물론 알츠하이머병의 위험까지도 줄어드는 효과를 기대할 수 있는 것입니다. 쥐를 이용한 실험에도 자발적으로 운동을 많이 하는 만큼 베타아밀로이드가 덜 쌓이는 것이 확인되었습니다.

　　나이가 들면 누군가를 새로 만나 관계를 맺는 일이 줄어드는 것 같습니다. 사회활동의 범위가 줄어들게 되니 새로운 사람을 만날 기회도 줄어들기 때문입니다. 심지어 맺었던 관계도 정리하게 됩니다. 기왕에 알던 사람들과도 연락이 뜸해지다 보면 서로 소원해지기 때문에 안부 인사마저도 소홀해집니다.

　사회적 연결망이 느슨하고 사회활동이 활발하지 않은 사람에게 치매가 발생할 위험이 높다고 합니다. 사회활동의 범주에는 종교 활동, 친구나 친지와의 식사, 영화 보기, 같이 운동하기, 자원봉사 등 다양한 활동이 포함됩니다. 사회활동을 하는 것은 인지 활동이나 신체 활동을 활발하게 만들 수 있습니다. 사회활동과 치매 발생과의 연관성은 중년에서 노년에 이르기까지 광범위한 시기를 포함한다는 논문도 있습니다.

　사실 치매의 전단계나 초기에 사회활동이 줄어드는 증상이 나타날 수도 있기 때문에 해석하는 데 주의가 필요합니다. 대부분의 여가 활동은 인지 활동, 신체 활동, 사회활동을 포함하고 있습니다. 이런 활동은 치매를 예방하는 데 같은 효과를 가진다고 보아야 합니다.

　중년 이후의 시기에 배우자와 함께하는 삶이 인지기능의 장애나 치매 발병의 위험을 줄여준다는 연구도 있습니다. 아마도 사별하거나 이혼으로 배우자 없이 생활하는 경우에는 혼자서 보내는 시간이 많아지기 마련입니다. 그리고 일상 자체가 단순해지는 경향이 있기 때문에 인지 활동, 신체 활동, 사회활동까지도 줄어듭니다. 결국 이런 삶의 양식이 치매의 위험을 높인다고 보아야 할 것입니다.

연령대별 치매 예방 전략

우리 정부는 생애주기를 영·유아기(0~5세), 아동(6~12세), 청소년(13~18세), 청년(19~29세), 중년(30~49세), 장년(50~64세), 노년(65세 이상)으로 구분하고 있습니다. 하지만 나이에 따른 인생의 시기를 나누는 방법이나 기준은 세월에 따라 달라지는 것 같습니다. 요즈음은 청년기를 다소 확대하여 30대 중반까지로 보는 경향이 있는 것 같습니다. 옛날에는 청년기와 노년기 사이에 장년기도 있었는데, 얼추 30대 중반에서 40대 중반을 가리킵니다. 그런가 하면 마흔 안팎의 나이를 중년이라고 하였으니 청년기와 노년기 사이를 중장년기로 묶어도 좋을 것 같습니다.

이 책에서는 청년기, 중장년기, 노년기로 구분하여 시기별로 치매 예방 전략을 세워보았습니다.

　　젊은이들은 바이러스에 감염되더라도 대부분 증상이 나타나지 않을 뿐 아니라 증상이 나타나더라도 가볍게 앓고 잘 낫는 경향을 보입니다. 그렇기 때문인지 외국에서는 일부 젊은이들이 코로나 파티를 열어 먼저 코로나 확진을 받는 사람이 상을 받는, 웃지 못할 짓도 한다고 들었습니다. 우리나라에서도 일부 젊은이들이 젊은 혈기를 발산할 곳을 찾아 무도장을 찾는 일도 불사하는 것 같습니다.

　외국은 젊은이들의 경우 독립해서 사는 경우가 많지만, 우리나라의 젊은이들은 부모와 함께, 드물게는 조부모와 함께 살기도 합니다. 젊은이들은 코로나바이러스에 감염되더라도 무증상으로 지날 수 있지만, 감염 초기에는 몸안에서 증폭되는 코로나바이러스를 주변 사람들에게 전파하기 마련입니다.

　즉, 같이 사는 가족이나 사회에서 접촉하는 나이 든 사람들에게 바이러스를 옮기는 것입니다. 나이가 들었거나 기저질환을 가진 사람들이 코로나바이러스에 감염되면 병증이 빠르게 발전하면서 손을 쓸 틈도 없이 죽음에 이르는 경우가 많습니다.

　코로나 사태에서도 보는 것처럼, 청년기에는 당장 눈앞에 닥친 일에 몰입하는 경향이 있는 것 같습니다. 그래서 나이가 들어서 생길 수 있는 일까지 미리 고민하지 않는 듯합니다. 하지만 건강 문제의 경우, 젊어서 버릇을 제대로 들여놓지 않으면 나이가 들어서는 어떻게 해볼 도리가 없는 경우도 적지 않습니다. 젊어서 조심하지 않으면 나이 들어 심각한 병이 생길 수도 있습니다. 또한 젊어서 좋은 버릇을 들여놓으면 나이 들어 생길 수도 있는 나쁜 일을 막을 수도 있는 것입니다. "세 살 버릇이 여든 간다"라는 말은 진실입니다.

청소년기에는 위험한 일을 멀리하는 것부터

청소년기에 치매와 관련된 대표적인 위험 요인은 본드, 부탄가스, 신너 등을 흡입하는 일입니다. 이와 같은 물질들을 흡입하게 되면 흥분감에서부터 아찔한 느낌, 혹은 편안한 느낌, 환각이나 과대망상적인 느낌까지 다양한 효과를 얻을 수 있다고 합니다. 이와 같은 흡입제에 외국의 일부 계층에서 관심을 가진 것은 1950년대부터라고 합니다. 우리나라에서는 1980년대부터 흡입제의 사용이 시작되어 1990년 무렵 사회적으로 큰 문제가 되었던 것입니다.

이런 물질들은 대체로 값이 싸고 쉽게 구할 수 있기 때문에 청소년들이 쉽게 유혹에 빠질 수 있습니다. 특히 경제적으로 어려운 여건에 있는 청소년들의 경우 더한 것 같습니다. 대체로 9~12세 무렵에 시작하여 10대 후반에 많이 하다가 30세 즈음에는 멈춘다고 합니다. 1990년에 조사된 미국 고등학생들의 흡입제 사용 실태를 보면 18%가 흡입제를 사용한 경험이 있다고 답변했습니다. 우리나라의 경우 1992년의 조사가 있는데, 고등학생들의 1.6%가 본드나 시너를 흡입한 경험이 있다고 합니다.

흡입제는 휘발성이 강해서 흡입하게 되면 5분 이내에 효과가 나타나기 시작합니다. 흥분감과 환각과 함께 자신이 뭐든 할 수 있다는 자신감이 충만해집니다. 특히 외톨이로 지내는 청소년이 누군가와 어울리기 위하여 혹은 자신의 능력을 보여주기 위하여 흡입제의 힘을 빌리는 것입니다. 흡입제를 마신 상황에서는 높은 데서 뛰어내린다거나 무모할 정도의 자동차 경주를 하는 등의 위험한 행위를 쉽게 저지르기도 합니다.

흡입제 사용으로 흥분감 등 원하는 효과만 생기는 것은 아닙니다. 구역질이나 구토, 식욕감퇴, 과민 상태, 현기증 등은 가벼운 부작용에 불과합니다. 경우에 따라 기관지 경련, 가슴 통증 등이 오고, 심하면 심장이 멎을 수도 있습니다. 팔다리의 경련과 구토물이 폐로 넘어가는 바람에 질식에 빠지기도 합니다. 흡입제를 오래 사용하여 중독 상태에 빠지게 되면 세상사에 무관심해지고, 감동하지 않으며, 판단을 제대로 하지 못합니다. 경우에 따라서는 충동적인 공격 성향을 보이기도 합니다. 환청, 환시, 환각 등의 지각

장애를 보이게 되고, 기억력과 인지 능력이 떨어지게 됩니다.

금단 증상도 나타나게 됩니다. 흡입제를 사용한 후 24~48시간이 지난 뒤에 수면장애, 손발 떨림, 과민성, 식은땀, 착각 등의 증상이 나타나기 시작해서 2~5일 정도까지 지속됩니다. 이런 증상들은 흡입제를 다시 사용하면 좋아지게 되지만, 이전보다 더 많이 사용해야 증상이 나아지게 됩니다. 결국 흡입제 사용을 끊거나 조절하기 어려운 중독 상태에 빠지게 되는 것입니다.

이런 증상들은 흡입제가 뇌에 있는 신경세포에 작용해서 나타나게 되는 것입니다. 그런데 흡입제를 반복적으로 사용하게 되면 신경세포가 손상을 입게 됩니다. 손상된 신경세포는 결국은 죽는데, 해마 등 특정 부위를 제외한 뇌에서는 신경세포가 죽으면 새로 만들어져 보충되지 않습니다. 결국은 뇌세포의 손상과 소멸로 인하여 기억력과 집중력이 감퇴되고, 학습 능력이 저하되며 판단 능력에 장애가 나타나게 됩니다. 치매 증상이 나타나는 것입니다. 그 밖에도 휘발성 물질이 혈액의 세포를 만들어내는 골수에 작용하여 재생불량성 빈혈이나 백혈병을 유발하기도 하며, 콩팥을 손상시켜 만성 콩팥병을 일으킵니다

1997년에 제정된 청소년보호법에서는 흡입제를 청소년 유해 물질로 규정하여 19세 미만의 청소년이 구매하거나 사용하지 못하도록 금지하고 있습니다. 물론 법으로 정했다고 해서 흡입제의

사용을 완벽하게 차단할 수 있는 것은 아닙니다. 흡입제로 인하여 생기는 건강상의 문제를 청소년들이 확실하게 이해할 수 있도록 안내할 필요가 있습니다.

청소년기에 조심해야 하는 일에는 이성과의 관계도 포함됩니다. 매독과 에이즈와 같은 성매개 질환이 어떻게 치매 증상을 나타내는지는 '제2장 사실 확인: 치매 위험 질환의 제1수준(치매 위험이 큰 편)'에서 상세하게 설명하였으니 참고하기 바랍니다.

책 읽기와 같이 좋은 습관을 만듭시다

청소년 시기에 권장해야 할 습관으로는 인지기능의 강화에 도움이 되는 일입니다. 개인적으로는 책 읽기를 권하고 싶습니다. 책 읽기를 통하여 선인들의 세상 사는 지혜를 배울 수 있습니다. 삼성서울병원 신경과의 나덕렬 교수는 독서나 글쓰기가 생활화된 사람에 비해 이런 활동을 하지 않는 사람이 치매에 걸릴 확률이 4배나 높다고 하였습니다. 책을 읽어 삶의 지혜도 배우고 나이 들어 생길지 모르는 치매를 예방할 수 있으니 얼마나 좋은 습관입니까?

필자 역시 어렸을 적부터 책 읽기를 좋아하였습니다. 그 옛날에는 읽을거리를 구하는 것이 쉽지 않았습니다. 그래서 손에 잡히는 대로 책을 읽었던 것 같습니다. 의과대학에 들어가서는 학과 공부의 분량이 만만치 않았지만, 그래도 시간을 내서 조금씩이라도 책을 읽으려 노력했습니다. 정작 의과대학을 졸업하고는 전공 공부와 사회생활로 책 읽기에서 멀어졌지만, 어렸을 때의 습관이 있어서인지 언젠가부터 책 읽기를 다시 시작하면서 본격적으로 글쓰기에 나서게 되었습니다.

학생 때는 틀린 그림 찾기, 미로 찾기처럼 가볍게 머리를 쓰는 놀이도 즐겨 했습니다. 요즘에 각광받는 스도쿠에 빠진 적도 있습니다. 각자의 취향에 맞는 방식으로 머리를 쓰는 습관을 들이면 치매 예방에 도움이 될 것입니다.

책을 들면 머리가 아파진다면서 책 읽기의 비법을 알려달라는 사람을 만나곤 하는데, '책 읽기에는 왕도가 없다'고 말합니다. 그러니 도전한다는 기분으로 책 읽기를 시작하는 것이 좋을 것 같습니다. 그리고 왕도랄 것까지는 아니지만, 좋아하는 작가의 수필이나 소설은 부담이 덜할 것입니다. 그것도 부담스럽다면 만화부터 읽어도 좋습니다. 청소년기에 책을 읽는 습관을 들여두면 먹고사는 일이 바쁜 청장년기에는 잠시 접어두더라도 생활에 여유가 생겼을 때는 다시 그 습관을 되살릴 수 있습니다.

더 좋은 것은 책을 읽고 독후감을 쓰는 일입니다. 얼마 전에 이삿짐을 정리하다가 고등학교 1학년 때 적었던 독서 일기를 발견했습니다. 1년 정도 적었던 것 같은데, 책의 내용을 어렴풋하게 나마 떠올릴 수 있는 것도 독후감을 적었기 때문이 아닐까 싶습니다.

글을 쓰는 과정에는 고도의 지력이 필요합니다. 기억하고 있는 사실을 떠올려 서로 연결해야 하고, 적절한 단어를 골라 문장을 구성해야 잘 읽히는 글이 되기 때문입니다. 독후감을 쓴다는 것은 책을 읽는 것 이상 정신 활동을 자극하는 일이라 하겠습니다.

② 중장년기 〉

《논어》의 '위정(爲政)'에서 공자는 "40세에 되어서는 유혹에 흔들리지 않게 되었다(四十而不惑)"라고 말했습니다. 그러니 청년기의 불꽃 같던 도전 정신도 많이 차분해지고, 청년기에 탐하던 위험한 놀이도 시들해질 나이입니다.

나이 들어 겪을 치매를 예방하기 위하여 중장년기부터 조심해야 할 요소로는, 사회적 관계망을 폭넓게 가지고, 먹고살기에 바쁘더라도 운동을 게을리하지 않으며, 건강을 해칠 수도 있는 음주와 흡연과 같은 위험 요소를 멀리해야겠습니다. 고혈압과 당뇨병과 같은 생활습관병이 생기지 않도록 하여 뇌졸중을 조심해야 합니다. 음식을 가려 먹고, 배우자 및 자녀와 화목하게 지내며, 청

년기에 시작했던 책 읽기와 같은 좋은 습관을 이어가도록 노력
합니다.

술은 적당히 즐기도록 합니다

알코올에 의존하여 삶을 이어가다가 정신이상이 오는 상황을
담은 영화나 연속극이 많습니다. 영화나 연속극은 알코올의존증
으로 인하여 인간이 피폐해지는 모습을 직접 보여주기 때문에
알코올에 의존하는 삶이 얼마나 무서운 것인지 느낄 수 있습니
다. 그런데 소설의 경우 알코올의존증 환자가 보이는 증상을 상
세하게 설명하기 때문에 이성적으로 실감할 수 있습니다.

에밀 졸라의 루공마카르총서의 하나인 《목로주점》의 마지막
장면에는 알코올의존증으로 인한 정신장애가 잘 묘사되어 있습
니다. 남편 낭티에로부터 버림받은 제르베르는 함석공 쿠포의 청
혼을 받아 결혼합니다. 그리고 세탁부로 일하면서 열심히 돈을
벌어 자신의 가게를 열면서 성공가도를 달리는 듯했지만 제르베
르와 쿠포의 행복은 거기까지였습니다.

쿠포가 지붕에 올라 일하던 중에 찾아온 딸을 내려다보다가 그
만 떨어져서 크게 다치고 말았습니다. 제르베르가 정성을 다하여
간호한 덕에 생명을 구할 수 있었습니다. 그런데 병석에 있는 동
안 일을 놓았던 때문인지 회복한 다음에도 빈둥거리더니, 목로주

점을 드나들기 시작한 것입니다. 처음에는 포도주로 시작했지만 이내 독주를 마시더니, 주점들을 돌면서 술을 마시느라 며칠씩 집에 들어오지 않기도 하고, 종국에는 제르베르에게 폭력을 휘두르게 되었습니다.

그러던 어느 날, 고주망태로 취한 끝에 생탄의 정신병원에 수용되었습니다. 병원으로 남편을 찾으러 간 제르베르는 조그만 독방에 갇힌 쿠포가 너덜너덜해진 작업복을 걸치고 허공에 손발을 휘저으면서 비명을 지르고 있는 것을 보았습니다. 눈에는 핏발이 서 있고, 입술은 온통 딱지로 뒤덮인 몰골을 한 쿠포는 아내를 알아보지도 못했습니다.

그는 헛것을 보는 듯 "오! 여긴 참으로 근사하군. 정말 끝내주는걸……. 저기 부스들 좀 봐. 완전 축제 분위기잖아. 오, 음악도 신나고! 저 푸짐한 음식들 좀 봐! 술도 진탕 마실 수 있겠는걸……. 아주 멋져!" 그러다가 금세 "이번에도 속았어, 이건 모두 속임수였다고! …… 그럴 줄 알았어……. 그 입 닥치지 못해, 이 천하의 불한당들 같으니라고! 그래, 나를 우습게 봤다 이거니?"라면서 괴성을 지르고 깡충거리곤 했습니다. 그러다가 현실로 돌아왔는지 "어떻게 이럴 수가, 날 해치려고 의사까지 고용하다니!"라고 소리치기도 합니다.

종국에는 주먹으로 자신의 배를 때리거나, 벽과 바닥을 향해 손을 허우적대다가 고꾸라지기도 합니다. 그렇게 며칠을 발광하다가 진이 빠진 끝에 숨을 거두었습니다. 오늘날 같으면 약물을 써서 안정시키는 등 치료를 하겠지만, 당시만 해도 특별한 치료제가 없었기에 술을 마시지 못하도록 하고 지켜보는 정도였습니다. 결국 죽음만이 쿠포를 쉴 수 있게 했던 것입니다.

독일의 문화비평가 다니엘 슈라이버는 《어느 애주가의 고백》에서 술과 마약에 절어 지내던 시절과 결별하게 된 이야기를 담았습니다. 술에 절어 지내던 시절에는 술을 마시기 위하여 다양한 핑계를 만들어냈던 그였지만, 술을 끊고 나서는 '은총의 시간'을 보내고 있다고 합니다.

알코올의존증 성향을 가진 사람들은 대개 술 마실 핑곗거리를 가지고 있습니다. 정신적 긴장감을 털어버리기 위하여 술을 마신다는 핑계가 가장 많습니다. 그러다가 술을 마시고는 무슨 일이 있었는지 기억하지 못하고, 숙취에 시달릴 때는 술을 끊거나 줄여야겠다고 결심합니다. 하지만 이런 결심도 그리 오래가지 못합니다. 죽이 맞는 술친구와 술자리를 가지게 되면 절제하기로 마음먹은 선을 넘어서고 마는 것입니다.

돌이켜보면 줄이고 통제하려는 노력에도 어느 순간이 되면 절주하겠다는 의지가 무너지더라고 슈라이버는 말했습니다. 단 한 번도 술을 진지하게 생각해보지 않았기 때문이었습니다. 술이 어떻게 찬란한 젊음의 시간을 빼앗아가고, 열정과 도전으로 꽉 채워야 할 인생의 황금기를 소멸시키는지 말입니다. 필자 역시 그런 시절이 있었습니다만, 알코올의존증 환자의 경우는 술자리를 끝내는 시점을 놓치는 경향이 있습니다. 이런 경향이 있는 사람은 술을 끊는 것이 맞을 것입니다.

젊어서도 술을 적당히 즐기는 것이 좋겠습니다만, 과음하는 경향이 있다면 일찍부터 술을 줄이는 노력을 해야겠습니다. 장년에 들어서면 술을 견딜 수 있는 체력도 달리기 마련이니 적당한 선에서 타협을 하는 것이 좋겠습니다. 한 잔 술을 놓고 오랜 시간 대화를 나눌 수 있는 술친구가 있다면 술도 줄이고, 친구를 만나 사회적 관계망도 유지하면서, 대화를 통하여 지적 활동도 확대하는 일석삼조의 효과를 얻을 수 있겠습니다.

혈압 관리

중년이 되면 혈압 오를 일이 많아지는 것 같습니다. 질병관리본부에서 매년 발표하는 '국민건강통계'에 따르면 2018년 30세 이상 우리나라 사람들의 고혈압 유병률은 33.3%입니다. 30세가 넘으면 3명 가운데 1명은 혈압이 높다는 것입니다. 30대에서는 11.7%, 40대에서는 20.6%, 50대에서는 34.7%, 60대에서는 46.0%, 70세 이상에서는 70.2%입니다. 재미있는 점은 40대까지는 여성이 남성의 절반 정도였다가, 50대에는 차이가 줄고 60대부터는 비슷해진다는 것입니다. 그러니까 중년부터는 남녀 불문하고 혈압에 신경을 써야 합니다.

대부분의 고혈압은 원인이 분명치 않은 본태성 고혈압으로 여러 가지 요소들이 복합적으로 작용합니다. 고혈압의 위험 인자로는 염분을 많이 섭취하는 것에 더하여 비만, 음주, 흡연, 운동 부족, 스트레스 등이 작용합니다.

고혈압 치료의 원칙은 먼저 음식 조절, 운동, 체중 조절, 스트레스 해소와 같은 비약물요법을 먼저 고려합니다. 음식 조절의 핵심은 소금, 술, 지방질을 비롯하여 열량 섭취를 제한하고, 칼슘, 칼륨, 마그네슘, 섬유질을 적당하게 섭취하는 것입니다.

필자는 지난해 고혈압이라고 할 정도는 아니지만 낮 동안에 혈압이 높아지곤 했습니다. 체중을 줄이려 노력을 했지만 젊었을 때보다는 체중이 쉽게 줄지 않았습니다. 음식도 싱겁게 먹으려 했지만 어려웠습니다. 금년 초에 직장을 옮기면서 정신적으로 긴장을 많이 했던 탓인지 혈압이 오르고 가슴이 두근거리는 증상이 생겼습니다. 결국 고혈압 치료제를 먹게 되었습니다.

혈압이 높은 사람들이라면 DASH 식단을 먹는 것도 좋습니다. 핵심은 붉은 살코기와 단것을 줄이고, 곡류, 생선, 가금류(닭, 오리, 칠면조 등), 견과류 중심으로 식단을 구성하고, 칼슘, 칼륨, 마그네슘, 섬유질을 충분히 섭취하는 것입니다. DASH 식단을 고혈압 환자에게 적용해보았더니 혈압 강하 효과가 입증되었습니다.

우리나라에서도 강남세브란스병원 심장내과 윤영원 교수 연구진이 미국 국립보건원의 DASH 식단을 참고한 한국형 고혈압 중지 식단을 개발하였습니다. 이 식단을 중심으로 식사를 한 고혈압 환자들은 체중과 혈압이 의미가 있는 수준으로 떨어졌고, 혈청 지질 성분 역시 긍정적인 변화를 보였습니다. 지금은 고혈압 진료를 전문으로 하는 병원마다 나름대로의 기준에 따라 표준 식단을 구성하여 고혈압 환자들에게 권장하고 있습니다.

약학정보원 학술자문위원 주경미 박사가 정리한 식이요법 가운데 고혈압 중지 식단에 대한 설명을 참고하면 이해하기 쉽습니다. 1. 정제하지 않은 곡물에는 섬유소와 비타민B가 풍부하게 들어 있습니다. 현미밥, 보리잡곡밥, 통밀빵, 호밀빵, 정제하지 않은 곡물 시리얼 등이 해당됩니다. 2. 채소 및 과일에는 비타민과 미네랄이 풍부합니다. 미네랄 가운데 특히 칼륨이 중요합니다. 3. 육류 및 유제품은 지방이 적고 양질의 단백질이 들어 있습니다. 붉은 살코기 대신 지방 성분이 적은 가금류와 생선이 좋습니다. 유제품은 지방 성분이 들어 있지 않거나 적게 든 것을 고릅니다. 식물성 기름을 사용합니다. 4. 견과류, 씨앗, 콩에는 오메가-3, 마그네슘, 셀레늄, 단백질, 식이섬유가 풍부합니다. 호두, 아몬드, 땅

콩, 잣 등이 좋습니다. 5. 나트륨을 줄이고 칼륨을 많이 먹습니다. 소금이 많이 들어가는 국, 찌개, 김치, 젓갈을 대폭 줄입니다. 소금을 줄이면 맛이 없다는 생각이 들기 때문에 식초, 레몬즙, 허브, 고추 등 향신료를 사용하면 좋습니다. 바나나, 토마토, 오이, 케일 등에는 칼륨이 많이 들어 있습니다. 칼륨은 우리 몸에서 나트륨과 서로 견제하는 역할을 합니다.

고혈압 중지 식단에 관심이 있다면 삼성서울병원 누리집을 참고하는 것도 좋겠습니다. 삼성서울병원 누리집에 있는 DASH 식단의 예를 보면, 1. 아침은 콩밥, 소금을 적게 넣은 간장으로 양념한 연두부, 호박전과 채소 피클, 저지방 우유 1잔 그리고 바나나 1개, 2. 점심은 소금을 적게 넣은 비빔밥 양념으로 비빈 비빔밥, 비빔밥에는 상추, 깻잎, 무생채와 당근채를 고명으로 얹도록 합니다. 소고기볶음, 저지방 요플레 1개, 사과 1/2개 등, 3. 저녁에는 현미밥에 고등어 레몬즙 구이, 콩나물 냉채와 시금치나물, 토마토 작은 것 2개 등입니다.

DASH 식단은 혈압 조절은 물론 혈중 콜레스테롤 수치를 낮추는 효과도 있어 성인병 예방에도 도움이 됩니다. DASH 식단에서 반드시 줄여야 하는 요소를 다시 정리하면 포화지방, 콜레스테롤, 소금 그리고 칼로리입니다.

미국 듀크 대학의 도리 스타인버그Dori Steinburg 박사는 2017년

DASH 식단 도입 20년을 회고하는 논문에서 DASH 식단은 특히 고혈압 환자에게 효과적이었다고 말했습니다. DASH 식단을 시작한 2주일 뒤에는 수축기 혈압 10.7mmHg, 이완기 혈압 4.7mmHg가 평균적으로 감소했다는 것입니다. 그러므로 8천만 명에 이르는 미국의 고혈압 환자에게 모두 DASH 식단을 적용한다면 향후 10년 동안 40만 명의 심혈관질환을 예방할 수 있을 것이라고 예측했습니다.

미국 유타주립대학 영양학과의 하이디 웬그린Heidi Wengreen 교수 연구진은 1995년부터 유타주의 캐시Cache에 거주하는 65세 이상인 남녀 주민 3,831명에서 지중해 식단과 DASH 식단을 섭취하면서 1년에 4차례 최소 신경 검사를 시행하는 방식으로 11년간 추적하면서 관찰하였습니다. 그 결과를 보면 두 종류의 식단을 잘 지킨 사람들에서는 추적 관찰하는 기간에 인지기능이 높게 유지되었다고 합니다.

고혈압이나 당뇨병을 생활습관병이라고 하는 이유는 먹는 것, 운동하는 것 등에 따라 병이 생기기도 하고, 생활습관을 바꾸는 것으로 약을 쓰지 않아도 될 만큼 좋아질 수도 있기 때문입니다.

저도 수년 전에 검진을 받으러 갔다가 혈압이 높은 것을 알게 되었습니다. 싱겁게 먹고 운동을 열심히 해서 체중을 줄여가면서 고혈압 전단계까지 혈압을 줄일 수 있었습니다. 하지만 금년 초에 다시 혈압이 오르면서 혈압약을 먹기 시작했고, 아침에 한 번 먹는 약을 처방받아 거르지 않도록 신경을 많이 쓰고 있습니다. 현재는 정상 혈압을 유지하고 있습니다.

당뇨 관리

당뇨병은 고혈압과 함께 대표적인 생활습관병입니다. 건강보험심사평가원의 평가 자료에 따르면 2017년 7월부터 2018년 6월까지 병원과 의원의 외래에서 당뇨병으로 진료를 받은 환자가 5,924,370명이었습니다. 우리나라의 당뇨 유병률은 6.4~8.5%로 보고되고 있습니다. 특히 식생활이 서구화되고 비만과 노인 인구가 많아지면서 당뇨병 역시 매년 증가하고 있습니다.

당뇨병을 제대로 관리하지 않으면 치매가 올 가능성이 높아집니다. 당뇨 환자에서는 알츠하이머병과 뇌졸중 이후에 오는 혈관성 치매가 생길 위험이 당뇨가 없는 환자들보다 2배나 된다고 합니다. 치매의 원인질환 가운데 1위와 2위로 꼽히는 알츠하이머병과 혈관성 치매의 위험이 높다고 하니, 당뇨를 철저하게 예방하고 혈당 관리를 철저하게 해야겠습니다. 당뇨를 철저하게 관리하면 뇌졸중도 예방하고, 알츠하이머병도 예방하므로 일거양득인 셈입니다.

당뇨병이 생기면 소변을 자주 누게 되고, 물을 마셔도 금세 갈증을 느끼게 됩니다. 그리고 소변으로 빠져나가는 당분을 보충해야 하므로 배고픔을 자주 느끼게 됩니다. 이런 증상이 있는 사람은 병원을 찾아 혈당 검사를 해보아야 합니다.

당뇨는 고혈압과 함께 대표적인 생활습관병이므로 당뇨 치료는 생활습관을 바꾸는 것부터 시작하는 것이 좋습니다. 당뇨에 관한 자세한 내용은 '제2장 사실 확인: 치매 위험 질환(당뇨)'을 참고하도록 합니다.

식사 관리

생활에 여유가 생긴 사람들은 건강하게 오래 사는 일에 관심이 많아졌습니다. 그와 동시에 관련 산업의 규모가 엄청나게 커지고 있습니다. 여기에서는 영양제, 건강기능식품, 슈퍼푸드 등에 관한 것만 이야기하겠습니다. 특별한 음식은 '영양가가 풍부하여 건강에 도움을 주는 여러 종류의 식품'인데, 상업적 목적에서 만들어낸 용어라고 생각합니다. 이와 같은 특별한 음식들은 아직 정해진 기준도 없는 실정입니다. 지나치게 특별한 음식에 의존하다 보면 오히려 영양의 균형을 잃을 수도 있습니다.

신경과 전문의 딘 세르자이Dean Sherzai와 아예샤 세르자이Ayesha Sherzai 부부가 쓴 《죽을 때까지 치매 없이 사는 법》을 읽으면 생각이 많아집니다. 제목을 읽으면 정말 치매에 걸리지 않는 것일까 싶지만, 이 책의 원제는 'Alzheimer Solution'입니다. '알츠하이머병의 해결 방안' 정도로 이해하면 될 것 같습니다. 두 사람은 로마린다 의과대학의 알츠하이머 예방 과정의 공동 책임자로 일하고 있습니다.

로마린다는 미국 로스앤젤레스의 동쪽에 있는 인구 24,482명(2019년 추정)의 작은 도시입니다. 스페인에서 유래한 도시의 이름은 '아름다운 언덕'이라는 뜻이라고 합니다. 미국 작가 댄 뷰트너 Dan Buettner가 꼽은 다섯 곳의 장수 마을 가운데 하나입니다. 그는 세계의 장수 마을을 조사한 결과를 《블루존(세계 장수 마을)》에 담았습니다. 뷰트너가 꼽은 최고 장수 마을은 그리스의 이카리아, 일본의 오키나와, 이탈리아의 샤르데냐, 미국 캘리포니아의 로마린다 그리고 코스타리카였습니다.

로마린다에 사는 주민 가운데 3분의 1은 제칠일안식일예수재림교회의 신도입니다. 이 교회에서는 채식과 규칙적인 운동 그리고 봉사활동을 장려합니다. 흡연과 음주는 금하고 있으며, 심지어는 카페인 음료도 자제할 것을 권고합니다. 이와 같은 교단의 방침으로 신도들은 일반 사람들보다 건강 수명이 10년이나 긴 것으로 나타났습니다. 반면 로마린다 북쪽의 인구 222,101명(2020년 기준)의 샌버너디노의 주민들의 경우는 당뇨, 심혈관질환, 뇌졸중, 치매를 훨씬 많이 앓고 있다고 합니다.

딘과 아예샤 세르자이 부부는 로마린다와 샌버너디노의 주민을 진료하면서, 알츠하이머병을 포함하여 인지력이 감퇴하는 모든 질환은 만성 긴장과 영양, 운동, 수면, 두뇌 사용 등의 부족 등 부적절한 생활방식으로 생긴다고 믿게 되었습니다. 그리하여 '알츠하이머병은 노화나 유전이 아니라 생활습관병'이라는 명제를 세운 것입니다. 이와 같은 명제는 로마린다 대학교의 연구소에서 수행한 과학적 연구를 통하여 입증된 것이라고 했습니다.

이들은 연구 결과를 바탕으로 뉴로플랜NEURO plan이라는 치료 방법을 고안했습니다. 뉴로플랜은 영양Nutrition, 운동Exercise, 긴장 이완Unwind, 회복 수면Restore, 두뇌 최적화Optimize의 머리글자를 모은 것입니다. 한편, 신경세포Neuron에서 기원하여 신경을 의미하는 접두어 뉴로(Neuro-)를 의미하기도 합니다.

딘과 아예샤 세르자이 부부의 뉴로플랜 가운데 영양 부분만 검토해보겠습니다. 이들은 영양이 뉴로플랜의 핵심이라고 했습니다. 아마도 영양을 공부한 아예샤의 뜻이 많이 반영된 것 같습니다. 저자들은 평소에 무엇을 먹는 것이 건강에 좋은지 결정하는 것이 가장 어려운 일이라 했습니다. 영양에 관한 정보가 넘쳐나고 정보들을 살펴보면 모순되는 주장들이 적지 않기 때문입니다. 특히 식단과 관련하여 혼란에 빠진 환자들을 위하여 맞춤 식단을 제공하기 시작했습니다. 《죽을 때까지 치매 없이 사는 법》에서는 개인의 특별한 상황에 맞추어 가장 알맞으면서도 오래도록 지속할 수 있는 식단을 검증된 연구를 통하여 제공할 수 있다고 주장하였습니다.

예를 들면 우울증, 불안, 기억장애를 호소하는 에벌린이라는 환자는 육류를 중심으로 한 '고지방 저탄수화물 구석기 식단'을 만들어 식사를 해왔습니다. 3년에 걸쳐 약 7kg의 체중을 줄이는 데 성공하였지만, 부작용으로 정서장애가 뒤따랐던 것입니다.

아예사는 뇌에 자양분을 준다고 과학적으로 증명된 20가지 음식과 알츠하이머병의 위험을 높이는 음식 10가지를 알려주었습니다. 뇌에 자양분을 주는 음식으로는 아보카도, 콩, 블루베리, 브로콜리, 커피, 다크초콜릿, 엑스트라버진 올리브오일, 아마씨, 허브티, 허브, 잎채소, 버섯, 견과류, 오메가-3 지방산(해초류추출), 퀴노아, 씨앗(치아씨, 해바라기씨), 향신료, 고구마, 녹차, 강황, 통곡물 등입니다. 피해야 할 음식으로는 가공식품, 가공육, 붉은 고기, 닭고기, 버터, 마가린, 튀긴 음식과 패스트푸드, 치즈, 패스트리와 사탕, 탄산음료, 과도한 알코올 등입니다.

미국의 과학 전문 기자 마르타 자라스카Marta Zaraska의《건강하게 나이 든다는 것》을 읽으면 이런 생각이 틀리지 않았음을 알 수 있습니다. 자라스카는 600여 건의 논문을 분석하고 50여 명의 과학자들과의 대담을 통하여 100세까지 건강하게 사는 비결을 정리했습니다.

이 책의 '몸에 좋은 것들의 배신'에서는 영양제, 건강보조식품, 특별한 음식, 유기농 식품의 한계를 정리해놓았습니다. 그리고 "유기농 식품보다는, 그리고 특별한 음식, 유행하는 식이요법, 영양제, 심각하지 않은 과체중에 대한 우려, 또는 매일의 걸음 수 확인보다는, 우리의 사회적 삶과 마음에 시간과 노력을 쏟는 게 더 타당하다"라고 결론 지었습니다. "재래농이건 유기농이건 상관없이 채소, 과일, 통곡물 중심의 식단을 지속해야 한다"는 미국 암협회의 권유를 참고할 필요가 있습니다. 그럼에도 불구하고 자라스카는 식단을 어떻게 구성하는가 하는 문제보다는 음식을 먹는 방식, 가까운 사람들과 함께 식사를 즐기는 것이 중요하다고 말합니다. 무엇을 먹는가보다 어떻게 먹는가가 중요합니다.

2019년 중국의 우한에서 시작한 코로나바이러스 사태는 변이형이 속출하면서 수습되지 않고 이어져 치매 환자를 비롯한 취약계층을 어렵게 하고 있습니다. 오랫동안 이어지는 사회적 거리두기 때문에 혼자 밥을 먹다 보니 균형이 잡힌 식사를 할 수 없는 문제도 생기고 있습니다. 또한 가까운 사람들하고 정서적으로 교감할 기회가 사라지는 것이 가장 큰 문제라는 생각입니다.

식단의 문제도 중년부터 몸에 익히는 것이 좋겠습니다. 고혈압, 당뇨와 같은 생활습관병이 대체로 중년부터 시작되기 때문입니다. 혈압이 높은 사람은 혈압이 높은 사람들이라면 DASH 식단을 시작하는 것이 좋겠습니다. DASH의 핵심은 붉은 살코기와 단 것을 줄이고, 곡류, 생선, 가금류(닭, 오리, 칠면조 등), 그리고 견과류 중심으로 식단을 구성하는 것입니다. 덧붙여 칼슘, 칼륨, 마그네슘 그리고 섬유질을 충분히 섭취하는 것입니다. 앞서 뇌졸중을 예방하는 전략에서 소개한 고혈압 중지 식단을 참고하기 바랍니다.

당뇨가 있는 환자도 식단에 신경을 써야 합니다. 대한당뇨병학회가 추천하는 당뇨 환자를 위한 식사의 기본 원칙을 참고하면 좋겠습니다.

1 매일 일정한 시간에 알맞은 양의 음식을 규칙적으로 먹습니다.

2 설탕이나 꿀과 같이 단 음식을 피합니다.

3 식이섬유를 적절하게 먹습니다.

4 지방은 적절하게 먹지만 콜레스테롤이 많지 않도록 합니다.

5 소금을 줄입니다.

6 술은 가급적 피합니다.

지금까지 알려진 식단들 가운데 치매를 예방하거나 치매 증상을 지연시키는 것으로 유일하게 확인된 지중해 식단을 중심으로 식사를 하는 것이 좋겠습니다. 지중해식단은 생선, 올리브유, 유제품, 적당한 양의 술 그리고 신선한 과일과 채소들로 구성됩니다. 앞서 삼성서울병원에서 추천한 지중해 식단처럼 지중해 식단의 구성 사례를 누리망에서 찾아볼 수 있습니다. 또한 마르타 자라스카 기자가 이야기한 것처럼 누구와 어떻게 먹을 것인지도 고민해볼 필요가 있겠습니다. 지중해 식단으로 혼자 먹는다면 그 효과가 반감될 수도 있습니다.

행복한 결혼 생활

최근 몇 년 동안 중년층의 이혼율이 가장 높게 나타나고 있습니다. 2020년의 경우에도 남자는 40대 후반이 1,000명당 8.0건으로 가장 높았고, 여자는 40대 초반이 8.6건으로 가장 높았습니다. 그런데 최근에 중년부터 혼자 사는 사람이 나이 들어 치매에 걸릴 위험이 높아진다는 연구가 늘고 있습니다.

앞서 소개한 핀란드 쿠오피오 대학 신경과의 미아 키비펠토 교수 연구진의 연구에 따르면, 중년에 사별하거나 이혼하거나 미혼인 사람은 중년에 배우자와 함께 사는 사람들보다 인지기능이 떨어질 위험이 3배 높았습니다. 특히 혼인한 적이 없는 사람들이 치매 위험성이 높았습니다.

중년에 헤어지는 부부가 내세우는 가장 큰 이유는 성격 차이라고 합니다. 결혼 전까지 서로 다른 배경에서 성장해온 남녀가 결혼을 통하여 삶을 같이한다는 것은 서로의 사정을 이해하고 성격의 차이를 좁혀가는 과정입니다. 나이가 들면 부부가 닮아가는 것도 이런 이유 때문일 것입니다.

톨스토이가 《안나 카레니나》의 첫 문장을 "행복한 가정은 모두 모습이 비슷하고, 불행한 가정은 모두 제각각의 불행을 안고 있다"라고 시작한 것은 행복한 가정들에 대하여 숙고해보라는 의도였습니다.

행복한 가정을 꾸려가는 부부가 알츠하이머병의 위험이 낮은 것은 쉽게 이해가 되지만 티격태격하면서도 같이 사는 부부도 알츠하이머병의 위험이 낮은 이유는 쉽게 이해되지 않을 수도 있습니다. 티격태격하면서도 함께 사는 부부는 갈등을 빚는 과정에서 인지 활동이 활발하게 이루어지기 마련입니다. 머리를 많이 쓰게 된다는 것이지요. 그러다 보니 치매에 걸릴 위험이 사라지는 모양입니다.

말하고 싶은 것은 많지만 참고 사는 부부들도 많은 것 같습니다. 하고 싶은 말을 참는 것은 그리 추천할 만한 일이 아닙니다. 참다 보면 긴장이 쌓이기 마련이고 오히려 정신 건강에 도움이 되지 않습니다. 부부가 긍정적으로나 부정적으로나 서로 소통을 원활하게 하는 것이야말로 정신 건강에 좋습니다.

사회관계망의 유지

필자 역시 나이가 들면서 활동 범위가 줄어들고 있습니다. 하던 일도 대부분 젊은 사람들이 맡아서 하게 되었기 때문입니다. 물론 모임에 나와달라는 요청을 받기도 합니다. 하지만 모임에서는 "옛날에는 이랬는데" 하는 식의 회고담을 쏟아내기 마련입니다. 젊은 사람들에게 도움이 될 만한 이야기는 별반 내놓지 못하는 경우가 많아서 결국 모임에 참석하는 것을 자꾸 피하게 됩니다. 물론 옛날에 일하던 방식이 젊은 사람들에게 도움이 되지 않을 수도 있습니다만, 참고할 거리는 있지 않을까요? 젊은 사람들이 일하는 데 도움이 될 만한 이야기를 하는 모임이 될 수 있도록 노력하면 좋겠습니다.

같이 일하던 사람들하고 연락을 자주 하고 만나는 일은 권장할 만합니다. 옛날이야기라도 하다 보면 추억을 강화하는 효과가 있습니다. 새로운 소식을 나누다 보면 세상 돌아가는 것에 관심이 이어질 수 있습니다. 다른 사람으로부터 연락이 오기를 기다리는 수동적인 자세로는 사회관계망을 유지하기가 쉽지 않습니다. 다들 살아가는 일에 바쁘기 마련이기 때문입니다. 내가 먼저 연락하고 만날 약속을 정하는 것이 좋겠습니다.

젊은 사람과 만나는 기회를 늘리는 것도 좋은 효과를 거둘 수 있습니다. 젊은이들 사이에 유행하는 것들에 대한 소식도 들을 수 있고, 새로 나온 물건의 사용법을 배우는 기회가 될 수도 있습니다. 옛날 같으면 직접 찾아가서 일을 보아야 했던 것도 대부분 휴대폰으로 하도록 바뀌고 있습니다. 하지만 휴대폰을 사용하는 방법도 점점 더 어려워지는 것 같습니다. 하지만 젊은이들에게는 그리 어렵지 않아 보입니다. 휴대폰에 익숙해진 젊은이들의 도움을 받아 익히면 나이 든 사람도 사용법에 익숙해질 수 있습니다.

요즈음 방송에서는 현역에서 은퇴한 사람들이 새로운 분야에 도전하는 편성이 많아지는 것 같습니다. 예를 들면 저도 즐겨 시청하는 〈뭉쳐야 찬다〉나 〈뭉쳐야 쏜다〉와 같은 편성이 대표적입니다. 이런 편성에서는 나이가 적지 않은 선수들도 나와서 젊은 선수들과 함께 땀을 흘리곤 합니다. 방송계의 생태로 보아서 이런 선수들이 가지고 있는 예능감이 시청자들에게 공감을 줄 수 있다는 점이나 그들이 가지고 있던 사회관계망 덕분에 가능할 것으로 짐작됩니다. 다양한 분야의 전설급 노장 선수와 소장 선수가 함께 어울려 땀을 흘리는 장면은 감동을 주기에 충분했습니다.

심지어는 "라떼는 말야"라는 유행어도 생겼습니다. 나이 든 사람이 옛날이야기를 할 때 흔히 앞세우는 "나 때는 말야"라는 말을 커피 음료에 비유해서 만든 말입니다. 세상이 달라져도 엄청 달라졌기 때문에 옛날이야기가 요즘에는 크게 도움이 되지 않는 경우가 많습니다. 그래서 젊은이들은 선배가 옛날이야기 하는 것을 제일 싫어한다고 합니다. 그렇기 때문에 정도껏 하는 것이 좋겠습니다.

4년 전 회사에서 모범 사원들을 격려하기 위하여 보내주는 해외 연수에 참가하였습니다. 유럽이나 터키에 갈 기회도 있었지만 사회관계망이 두텁지 못했던 탓인지 몇 년 동안 미뤄지다가 타이완에 다녀오게 되었습니다.

타이완 여행 첫날 중앙건강보험서를 찾아 타이완의 건강보험 체계에 대한 설명을 들었습니다. 나흘째 되는 날에는 타이페이에 있는 자오루라오렌안양후(兆如老人安養護)라는 요양 시설을 방문했습니다. 1994년에 세워진 400병상 규모의 이 요양 시설은 입소한 노인들을 돌보고 있으며, 가정에 머물고 있는 노인들에게 방문 간호도 제공한다고 했습니다. 정부의 지원을 받고 있어서 당시 기준으로 65세 이상 노인은 우리나라 돈으로 한 달에 24,000원을 내면 되고, 부부가 함께 입소하는 경우에는 9,000원을 더 내면 된다고 했습니다. 물론 세 끼 식사도 제공된다니 타이완의 복지 체계가 참 잘되어 있다는 생각이 들었습니다.

이때 타이페이에서 노인 시설에 청년들이 같이 생활하는 방식을 새롭게 도입하여 주목을 받고 있다는 이야기를 들었습니다. 청년들은 적은 비용으로 숙소 문제를 해결하는 대신에 정해진 시간만큼 노인들과 함께 지내면 된다고 합니다. 이 정책은 노인들이나 젊은이들 모두에게서 좋은 반응을 얻고 있다고 합니다. 노인들은 젊은이들과 어울리는 시간을 통하여 젊은이들의 활기를 느낄 수 있는 등 긍정적인 효과가 있습니다. 그런가 하면 젊은이들도 어르신들로부터 다양한 경험을 들을 수 있는 기회가 되는 것입니다.

지적 활동 유지

지금은 별로 언급되지 않지만, 한때 화투를 자주 치면 치매를 예방할 수 있다고 했습니다. 물론 놀이 삼아 화투를 치는 경우도 있습니다만, 1점에 10원이라도 걸어야 재미가 있다는 이야기도 있습니다. 즉, 화투는 놀이보다 노름의 성격이 더 많은 셈이라서 즐기기보다는 이겨야 한다는 심리적 긴장감이 더 클 수도 있으므로, 저는 화투가 치매 예방에 크게 기여하지 않는다고 생각합니다.

치매 환자가 보이는 대표적인 증상은 기억력을 포함하는 인지기능이 떨어지는 것입니다. 인지기능은 기억력, 시공간을 파악하는 능력, 주의 집중력, 판단력 그리고 추상적인 사고 능력 등 다양한 지적 능력을 말합니다. 인지기능은 오감을 통하여 외부로부터 얻는 정보들을 사고함으로써 앎을 넓혀가는 정신 활동을 담당하고 있습니다. 치매, 특히 알츠하이머병을 예방하기 위하여 인지기능을 강화하는 정신 활동을 많이 하는 것이 좋습니다.

인지기능을 강화하는 대표적인 정신 활동으로는 책 읽기와 글쓰기가 있습니다. 앞에서도 언급했지만, 삼성서울병원 신경과의 나덕렬 교수는 독서나 글쓰기를 생활화한 사람에 비해 이런 활동을 하지 않는 사람이 치매에 걸릴 확률이 4배나 높다고 하였습니다.

저는 최근에 작은 독서 모임에 가입하였습니다. 작년까지 근무하던 건강보험심사평가원에서도 독서회를 만들어 같이 책을 읽고 의견을 나누는 활동을 하였습니다. 퇴직하고서는 독서 모임에서 빠진 것이 아쉽던 차에 누리사랑방에서 만난 독서 모임에 참여하게 되었습니다.

대부분의 독서 모임이 직접 만나서 책에 관한 이야기를 나누는 방식으로 이루어졌는데, 코로나바이러스 대유행으로 직접 만나는 모임이 어려워시면서 누리망을 통하어 만나는 빙식이 마련된 것입니다. 직접 만나는 모임에서는 시간과 장소가 걸림돌이 되기도 했습니다. 하지만 누리망을 통하여 만나는 모임에서는 시간과 장소라는 걸림돌이 어느 정도는 해소되는 것 같습니다. 특히 장소의 제약이 없어져 해외에 사는 사람들도 함께할 수 있게 되었습니다.

제가 새로 가입한 모임은 특히 고전을 읽고 정해진 주제를 두고 토론하는 방식으로 진행합니다. 같은 책, 같은 주제를 두고도 다양한 시각에서 책을 읽을 수 있다는 사실을 깨닫게 되었습니다. 물론 책 읽기와 독후감 쓰기는 꾸준하게 해왔습니다만, 특히 독서 모임이 지적 활동을 강화하는 계기가 될 것으로 생각합니다. 뿐만 아니라 새로운 분들과 만나는 기회가 되어 사회관계망을 넓히는 기회도 될 것 같습니다.

인지능력을 향상시키는 취미 활동으로 책은 물론 신문 잡지 읽기 이외에도 말판 놀이board game, 낱말 풀이, 그림 조각 맞추기, 악기 연주, 공예품 만들기, 춤 등이 있습니다. 정신을 집중시키고 몸을 움직이는 활동은 인지능력을 향상시킬 수 있습니다.

새로운 외국어를 배우는 것도 좋은 방법입니다. 단어를 외워야 하고 그렇게 외운 단어를 활용하여 의사소통을 하는 방법을 익히는 것은 새로운 도전이 될 것입니다.

운동도 꾸준하게

코로나바이러스 대유행이 장기화되면서 노인들, 특히 치매 환자들에게는 힘든 나날이 이어지고 있습니다. 노인층은 코로나바이러스에 감염되었을 때 중증으로 이환되어 사망할 확률이 높습니다. 이런 상황을 방지하기 위하여 코로나 백신도 고령층을 대상으로 먼저 시행하였습니다. 사회적 거리 두기가 강화되기 전부터 노인들은 코로나바이러스에 노출될 위험을 줄이기 위하여 외출을 삼가는 경향이 있었습니다.

치매 환자들은 역시 외부 활동을 대폭 줄이고 있을뿐더러 치매안심센터나 주간보호센터 등에서 제공하는 공익사업도 줄어들고 있습니다. 이와 같은 상황은 치매 환자의 인지기능 유지를 위한 중요한 요소인 사회관계망이 축소되고, 신체 활동이 줄어드는 결과를 가져오게 되었습니다. 또한 대외 활동의 축소로 인하여 우울증에 빠지기도 합니다. 코로나로 인하여 생기는 우울 상태를 '코로나 블루'라고도 합니다.

대한치매학회에서는 코로나19 상황에서도 치매 환자들의 건강을 유지할 수 있도록 하는 관리 지침을 마련하였습니다. 핵심 내용을 보면, 1. 시간표를 짜서 일정한 일과를 유지하고, 2. 평소 활동량을 고려하여 신체 활동을 유지하며, 3. 정기적인 인지 활동을 유시하고, 4. 가까운 사람과 정기적인 연락을 유지하는 것 등입니다.

코로나19 상황이 아니라면 치매 환자들도 사회관계망을 유지하고 신체 활동을 하기 위하여 적극적으로 바깥나들이를 해야 합니다. 바깥나들이라도 하려면 건강해야 하겠습니다. 정기적으로 체력단련장에서 운동한다면, 줄어드는 전신 근육을 유지하는 데 크게 도움이 될 것입니다. 나이가 들면 굳이 체력단련장을 찾지 않더라도 걷는 운동이 건강을 유지하는 데 가장 효과적인 것 같습니다. 걷기 운동도 매일 꾸준하게 하다 보면 우리 몸이 일정하게 돌아가는 것을 느낄 수 있습니다.

치매를 앓는다고 외출조차 하지 않고 집 안에만 머물다 보면 밤낮이 바뀌는 경우가 많습니다. 필자가 지방에 있을 때 불면증을 호소하는 치매 환자들에게 오후에 산책을 하라는 처방을 내곤 했습니다. 오후에 산책하면 저녁 식사를 마치고 적당한 시간에 피곤함이 몰려오면서 깊은 잠을 잘 수 있습니다. 물론 새벽에 일어나게 되지만 정신이 맑아지는 느낌이 들 것입니다. 치매 환자가 산책 나가는 것을 빠트리지 않도록 간병인들이 함께 산책에 나서는 것도 좋겠습니다. 환자에게도 도움이 되고 간병인들도 건강을 유지하는 데 도움이 될 것입니다.

병원과 친하게 지내기

얼마 전에 종영한 텔레비전 연속극 〈슬기로운 의사생활 2〉에서는 친지의 결혼식 날짜를 잊어버리고, 짧은 보폭으로 재게 걷는 보행장애 등 치매가 의심되는 증상을 보이는 환자의 사례가 소개된 바 있습니다. 환자는 주인공 가운데 한 명인 소아외과 교수의 어머니였습니다. 자세한 설명은 없었지만, 환자 스스로는 알츠하이머병으로 인한 치매가 온 것이라고 단정하고 크게 낙담하는 모습이었습니다. 친구의 안내로 병원에서 상세한 검사를 받은 끝에 수두증으로 인한 치매 증상이 생긴 것을 확인했습니다. 이 책의 '제3장 사실 확인: 완치 가능한 치매'에서 소개한 정상압수두증으로 인한 치매 증상의 사례입니다. 환자는 대뇌의 뇌실에서 복강으로 연결되는 작은 관을 심는 수술을 받았고, 수술을 받은 뒤에 치매 증상이 사라졌습니다.

치매 초기에는 환자 스스로도 치매를 의심할 수 있습니다. 하지만 병원을 찾아 치매를 정확하게 진단하기보다는 자신의 병세를 숨기려는 경향이 있습니다. 치매라면 자리 보전하고 벽에 대변을 바르는 끔찍한 상황을 떠올리기 마련이고, 자신이 그런 끔찍한 병에 걸렸다는 사실을 가족이나 남이 알면 소외될까 봐 두려워하기 때문입니다. 하지만 치매 증상을 나타내는 질환은 다양하고, 그 가운데는 일찍 진단을 받으면 치매 증상이 완전히 사라져 정상으로 돌아오는 경우도 적지 않다는 점을 알아야 하겠습니다.

뿐만 아니라 노망이 들면 특별한 치료 방법이 없어 뒷방에 모시던 옛날과는 달리 치매 초기라면 병세를 호전시키거나 병세의 악화를 지연시키는 약제가 있고, 치매 증상을 개선시키고 삶의 질을 높이는 다양한 비약물적 치료 방법도 개발되어 있습니다. 따라서 치매가 의심되는 증상이 느껴지는 경우 병원을 찾아 정확한 진단을 받아보는 것이 좋겠습니다. 최근에는 시군구 등 지자체별로 설립되어 운영되는 치매안심센터에서는 65세 이상 어르신들을 대상으로 치매 여부를 선별하는 검사를 해주고 있으며, 치매와 관련된 다양한 정보를 제공하고 있습니다.

건강에 이상이 생기면 우리 몸은 이상이 생긴 부위에 따라 특징적인 증상을 나타내게 됩니다. 그런데 건강에 근거 없는 자신감을 가진 사람이나, 일에 쫓기는 사람들 가운데 일부는 그런 증상을 무시하다가 막상 증상이 심해진 뒤에서야 병원을 찾는 경우도 있습니다. 처음 증상이 나타났을 때는 초기라서 다양한 치료 방법을 써볼 수 있겠지만, 너무 늦으면 치료가 마땅치 않은 경우가 많습니다.

그래서 몸이 나타내는 이상 징후를 무시하지 말고 병원을 찾아 진찰을 받아보는 것이 좋습니다. 잔병이 많은 사람이 오래 산다는 이야기가 있듯이, 나이가 들면 병원과 친하게 지내기를 권합니다. 작은 병이 큰 병으로 발전하지 않도록 미리 치료받을 가능성이 높기 때문입니다.

고혈압, 당뇨와 같은 생활습관병은 초기에 특별한 증상이 나타나지 않는 경우가 많습니다. 요즈음에는 국민건강보험공단에서 주관하고 있는 검진을 주기적으로 받는 것으로도 많은 질병을 초기에 진단할 수 있습니다. 건강보험공단의 검진에 포함되지 않는 항목의 경우도 각급 병원에서 하고 있는 건강검진을 받으면 조기에 질병을 확인할 수 있어 심각한 상태로 발전하기 전에 완치가 가능합니다.

약물 사용에 주의하기

필자도 요즈음 고혈압 치료제에 식도역류 치료제를 처방받아 복용하고 있습니다. 나이가 들면서 이곳저곳이 아프다 보니 찾아가는 진료과도 많아져서 그런 경우에는 '종합병원'이라는 농담도 합니다. 아픈 곳이 많으면 복용하는 약물도 많아지고, 그러다 보면 일부 약물은 중복하여 처방이 되기도 합니다.

의약품의 중복 처방이나 환자의 상태에 따라 피하여야 하는 약품에 대한 정보는 건강보험심사평가원에서 관리하고 있는 의약품안전사용서비스를 활용하면 도움을 받을 수 있습니다. 어르신을 진료하는 주치의가 처방 난계에서 환사의 처방 정보를 건강보험심사평가원으로 전송하면, 건강보험심사평가원은 환자의 투약 이력 및 의약품안전사용서비스 기준과 비교하여 문제 되는 의약품에 대해 경고문을 띄워줍니다.

이런 경우 주치의는 처방을 변경하거나 임상적으로 부득이하게 처방이 필요할 때는 그 사유를 기재하여 처방을 완료하고, 그 정보를 건강보험심사평가원에 전송하는 것으로 마무리합니다.

치매 증상을 일으키는 약물들도 있습니다. 약물로 유발되는 치매에 관한 자료가 드물지만, 기억장애의 경우 진료소를 찾는 환자들 가운데 10%가 넘는다고 합니다. 이와 같은 약물은 지혈당, 중추신경계에 있는 면역 요소를 변화시키거나, 신경 연접에서의 전달을 방해하는 등 대사 작용을 통하여 인지기능을 간접적으로 손상시킵니다.

치매 증상을 일으킬 위험이 높은 약물로는 항우울 및 진정 효과를 내는 벤조디아제핀, 항고혈압 제제, 항콜린성 효능을 가진 약제 등이 있습니다. 이들 약제 이외에도 항경련 제제, 항우울증 제제, 항히스타민 제제, 파킨슨병 치료제, 코르티코스테로이드 제제, 진통제, 항암 화학요법 제제, 이상지질혈증이나 고지혈증에 광범위하게 사용하고 있는 스타틴계 약물 등이 인지기능을 저하시킬 수 있습니다. 이들 약물들이 신경심리적 결함을 나타내는 방식은 각각 다릅니다.

따라서 어르신들에게 이와 같은 약물을 처방하는 의사들은 약물로 인한 치매를 예방하기 위하여 다음과 같은 원칙을 지키도록 합니다.

1 처방 약물을 최소화합니다.

2 단기 작용 제제를 사용합니다.

3 뇌혈관벽을 통과하는 약을 가급적 피합니다.

4 주기적으로 신장과 간장의 기능을 평가합니다.

5 약물을 투여하기 전에 간략하게라도 인지기능을 평가합니다.

약을 먹고 있는 환자나 보호자도 처방약을 복용하는 중에 환자에게 나타나는 이상 반응을 면밀하게 관찰하여 주치의에게 알려야 합니다. 이상 반응에 따라서는 사용하는 약제를 변경해야 하기 때문입니다.

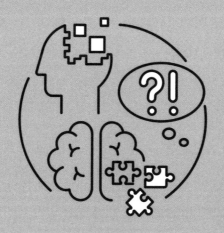

제6장

치매 환자로
살아가는 전략

암을 난치병으로 여기던 시절에는 가족들이 환자에게는 암이라는 사실을 알리지 말라고 의사에게 부탁하는 경우도 많았습니다. 지금은 오히려 환자에게 알리고 치료 전반에 대하여 환자의 뜻이 반영될 수 있도록 하고 있습니다.

치매도 비슷한 과정을 겪고 있는 것 같습니다. 치매가 의심되는데도 병원에 가기를 차일피일 미루는 경향이 있습니다. 암에 대한 특별한 치료법이 없던 시절과 사정이 비슷합니다. 오늘날에는 일찍 암을 진단하면 완치가 가능한 경우가 많고, 다양한 치료 방법 가운데 최선의 방법을 선택할 수 있게 되었습니다.

치매 역시 마찬가지입니다. 치매가 의심되는 증상이 있을 때는 치매 전문의를 만나 진찰을 받으면 치료가 가능한 경우도 있고, 난치라고 하는 알츠하이머병도 증상을 좋게 하거나, 진행 속도를 늦출 수 있는 치료법이 나와 있습니다. 따라서 치매가 의심될 때는 적극적으로 진단을 받고, 적절한 치료를 일찍 시작하는 것이 좋습니다.

흔히 누가 치매에 걸렸다는 이야기를 들으면 의사소통도 되지 않고, 사는 동네가 어딘지도 모르고 쏘다니거나, 자리 보전하고 누워서 바깥출입도 하지 못하는 말기 환자를 떠올리기 마련입니다. 원인에 따라서 다양하지만 가장 흔하게 치매 증상을 보이는 알츠하이머병의 경우는 처음 증상이 나타나고서도 10년 이상 살면서 투병하는 경우도 많습니다.

우리나라에서도 현대 의학이 자리를 잡고 치매라는 생소한 병 이름을 듣기 전에는, 나이가 들면 노망이 오는 경우가 있다고 여겼습니다. 병이라고는 생각을 하지 않은 것입니다. 암이나 치매와 같은 난치병의 경우는 치료보다는 간병에 관심이 더 많았던 것도 사실입니다. 저 역시 치매를 소개하는 책을 처음 출간할 때는 치매 환자를 간병하는 사람의 어려움을 어떻게 해결할 것인가에 초점을 맞추었습니다. 치매로 진단받은 환자의 입장은 어떨지 생각해보지 못했습니다.

암을 비롯한 다양한 질병을 이겨낸 환자들이 투병하는 과정을 직접 기록한 책들은 많습니다. 그런데 치매로 진단받고 투병한 사람들의 기록은 그리 많지 않습니다. 치매와 투병하는 기간이 길고, 말기에 이르면 생각하고 글을 쓸 수 있는 능력을 잃어버리기 때문에 엄두를 내지 못하기 때문이 아닐까 싶습니다.

치매 투병 과정을 단편적으로 소개하는 글들도 많이 읽어보지 못했습니다. 필자는 지금까지 치매로 진단받고 투병하는 과정을 환자의 시각에서 쓴 책을 4권 읽어보았습니다. 모두 외국에서 나온 것이고, 우리나라 사람이 쓴 책은 아직 없는 것으로 알고 있습니다. 아마존에서 치매를 주제어로 찾아본 책들 가운데 치매 환자가 직접 쓴 책은 더 없는 것 같습니다.

제일 처음 읽었던 책이 리사 제노바의 《내 기억의 피아니시모》입니다. 저자는 하버드 의대에서 신경과를 전공하는 동안 알츠하이머병으로 진단받은 할머니의 경험을 바탕으로 이 책을 썼습니다. 그러니까 치매를 전공하는 의사가 환자의 시각으로 책을 쓴 것입니다. 환자의 기록을 토대로 나온 책은 세 종류가 있습니다. 오스트레일리아의 크리스틴 브라이든이 쓴 《치매와 함께 떠나는 여행》, 영국의 웬디 미첼이 아나 와튼의 도움으로 쓴 《내가 알던 그 사람》, 그리고 일본의 단노 도모후미가 오쿠노 슈지의 도움을 받아 쓴 《그래도 웃으면서 살아갑니다》가 있습니다.

　이 책들을 읽어보면 치매에 걸린 환자가 어떤 생각을 하는지 알 수 있고, 무엇을 어떻게 도와주는 것이 좋을지 가늠할 수 있습니다. 책에 등장하는 환자들은 60세 이전에 치매 증상이 나타났다는 공통점을 제외하고는 미국, 영국, 호주, 일본 등 서로 다른 나라에 살았습니다. 그리고 치매로 진단받았을 때의 직업에도 차이가 있습니다. 먼저 세 사람이 치매 진단을 받은 뒤의 삶을 간략하게 소개하겠습니다. 그리고 치매로 진단받는 경우 어떤 삶의 방식을 선택할 것인가 생각해보기로 합니다. 우리나라에서 책이 출간된 순서에 따라 소개합니다.

① 크리스틴 브라이든,《치매와 함께 떠나는 여행》 ⟩

먼저 크리스틴 브라이든이 쓴《치매와 함께 떠나는 여행》(2005)입니다. 크리스틴 브라이든은 호주 내무부의 제1차관보로서 30여 명의 직원을 지휘하여 수상과 과학장관에게 과학 및 기술 부문의 문제를 조언하고, 연간 1억 3천만 달러의 기금 예산을 관리하는 업무를 맡고 있었습니다.

그녀는 46세가 되던 1995년 알츠하이머병으로 진단받았습니다. 그녀 자신은 진단받기 3~4년 전부터 업무 부담이 늘고 가족 문제까지 더해지는 등 심리적으로 힘든 시기를 보냈던 것이 발병에 기여한 것으로 생각하였습니다.

처음 나타난 이상 증후는 평소에 다니던 길을 깜박한 것입니다. 편두통이 점점 심해졌고, 시야도 흐려지기 시작했습니다. 머리에 대한 CT와 MRI에서 대뇌가 전반적으로 위축되어 있는 소견을 보였습니다.

결국 전문의를 찾아 광범위한 검사를 받았습니다. 혈액학 검사, 감염병에 관한 검사, 호르몬 결핍 여부와 중독성 물질의 노출 여부도 검사했습니다. 대뇌의 기능을 보는 SPECT에서도 뇌 활성이 떨어져 있었습니다. 뇌척수액 검사, 장생검에 이어 심리 검사와 당시 호주에는 2대밖에 없었다는 PET 등의 검사를 받고 알츠하이머병으로 최종 진단받은 것입니다.

알츠하이머병으로 최종 진단을 받은 뒤에 환자는 의사의 권고에 따라 퇴직을 결심하고 노령퇴직연금회사에 연금신청서를 제출했습니다.

연금회사 소속의 의사는 환자의 치매를 진단한 전문의의 권고에 동의하였으나, 의사결정기구인 위원회에 소속된 심사단에서는 강도가 낮은 업무를 담당하도록 하는 것이 좋겠다면서 퇴직신청을 반려했습니다. 알츠하이머병이 죽을병이 아닌데 일을 그만두고 퇴직연금을 받아 생활하려는 꼼수를 피운다고 위원회가 판단한 것은 아닌가 하고 환자는 받아들였다고 합니다.

알츠하이머병을 앓게 되면 새로운 것을 기억하지 못하는데, 이런 기억력은 업무를 유지하기 위하여 반드시 필요한 능력입니다. 새로운 업무를 맡게 되면 업무에 필요한 사항을 배워야 하는데, 새로 배운 것들을 잘 기억하지 못하는 알츠하이머병의 특성을 이해하지 못하는 것이라고 환자를 비롯한 동료들은 생각했습니다.

환자는 1년 후에는 누군가의 도움 없이는 일상생활이 불가능할 것으로 예상되며, 수년 후에는 타인의 도움에 전적으로 의지할 것이라는 전문의의 소견서를 받았고, 결국은 퇴직연금을 받게 되었습니다.

퇴직한 뒤에는 장녀가 대학을 휴학하고 환자를 도와주었습니다. 환자는 알츠하이머병으로 진단받고도 1년 6개월 이상 운전을 지속했습니다. 이미 자동차를 운전하기 위한 장치들이 이해되지 않고 작동방법을 헷갈리기 시작했음에도 불구하고, 잠시 뒤에 돌아온 기억에 의지하여 차를 몰고 다녔던 것입니다.

하지만 네거리에서 어느 쪽으로 가야 하는지 잊기도 하고 교통표지판이 무슨 의미인지도 파악되지 않는 상황이 반복되었습니다. 환자가 살고 있는 캔버라의 도로 사정이 좋고 교통이 혼잡하지 않다는 이유로 운전을 그만두지 않았겠지만, 환자에게도, 타인에게도 시한폭탄이었던 셈입니다.

그럼에도 불구하고 환자가 '정상'인 것처럼 보이기 위해 노력한 것은 '병을 앓고 있다는 이유만으로 나는 모두에게 동정받고 있구나!' 하는 자격지심 때문이었습니다. 환자는 신앙 생활에 집중하면서 상당한 위안과 도움을 받을 수 있었습니다. 그럼에도 불구하고 규모가 큰 모임에 참석하면 집중력이 떨어지고 겉도는 느낌이 커지면서 모임에 나가는 일도 줄였습니다.

환자는 알츠하이머병으로 진단되던 해에 선물로 받은 일기장에 그날 겪었던 일을 정리하고, 앞으로 해야 할 일을 적어두는 습관을 들였기 때문에 이 책을 쓸 수 있었을 것입니다.

그녀는 알츠하이머병으로 확진받고 1년이 지났을 무렵 신문과 방송에 출연하였습니다. 〈캔버라 타임스The Camberra Times〉에 실린 '알츠하이머란 누구인가?'라는 제목의 사설에 문제를 제기했던 것이 계기가 되어 기자와 인터뷰한 내용이 커다랗게 신문에 실렸습니다. 한편으로는 불쾌했지만, 격려하는 편지와 카드를 받기도 했습니다. 이는 방송 출연으로 이어졌습니다. 1996년의 일입니다.

필자도 동아일보 출판국에서 《치매 바로 알면 잡는다》를 출간하고 제작에 참여한 KBS2TV 목요스페셜이 방영된 것이 1997년의 일이니, 호주와 비슷한 시기에 본격적으로 치매 알리기를 시작한 셈입니다.

크리스틴 브라이든은 알츠하이머병으로 진단을 받고서 투병하는 과정에서 기독교 신앙의 도움을 크게 받았다고 고백합니다. "적어도 신앙은 질병에 대한 비관적인 태도로부터 벗어날 수 있게 도와주며, 어떤 두려움이나, 우울함도 견딜 수 있는 힘을 준다. 믿음은 우리들에게 투병의 기쁨을 주며, 병을 통해 하나님을 의지하는 기회를 얻었다고 생각하게 만든다"라고 말합니다. 심지어는 이 책을 쓴 까닭도 '의학적인 예상을 초월할 수 있는 신앙의 힘을 전파하고 싶어서'라고 하였습니다.

뒤에 소개하는 일본의 단노 도모후미의 《그래도 웃으면서 살아갑니다》에서 크리스틴 브라이든의 근황을 알게 되었습니다.

1995년 46세에 치매 진단을 받은 크리스틴 브라이든은 지금도 운전을 직접 할 정도로 일상생활을 스스로 해결하고 있다고 합니다. 오스트레일리아에서는 스스로 운전할 수 있음을 증명하면 운전을 계속할 수 있습니다. 크리스틴은 '자신의 집 주변, 근처만 운전한다', '피곤할 때는 운전하지 않는다'는 등 스스로 정한 규칙에 따라 운전한다고 합니다.

② 리사 제노바, 《내 기억의 피아니시모》 〉

《내 기억의 피아니시모》(2009)는 알츠하이머병 환자가 직접 쓴 책은 아니지만, 환자의 시각으로 세상을 바라보고 있어서 소개합니다.

저자는 하버드 대학에서 신경학 전공의 박사 과정을 밟던 중에 할머니께서 알츠하이머병으로 진단받은 것을 계기로 이 책을 쓰게 되었습니다. 필자 역시 마찬가지였습니다만, 대부분의 치매 관련 책자들은 치매 환자의 치료, 나아가서는 치매의 예방 등에 관한 전문가적 시각에서 기술되었습니다. 과연 전문가들이 치매 환자가 무슨 생각을 하고 무엇을 원하는지 제대로 파악하고 있었는지도 의문입니다.

《내 기억의 피아니시모》를 쓴 리사 제노바 박사는 알츠하이머병과 관련된 전문가들은 물론 알츠하이머병 환자를 간병하는 보호자, 그리고 결정적으로 알츠하이머병 환자들을 만나 오랫동안 면담을 하고 자료를 모아 정리한 끝에 이 책을 쓰기 시작했습니다.

이 책에 등장하는 치매 환자도 특별하다고 할 수 있습니다. 하버드 대학에서 인지심리학을 전공하는 50세의 앨리스 교수는 언어학 분야의 권위자입니다. 그녀의 남편 존 역시 하버드 대학에서 생물학 교수로 근무하면서 왕성하게 연구 활동을 해왔습니다. 큰딸은 법학을 전공하고 변호사로 일하고 있고, 아들은 의과대학을 다니고 있습니다. 둘째 딸은 대학에 진학하길 강요한 엄마의 뜻과는 달리 연극배우가 되기 위하여 로스앤젤레스에 있습니다.

앨리스와 존은 모두 건망증이 있는데, 맡은 일이 많고 정신없이 바쁘다 보니 생기는 일이라고 대수롭지 않게 생각했습니다. 하지만 스탠퍼드 대학의 초청으로 열린 강연에서 늘 사용하던 단어가 생각나지 않아 당황하게 됩니다. 강연이 끝나고는 로스앤젤레스로 가서 작은딸을 만나 저녁을 먹었는데, 휴대폰을 식당에 두고 오는 실수가 있었습니다. 결정적인 상황은 집에 돌아와서는 달리기를 시작했을 때 생겼습니다.

앨리스는 집에서 출발해서 하버드 광장을 거쳐 찰스 강변을 따라가다 MIT로 건너가는 하버드 다리에서 돌아오는 왕복 8km의

거리를 45분 만에 달리는 운동을 몇 년 전부터 매일 해왔습니다. 그런데 이날은 중간에 한 여자가 앨리스를 붙들더니 무엇을 물어보았습니다. 그 여자를 보내고 난 다음이 문제였습니다. 어디로 가야 할지를 몰라 얼어붙고 말았습니다. 갑자기 방향감각을 잃어버린 것입니다. 잠시 공황상태에 빠졌지만 이내 정신을 차릴 수 있었습니다. 집에서 얼마 떨어지지 않은 곳에서 방향을 잃었던 덕분입니다.

결국 주치의를 만나 이와 같은 건강상의 문제를 의논하게 되었습니다. 앨리스는 폐경기에 나타날 수 있는 증상이 아닐까 생각하면서도 치매의 가능성을 염두에 두었던 것 같습니다. 주치의는 혈액검사와 뇌 MRI를 처방하였습니다. 검사 결과는 특별한 이상이 없었습니다.

3개월 뒤에 다시 만나자는 주치의의 권유와 달리 신경과 전문의를 만나기로 합니다. 추가로 혈액검사를 받고, 천자 검사와 신경 심리 검사를 받게 됩니다. 방향감각, 기억의 등록, 집중력, 언어, 회상에 대한 검사, 신경학적 검사, 혈액검사, 뇌척수액 검사, MRI 등을 종합한 결과, 알츠하이머병 초기로 진단되었습니다. 신경과 전문의는 아리셉트와 나멘다 등 알츠하이머병의 진행을 늦추는 약제와 비타민E, 비타민C, 어린이용 아스피린, 콜레스테롤 강하제인 스타틴 등을 처방해주었습니다.

앨리스처럼 조발성 알츠하이머병(65세 이전에 진단되는 알츠하이머병)의 경우 유전적 소인이 작용할 가능성이 높습니다. 앨리스는 APP, PS1, PS2 유전자의 돌연변이 여부를 확인하는 검사를 받았습니다. 그 결과 PS2 유전자 돌연변이에 양성인 것으로 밝혀집니다. 앨리스는 아버지가 치매에 부합되는 증상을 보였던 것을 기억해냅니다. PS2 유전자 돌연변이가 자녀들에게 유전될 확률은 각각 50%입니다. 그리고 유전된 경우에는 발병 확률은 100%입니다.

부부는 세 아이들에게 앨리스의 알츠하이머병을 알리고 검사를 받을 것인지 결정하도록 합니다. 결국 큰딸 애나의 경우 유전자 돌연변이 검사에서 양성으로 나타나서 가족들의 걱정거리가 되었습니다.

알츠하이머병으로 진단받은 후에 앨리스는 요양원을 찾아가는 등 앞으로의 계획을 세우기 시작합니다. 휴대폰에 "앨리스, 다음 질문에 답할 것. 1. 지금은 몇 월인가? 2. 어디에 살고 있는가? 3. 연구실은 어디 있는가? 4. 애나의 생일은 언제인가? 5. 자녀가 몇 명인가? 위 질문들 중 하나라도 답할 수 없다면 컴퓨터의 '나비' 파일을 열어 즉각 거기에 적힌 지시 사항을 따를 것"이라고 입력하고 수시로 답변을 해봅니다.

알츠하이머병으로 1월에 진단받은 뒤로 첫 학기 강의를 맡았지만, 학기가 종료된 다음에 학생들로부터 받은 평가 내용을 보면 평소와는 많이 차이가 난 것으로 드러났습니다. 결국 자신의 질병을 동료들에게 알리고 제자 한 사람의 논문 지도를 제외하고는 강의와 연구, 출장 등을 중단하게 됩니다.

앨리스의 병은 빠르게 나빠집니다. 이는 조발성 알츠하이머병의 특징이기도 합니다. 앨리스는 한편으로 하버드 의과대학 부속 메사추세츠 종합병원에 다니는 알츠하이머병 환자들의 모임을 주도하기도 합니다. 그리고 알츠하이머 협회에서도 적극적으로 활동을 시작합니다. 알츠하이머병으로 진단받고 1년 2개월이 지난 뒤에는 신경과 의사, 신경심리학자, 간호사, 사회복지사 등 치매 환자를 보살피는 전문가들이 참석하는 치매조호학회의 개막 연설을 맡기도 합니다.

앨리스의 컴퓨터에 들어 있는 '나비' 파일에는 미리 준비해놓은 다량의 약물을 삼키라고 쓰여 있었습니다. 하지만 결정적인 순간에 남편 존이 나타나는 바람에 실행에 옮기지는 못하고 말았습니다.

앨리스의 알츠하이머병 증상이 점점 악화되면서 작은딸 리디아의 도움을 받게 됩니다. 리디아는 앨리스가 원했던 대로 대학에 다니기로 합니다.

《내 기억의 피아니시모》의 작가는 증상이 악화된 상태의 앨리스의 모습은 이야기하지 않습니다. 아마도 주인공 앨리스가 자신의 병에 대하여 이야기할 수 있는 데까지 서술하기로 한 것 같습니다. 참고로 《내 기억의 피아니시모》는 리처드 글랫저와 워시 웨스트모어랜드 감독이 〈스틸 앨리스Still Alice〉라는 제목의 영화로 만들어 2014년에 개봉하였습니다. 앨리스 역은 줄리언 무어, 남편 존 역은 알렉 볼드윈이 맡았습니다. 줄리언 무어는 이 영화로 2015년 아카데미, 영국아카데미, 미국배우조합상 등에서 여우주연상을 받았습니다.

이 책에서 다룬 내용 가운데 앨리스가 자신을 스스로 통제할 수 없는 순간에 스스로의 삶을 마무리하려던 결정은 잘못되었다는 점을 짚어야 하겠습니다. 또한 앨리스가 조발성 알츠하이머병 환자들만의 모임을 만든 것도 동의하기 어렵습니다. 환자들이 모여 서로의 어려움을 나눈다는 발상은 상황에 따라서 위험할 수도 있기 때문입니다.

③ 웬디 미첼, 《내가 알던 그 사람》 〉

웬디 미첼이 아나 와튼의 도움으로 쓴《내가 알던 그 사람》(2018)이야말로 치매 환자를 제대로 도와주는 방법을 깨닫게 해준 책이었습니다.

영국의 요크에 살던 웬디 미첼은 58세가 되던 해에 치매 진단을 받았습니다. 웬디는 두 딸을 키우는 한 부모로, 국가의료제도 National Health Service, NHS에 소속되어 병원에서 직원들의 근무표를 작성하는 일을 오랫동안 맡아왔습니다. 업무의 강도는 그리 센 편은 아니었던 것 같지만, 스스로는 혼신의 힘을 다해서 맡은 일을 일 중독자처럼 처리해왔다고 합니다.

치매 진단을 받기 전에 머리가 몽롱하고 생기가 줄어든 느낌이었습니다. 웬디가 주치의를 찾아 1차 진료를 받게 된 것은 56세가 되던 해 겨울에 매일 하던 달리기를 하다가 세 차례나 넘어지는 사고가 일어났기 때문입니다.

1차 진료 의사는 정밀한 검사를 받을 수 있도록 해주었는데, 입원하여 진행된 검사 항목은 상세하게 기록되어 있지 않지만 책의 내용으로 보면 혈액검사와 뇌 영상검사, 핵의학 심장기능 검사, 일상생활 활동 검사 등을 받았습니다. 결론은 뇌졸중이었습니다. 뇌졸중의 정도가 심하지 않았지만, 하체 운동이 조화롭게 이루어지시 못하여 쓰러졌던 것입니다.

3개월 뒤에 직장에 복귀할 수 있었습니다. 하던 일에 복귀한 다음에도 기억력에 문제가 있었습니다. 2개월 뒤에 신경과 전문의를 다시 만났는데, 기억력에 관한 상세한 검사를 받도록 조치합니다.

심리 검사 결과 초기 단계의 치매 증세가 시작된 것으로 보아 12개월 뒤에 다시 검사를 받기로 하였습니다. 12개월 뒤에 그 전의 검사 결과와 비교하여 진전이 없으면 경미한 인지장애로 진단될 것이지만, 인지기능의 퇴행이 발전하면 치매로 진단받을 것이었습니다. 초기 단계의 치매를 진단할 수 있는 결정적인 검사법이 없기 때문입니다.

불행하게도 웬디의 인지기능은 조금씩 나빠졌습니다. 낯익은 사람의 이름이 생각나지 않고, 익숙하게 사용하던 단어가 떠오르지 않습니다. 잘 사용해오던 개인용 전산기를 작동하는 법도 생소해집니다. 1년 뒤에는 SPECT, MRI 등을 시행합니다. 결국 가벼운 뇌졸중을 겪고 나서 2년이 지난 뒤에 치매가 시작되었다는 최종 진단을 받게 됩니다. 아마도 웬디의 경우는 알츠하이머병일 수도, 뇌졸중 이후에 생긴 혈관성 치매일 수도 있겠습니다.

치매 진단을 받은 뒤에 영국 알츠하이머협회에서 주관하는 '치매 친구들'이라는 교육에 참여합니다. 교육생 가운데 유일한 치매 환자였습니다. 웬디는 '치매 친구들'에 참여한 동기를 이렇게 소개합니다.

"'치매'라는 단어를 들으면 흔히 마지막을 연상합니다. 어쩌면 여러분도 그렇게 생각했을 것입니다. 그래서 치매 말기가 되기

전에 어떻게 시작되는지, 그리고 그 시작과 마지막 사이에는 삶을 이어갈 긴 시간이 존재한다는 것을 알려드리려고 제가 여기서 있습니다. 우리 치매 환자들이 어떤 단계에 있든, 우리를 포기하지 마세요. 우린 아직 나눠줄 게 아주 많습니다. 다만 다른 방식으로 나눌 뿐입니다."

치매로 진단받고서 6개월 정도는 하던 업무를 계속해나갔습니다. 하지만 집중력이나 업무 처리 능력이 떨어진다고 깨닫자, 결국 상사와 동료들에게 자신이 치매로 진단받았다는 사실을 알립니다. 그리고 난이도가 낮은 업무를 맡고, 재택근무를 하는 등 변화를 꾀합니다. 일을 그만둘 사정이 아니었기 때문입니다.

하지만 상사나 동료는 웬디에게 일을 그만두라고 눈치를 줍니다. 국가의료제도에서 일하면서도 치매에 대한 인식이 제대로 되어 있지 않았던 것입니다. 웬디는 '치매 친구들'이라는 교육을 통하여 배운 것을 동료들과 공유합니다.

웬디는 영국 알츠하이머협회에서 주관하는 다양한 사업에 적극적으로 참여합니다. 웬디가 사는 요크는 치매 친화 도시입니다. 예를 들면 관광객용 지도를 새로 만드는데, 치매 환자들이 길을 쉽게 찾을 수 있는 방법을 적극적으로 찾아보기도 합니다.

영국에서는 〈스틸 앨리스〉가 2015년에 개봉되었는데, 개봉을 앞두고 웬디를 포함한 치매 환자 세 사람을 대상으로 하여 한 달간 일상을 기록하여 단편영화를 제작하기로 하였습니다. 웬디는 여주인공을 맡은 줄리언 무어와도 만났습니다. 그리고 영국 아카데미 시상식에서 여우주연상을 받은 줄리언 무어가 시상식에서 웬디를 언급하는 등 주목을 받습니다. 이런 일이 진행되면서 웬디는 요크에서 런던을 오가야 했습니다.

2015년 3월, 웬디는 20년 넘게 일해온 직장을 그만둡니다. 그리고 요크에서 50km 떨어진 한적한 작은 마을로 이사 갑니다. 퇴직 이후의 삶을 준비한 것입니다. 요크의 집을 팔아 앞으로 살아갈 방도를 마련했습니다. 웬디는 두 딸의 삶을 존중해서 독립적으로 살아갈 계획을 세웁니다. 치매를 앓으면서 혼자 살면 좋은 점이 있다고 생각하기 때문입니다.

"누군가가 가재도구를 옮겨서 혼란에 빠질 염려가 없다. 또 나름의 대응책을 세워 머리로 연습하고, 계속 시도하고 시험하면서 뇌에서 그 회로를 가동시킬 수 있다."

사람들은 웬디를 보고는 '안 변했다'고 말합니다. 예상보다는 치매 증세가 심각하게 나빠진 것 같지 않다는 뜻이었습니다. 웬디의 슬기로운 치매 환자 생활은 분명 배울 점이 많을 것 같습니다.

요크에서도 50km 떨어진 한적한 작은 마을로 이사를 한 웬디는 런던에서 열린 알츠하이머협회가 주관한 촛불 성탄 축하 음악회Candlelight carroll에도 참석합니다. 이 행사에 연사로 초대받았기 때문입니다. 이 행사에는 치매 환자로 구성된 합창단도 공연을 합니다. 그러고 보면 치매 환자라고 해서 눈에 띄지 않는 장소에서 숨어 사는 것이 아니라 적극적으로 정상인들 사이에서 활동할 수 있는 방안을 모색하는 것이 영국의 사회 분위기인 것 같습니다.

런던과 에든버러를 연결하는 동해안간선철도를 이용하는데, 영국의 중심부에 위치한 요크에서 런던까지는 217.8마일로, 차를 이용하는 경우에도 4시간이나 걸린다고 합니다. 철도를 이용하는 경우에는 런던에 도착해서 지하철로 바꿔 타야 하는 번거로움까지도 잘 이겨내야 합니다.

물론 웬디는 몸이나 생각의 움직임이 조금씩 나빠진다는 것을 알고 있습니다. 하지만 웬디가 사회활동을 유지하기 위하여 엄청난 노력을 기울인다는 것을 사람들은 잘 몰랐습니다. 집에서 행사장까지 가는 길은 사전에 사진을 입수하여 점검하고, 반복해서 들여다보면서 익혔습니다. 치매 환자는 친숙하지 않은 상황에 부딪히면 공황상태에 빠질 수 있습니다. 그런데도 웬디는 이웃이 보기에는 치매 환자라는 사실을 깨닫지 못할 정도였습니다.

치매 초기로 진단되었다고 해서 세상이 끝난 것처럼 절망할 이유는 없습니다. 이가 없으면 잇몸으로 버틴다는 옛말이 있는 것처럼, 살아갈 방도를 찾아낼 수 있기 때문입니다. 그런 점에서 본다면 치매와 함께 살아가는 웬디의 슬기로운 투병 생활은 좋은 참고서가 될 것으로 생각합니다.

사족처럼 덧붙이자면, 물망초가 치매 환자를 상징하는 꽃이라는 사실을 이 책을 읽고서야 알았습니다. 꽃말이 '나를 잊지 말아요'이라니, 잘 어울립니다.

④　단노 도모후미, 《그래도 웃으면서 살아갑니다》　〉

일본에서도 비교적 최근에 치매 환자의 투병기가 나왔습니다. 39세가 되던 해에 장년형 알츠하이머병으로 진단받은 단노 도모후미(丹野智文)가 자유 기고가인 오쿠노 슈지(娛野修司)와 함께 낸 책으로, 우리나라에는 아르테 출판사에서 《그래도 웃으면서 살아갑니다》(2019)라는 제목으로 출간되었습니다.

단노는 우리말 번역서에 붙인 '한국의 독자들에게'라는 글에서, 치매로 진단받고서 6년이 지났는데 스코틀랜드 등 여러 나라에서 만난 치매 환자들과 교류를 해오고 있다고 말합니다. 나라마다 여건은 다르지만 치매로 진단받은 대부분의 환자들은 불안, 공포, 편견이 무서워 집에 틀어박혀 누군가의 보살핌을 받아야 한다고 생각하는 경향이 있는데, 보건의료 선진국의 치매 환자들은 치매를 핑계 삼아 삶을 포기하는 것이 아니라 희망을 품고 무슨 일이든 해내면서 긍정적으로 살아가고 있다고 했습니다.

단노는 39세가 되던 2014년 4월에 대학병원에서 한 달 가까이 입원하여 검사받은 결과 알츠하이머병 초기로 진단받았습니다. 5년 전부터 건망증이 심해져 비망록을 작성해가면서 대응하는 것으로도 감당이 되지 않아 병원을 찾았던 것입니다.

단노는 22세에 넷츠도요다에 입사하여, 미야기현의 센다이 지점에서 판매 사원으로 근무하고 있었습니다. 5년 전부터 기억력이 나빠져 비망록을 작성하는 습관을 들여 대응해왔습니다.

하지만 고객과 전화 통화를 마치고 나면 무슨 이야기를 했는지 잊어버리거나, 중요한 고객의 이름을 기억하지 못하기도 했습니다. 시간이 흐르면서 고객의 얼굴을 기억하지 못하는 일도 늘어났습니다. 건망증으로 인한 실수가 늘어나면서 상사의 주의를 받는 일도 많아졌습니다. 단순히 건망증이 심해졌다고 생각하고 회사 근처에 있는 뇌신경외과를 방문했는데, 큰 병원의 건망증 외래를 찾아가라는 권고를 받았습니다.

해가 바뀌어 큰 병원에 입원해서 건망증의 원인을 찾는 검사를 받기 시작했는데, 2주일이 훌쩍 지나고 말았습니다. 검사를 마친 주치의는 뇌에 강한 위축이 있어 알츠하이머가 의심되는데, 나이가 너무 젊어 의심스럽다면서 대학병원에서 정밀 검사를 받길 권했습니다. 2개월 뒤에 입원한 대학병원에서도 2주일에 걸쳐 다양한 검사를 받은 끝에 알츠하이머병으로 최종 진단받게 되었습니다.

아내와 함께 진단을 통보받은 단노는 큰 충격을 받았습니다. 곁에 있던 아내도 조용히 울고 있었다고 합니다. 중학교 1학년, 초등학교 5학년인 두 딸을 생각하면 앞날이 캄캄해졌을 것입니다. 회사에 병을 알리자 해고된 사람도 있다는 소문을 들어서 더욱 암담했던 것입니다.

결국 아내와 함께 회사를 찾아가 중역과 인사부장이 배석한 자리에서 사장에게 사실을 고했습니다. 보고를 받은 사장은 "오래 일할 수 있는 환경을 만들어줄 테니까 돌아오세요. 아직 몸은 움직일 수 있죠? 본사의 총무인사 팀으로 돌아와요. 책상을 옮기는 것부터 일이라면 얼마든지 있으니까"라며 단노를 놀라게 하였습니다.

단노의 병명을 알게 된 두 딸도 "아빠가 기억력이 나쁜 병에 걸렸다는데 다 같이 도와주지 않으면 힘들겠어"라며 긍정적으로 받아들였다고 합니다. 단노 가족은 모두 긍정적인 생각을 가진 사람들 같습니다.

알츠하이머병으로 진단받고서는 아리셉트를 복용하기 시작했습니다. 처음에는 약을 먹고 설사가 이어지는 바람에 어려움을 겪었지만, 이내 안정적으로 약을 먹을 수 있게 되었고 큰 변화 없이 4년이 지났다고 합니다. 다만 회사에 출근할 때 전철과 버스를 갈아타야 하기 때문에 어려움을 겪곤 하지만, 주변의 도움을 받아 해결할 수 있다고 합니다. 특히 본인이 치매 환자임을 밝히고 도움을 요청하면 주변 사람들이 나서서 도와주었다고 합니다. 일본 사회에서는 치매 환자에 대한 이해가 상당한 수준에 오른 듯합니다.

단노는 휴대폰에 들어 있는 일정 관리법을 잘 활용하고 있다고 합니다. 또한 '장년층 치매인을 위함 모임 날개'에서 일하는 사람의 도움을 받아 큰 힘이 되었다고 합니다.

단노는 가끔 길을 잃고 헤매기도 하지만, 아내는 크게 걱정하지 않는다고 합니다. 배회 증상을 보이는 치매 환자가 교통사고나 낙상을 당해 크게 다치거나 사망하는 사고도 없지 않지만, 단노의 아내는 "늘 무사히 집에 돌아오니까 괜찮아"라며 태평스러운 편이었습니다.

흔히 치매 환자가 무작정 집을 나가서 배회한다고 생각합니다. 하지만 단노의 경우를 보면 치매 환자가 집을 나서는 것은 나름대로의 이유가 있다는 것을 이해하게 됩니다. 치매 환자에게 물어보면 '부인을 찾으러' 혹은 '손자를 데리러' 길을 나섰다고 말하는 경우가 많다고 합니다.

단노는 치매를 앓고 있어도 주변 환경만 좋으면 웃으며 즐겁게 지낼 수 있다는 것을 알게 되었습니다. 그리고 치매 환자도 실수를 하더라도 자신감을 가지고 행동하는 것이 좋겠다고 말합니다. 중요한 점은 실수를 해도 비난받지 않는 환경을 조성해야 한다는 것입니다. 치매 환자가 하는 행동이 정상인 사람과 다른 점이 있더라도 화를 내거나 주의를 주는 대신, 왜 그런 행동을 했는지 생각해보고 대응해야 합니다. 주변 사람들이 거칠게 대하면 치매 환자들은 불안해지고 위축되거나 폭력적인 행동을 보일 수도 있습니다.

매사에 긍정적이고 적극적인 데다가 항상 웃으면서 살고 있는 까닭에 단노는 유명해졌습니다. 여러 지역에서 강연하고, 외국의 여러 단체와도 교류하게 되었습니다.

치매 진단을 받은 2년 후에는 치매 환자인 제임스 마키로프가 2002년에 설립한 스코틀랜드 치매워킹그룹을 방문하였습니다. 이곳에서는 치매에 대한 사회적 편견을 없애기 위하여 '치매와 함께 살자'라는 캠페인을 전개해오고 있습니다. 그 결과 스코틀랜드 치매 환자들은 병세가 진행되어도 자기 일은 스스로 하려 애쓰고, 지원자들도 치매 환자가 자립할 수 있도록 최소한의 도움만 주려고 합니다. 자립하는 데는 '스스로 결정하고, 자신이 하고 싶은 생활을 할 수 있는가'라는 점이 중요합니다.

단노는 알츠하이머병이 앞으로 어떻게 진행될지 불안한 것도 사실이지만, 병이 진행된다고 해도 도움을 받으며 그때그때 즐겁게 지내면 치매와 더불어 살아갈 수 있다고 생각하게 되었습니다. 그렇기 때문에 항상 웃을 수 있습니다. 특히 피해를 주지 않으려고 집에 틀어박히기보다는 가족에게 걱정을 끼치지 않도록 매일 웃으며 활기차게 지내는 편이 좋다는 단노의 긍정적인 생각이 좋게 보입니다.

치매를 정복하자고 하지만, 치매를 없애는 것이 아니라 함께 살아가는 방법을 찾아낼 필요도 있을 것 같습니다. 그러므로 치매 환자도 살기 좋은 사회를 만들어야 하겠습니다.

일본에서는 치매 환자들을 위한 모임으로 '치매인 가족 모임', '피어 서포트'(동료끼리 서로 돕는 자조 그룹), '치매 카페' 등 여러 종류가 있다고 합니다. 우리나라에서도 치매 환자들이 직접 참여할 수 있는 모임들이 활성화되었으면 좋겠습니다.

| 나가는 글 |

작년 6월에 시작한 원고를 무려 16개월 동안의 대장정 끝에 마무리하였습니다. 작년 10월부터 이러저러한 사정으로 무려 8개월 동안이나 중단해야 했습니다.《아내가 고른 양기화의 BOOK소리》원고를 정리하는 사이에 직장까지 옮겼던 것입니다. 오랫동안 손에서 놓았던 일을 다시 시작하면서 아무래도 여유가 없었습니다. 그런 일이 없었다면 작년 말에는 초고를 마무리할 수 있었을 것입니다. 원고를 미루고 있었지만 완전히 내려놓았던 것은 아닙니다. 자료를 모아 읽고 책의 틀을 보완하는 작업은 꾸준하게 해왔던 것입니다.

이 책은 우선적으로 사람들에게 알려진 치매 예방법이 과학적으로 충분한 근거가 있는지 찾아보는 작업으로 출발했습니다. 그래서 '사실 확인: 치매 예방법'이라는 제목으로 치매 예방법을 하

368

나씩 정리해나갔습니다. 그다음 순서는 치료가 가능한 치매를 정리하기 시작했습니다. 치매 증세를 보인다고 해서 치료를 포기하는 일이 없어야 한다는 생각이었습니다. 치매를 일으키는 원인질환을 치료하면 치매 증세가 사라지는 경우가 있기 때문입니다.

치매를 일으키는 원인을 찾다 보니 치매를 예방하기 위한 준비는 젊었을 적부터 시작해야 한다는 결론을 얻었습니다. 알츠하이머병과 같이 대뇌의 퇴행성 질환이 치매를 일으키는 원인은 아직도 밝혀낼 부분이 많고, 완치시킬 수 있는 방법도 아직은 개발되지 않고 있습니다.

퇴행성 질환이 아니고도 대뇌에 있는 신경세포에 손상을 입혀 종국에는 치매 증세를 일으키는 질환들이 적지 않습니다. 이들을 포함하여 퇴행성 질환에 인한 치매를 예방할 수 있는 것으로 알려진 다양한 방법들을 청년기, 장년기 그리고 노년기에 각각 중점을 두어야 할 것들을 따로 정리해보았습니다. 연령대별 치매 예방 전략을 다양하게 구사하기 위해서입니다.

그리고 치매를 제대로 진단하는 과정이 절대적으로 필요하다는 생각입니다. 치료가 가능한 치매인데도 필요한 검사를 생략하고서 알츠하이머병 치료제를 쓴다면 치매 증상을 개선하기는커녕 치매를 완치할 수 있는 기회를 버리는 셈입니다. 그런 이유로 필자가 건강보험심사평가원에서 일할 때, 치매를 처음 진단할 때

반드시 해야 할 진단 과정을 제대로 하고 있는지 평가하는 사업을 시작한 것입니다.

치매가 의심되는 증세를 겪으면서도 병원 찾기를 차일피일 미루는 환자도 적지 않습니다. 치매로 확진되면 남은 인생이 끔찍할 것 같다는 걱정 때문입니다. 알츠하이머병 증세를 완화시키는 약제도 개발되어 사용되고 있고 비약물치료법도 다양하게 개발되어 있기 때문에 치매로 진단되더라도 정상인처럼 여생을 보내는 기간이 과거보다는 훨씬 길어졌습니다. 문제는 치매 역시 암처럼 조기 진단이 중요하다는 점입니다. 치매의 진단 과정을 비교적 상세하게 설명한 이유입니다.

아직도 치매로 진단되면 외출을 삼가고 뒷방에 숨어 지내야 한다고 생각하는 것 같습니다. 기억력이나 인지기능이 다소 떨어지는 문제가 있어서 고도로 전문적인 작업을 수행하기는 어렵겠지만, 치매 초기에는 간단한 사무를 보거나 일상생활을 하는 데는 무리가 없습니다.

따라서 일상을 수행하는 데 누군가의 도움이 꼭 필요한 상황이 될 때까지는 독립적으로 활동하는 것이 좋겠습니다. 심지어는 말기에도 가족들과 보내는 경우도 있습니다. 그와 같은 풍조가 자리 잡은 선진국의 사례를 소개하였습니다.

최근에는 치매를 일으키는 가장 큰 원인질환인 알츠하이머병의 초기 변화에 대한 새로운 방향의 연구가 활발하게 진행되고 있습니다. 새로운 치매 예방법이나 치료제가 선보일 가능성이 높다는 생각입니다. 아직은 연구 단계라서 이 책에서는 자세한 설명을 담지 않았습니다. 이 책의 전작인《치매 고칠 수 있다》를 개정하여 알츠하이머병의 원인 규명과 치료제 개발에 대한 전망을 소개하였으니 참고하길 바랍니다.

중 앙 생 활 사 Joongang Life Publishing Co.
중앙경제평론사ㅣ중앙에듀북스 Joongang Economy Publishing Co./Joongang Edubooks Publishing Co.

중앙생활사는 건강한 생활, 행복한 삶을 일군다는 신념 아래 설립된 건강ㆍ실용서 전문 출판사로서
치열한 생존경쟁에 심신이 지친 현대인에게 건강과 생활의 지혜를 주는 책을 발간하고 있습니다.

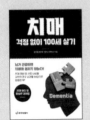

치매 걱정 없이 100세 살기

초판 1쇄 인쇄ㅣ2022년 7월 18일
초판 1쇄 발행ㅣ2022년 7월 22일

지은이ㅣ양기화(Kil Iwa Yang)
펴낸이ㅣ최점옥(JeomOg Choi)
펴낸곳ㅣ중앙생활사(Joongang Life Publishing Co.)

대   표ㅣ김용주
책임편집ㅣ한 홍
본문디자인ㅣ박근영

출력ㅣ영신사 종이ㅣ한솔PNS 인쇄ㆍ제본ㅣ영신사

잘못된 책은 구입한 서점에서 교환해드립니다.
가격은 표지 뒷면에 있습니다.

ISBN 978-89-6141-295-7(03510)

등록ㅣ1999년 1월 16일 제2-2730호
주소ㅣ⊕ 04590 서울시 중구 다산로20길 5(신당4동 340-128) 중앙빌딩
전화ㅣ(02)2253-4463(代) 팩스ㅣ(02)2253-7988
홈페이지ㅣwww.japub.co.kr 블로그ㅣhttp://blog.naver.com/japub
페이스북ㅣhttps://www.facebook.com/japub.co.kr 이메일ㅣjapub@naver.com
♣ 중앙생활사는 중앙경제평론사ㆍ중앙에듀북스와 자매회사입니다.

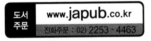

도서
주문 **www.japub.co.kr**
전화주문: (02) 2253 - 4463

중앙생활사/중앙경제평론사/중앙에듀북스에서는 여러분의 소중한 원고를 기다리고 있습니다. 원고 투고는 이메일을
이용해주세요. 최선을 다해 독자들에게 사랑받는 양서로 만들어드리겠습니다. **이메일ㅣjapub@naver.com**